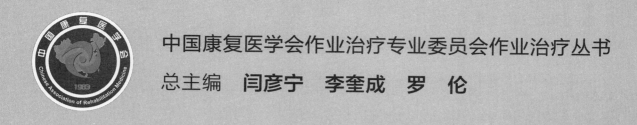

中国康复医学会作业治疗专业委员会作业治疗丛书

总主编　闫彦宁　李奎成　罗　伦

作业治疗基本理论

Fundamental Theories of Occupational Therapy

U0193796

主编　胡　军

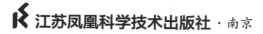

江苏凤凰科学技术出版社 · 南京

图书在版编目（CIP）数据

作业治疗基本理论／胡军主编. — 南京：江苏凤
凰科学技术出版社，2023.2

（中国康复医学会作业治疗专业委员会作业治疗丛书）
ISBN 978 - 7 - 5713 - 3308 - 9

Ⅰ. ①作… Ⅱ. ①胡… Ⅲ. ①康复医学 Ⅳ. ①R49

中国版本图书馆 CIP 数据核字（2022）第 217927 号

中国康复医学会作业治疗专业委员会作业治疗丛书

作业治疗基本理论

主　　　编	胡　军	
策　　　划	傅永红　杨小波	
责 任 编 辑	胡冬冬	
责 任 校 对	仲　敏	
责 任 监 制	刘文洋	

出 版 发 行	江苏凤凰科学技术出版社
出版社地址	南京市湖南路 1 号 A 楼，邮编：210009
出版社网址	http://www. pspress. cn
照　　　排	南京新洲印刷有限公司
印　　　刷	南京新洲印刷有限公司

开　　　本	889 mm×1194 mm　1/16
印　　　张	10.25
字　　　数	270 000
版　　　次	2023 年 2 月第 1 版
印　　　次	2023 年 2 月第 1 次印刷

标 准 书 号	ISBN 978 - 7 - 5713 - 3308 - 9
定　　　价	88.00 元

作业治疗基本理论
编者名单

主　　编　胡　军　（上海中医药大学）

副主编　刘沙鑫　（四川大学华西医院）

　　　　　周欢霞　（上海中医药大学附属第七人民医院）

编　　者　（按姓氏笔画排序）

　　　　　马　可　（滨州医学院）

　　　　　马嘉吟　（上海中医药大学附属岳阳中西医结合医院）

　　　　　王昳闹　（美国东区卫生医院）

　　　　　艾　坤　（湖南中医药大学）

　　　　　朱芝雪　（上海览海康复医院）

　　　　　庄　玥　（香港大学深圳医院）

　　　　　李晓林　（上海中医药大学康复医学院）

　　　　　张培珍　（北京体育大学）

　　　　　林国徽　（广州市残疾人康复中心）

　　　　　周　萍　（南方医科大学深圳医院）

　　　　　胡玉明　（南通大学附属医院）

　　　　　施晓畅　（香港理工大学）

　　　　　梁国辉　（香港伊利沙伯医院）

　　　　　喻欣然　（上海优复康复医学门诊部）

　　　　　薛夏琰　（上海中医药大学附属岳阳中西医结合医院）

编写秘书　马嘉吟　（上海中医药大学附属岳阳中西医结合医院）

推荐序 Recommended order

世界卫生组织文件中指出"康复是一项有益的投资,因为可以提升人类的能力……任何人都可能在生命中的某一时刻需要康复。"根据2021年世界卫生组织发表于《柳叶刀》的研究报告,2019年全球有24.1亿人可从康复中获益。当今,康复的重要性和必要性已成为人们的广泛共识。《"健康中国2030"规划纲要》更是将康复提升到前所未有的高度,全民健康、健康中国已上升为国家战略。2021年6月,国家卫生健康委、国家发展改革委、教育部等八部委联合发布了《关于加快推进康复医疗工作发展的意见》,指出"以人民健康为中心,以社会需求为导向,健全完善康复医疗服务体系,加强康复医疗专业队伍建设,提高康复医疗服务能力,推进康复医疗领域改革创新,推动康复医疗服务高质量发展。"的总体目标,推出了"加强康复医疗人才教育培养""强化康复医疗专业人员岗位培训",鼓励有条件的院校要"积极设置康复治疗学和康复工程学等紧缺专业,并根据实际设置康复物理治疗学、康复作业治疗学、听力与言语康复学等专业",并且提出"根据医疗机构功能定位和康复医疗临床需求,有计划、分层次地对医疗机构中正在从事和拟从事康复医疗工作的人员开展培训,提升康复医疗服务能力。"

作业治疗作为康复医学的重要组成部分,近年来得到了快速发展。2017年11月成立了中国康复医学会作业治疗专业委员会,并于2018年5月成为世界作业治疗师联盟(World Federation of Occupational Therapists,WFOT)的正式会员,这是我国作业治疗专业发展的一个重要里程碑。自2020年开始中国康复医学会作业治疗专业委员会开始承担WFOT最低教育标准作业治疗教育项目国际认证的材料审核工作。据不完全统计,目前我国已有15所本科院校开设康复作业治疗学专业(其中7所已通过WFOT认证),另有一些高职院校也开始开设康复治疗技术(作业治疗方向)的培养课程。然而,目前国内还没有一套专门的作业治疗专业教材,也没有系统的作业治疗系列专著。本次由中国康复医学会作业治疗专业委员会组织编写的国内首套"作业治疗丛书",系统化地介绍了作业治疗的基本理论、常用技术以及在各个系统疾病或群体中的实际应用。丛书以临床需求为导向,以岗位胜任力为核心,不仅可以为作业治疗专业人才培养/培训提供系统的参考用书,也可以作为作业治疗临床/教学的重要参考用书,具有非常重要的现实意义。

　　作为康复医学界的一位老兵和推动者,我从2011年就开始组织并推动作业治疗国际化师资培训,至今已举办了十余期,在以往的培训中均缺少系统的培训教材和参考专著。我非常高兴地看到本套丛书得以出版,为此由衷地推荐给广大读者,相信大家一定可以从中获益。同时我也希望各位编委总结经验,尽快出版作业治疗学系列教材,以满足作业治疗教育的需要。

励建安

美国国家医学科学院国际院士

南京医科大学教授

序言 Preface

　　为满足人们日益增长的康复医疗服务需求,2021年6月国家卫生健康委、国家发展改革委等八部门共同发布了《关于加快推进康复医疗工作发展的意见》,提出"力争到2022年,逐步建立一支数量合理、素质优良的康复医疗专业队伍",并对康复从业人员的数量和服务质量提出了具体的要求。

　　作业治疗作为康复医疗的重要手段之一,是促进病(伤、残)者回归家庭、重返社会的重要纽带,在康复医疗工作中发挥着不可替代的作用。近年来,随着我国康复医疗工作的不断推进,许多医院已经将原来的综合康复治疗师专科逐步向物理治疗师、作业治疗师、言语治疗师的专科化方向发展。

　　在我国,现代作业治疗自20世纪80年代随着康复医学引入,经过40余年的发展,从业人员的数量和服务质量都有了很大的提高。2017年12月,中国康复医学会作业治疗专业委员会成立,并于2018年5月成为世界作业治疗师联盟(World Federation of Occupational Therapists, WFOT)正式会员,为我国作业治疗从业者搭建了更高的学术平台,为推动我国作业治疗师队伍走向世界打下了基础。目前,我国已经有近20所高校开设了作业治疗专业(或康复治疗学专业作业治疗方向),其中7所高校的作业治疗本科课程通过了WFOT教育项目的认证。2017年,教育部正式批准部分高校开设"康复作业治疗学"本科专业,标志着我国作业治疗高等教育走向了专科化发展的轨道。可是,目前国内尚无一套系统的作业治疗专业教材,为了促进国内作业治疗的专业化、规范化发展,满足作业治疗从业人员的需求,有必要出版一套系统、全面且符合中国国情的作业治疗丛书。因此,在中国康复医学会的指导下,由中国康复医学会作业治疗专业委员会牵头启动了我国首套作业治疗丛书的编写工作,以期为国内作业治疗、康复治疗、康复医学等相关专业临床及教学工作者提供一套较为全面和系统的参考工具书,同时该套丛书也可作为作业治疗及相关专业学生的教材使用。

　　本套丛书共有14个分册,涵盖了作业治疗理论、作业治疗评定、常用作业治疗技术、临床常见病症的作业治疗、特殊群体的作业治疗以及作业治疗循证研究等模块,包括《作业治疗基本理论》《作业治疗评定》《日常生活活动》《职业康复》《矫形器制作与应用》《辅助技术与环境改造》《神经系统疾病作业治疗》《骨骼肌肉系统疾病作业治疗》《心理社会功能障碍作业治疗》《烧伤作业治疗》

1

《儿童作业治疗》《老年作业治疗》《社区作业治疗》《循证作业治疗》。

参加本套丛书编写的人员多数有在国外或我国台湾、香港、澳门地区学习作业治疗的经历,或具备深厚的作业治疗理论基础和丰富的作业治疗临床或教学实践经验。在编写过程中,本套丛书力图体现作业治疗的专业特色,在专业技术方面做到详细、实用、具体,具有可操作性。

丛书编写工作得到了康复领域多位专家的悉心指导,得到了中国康复医学会、江苏凤凰科学技术出版社以及参编人员所在单位的大力支持,同时也离不开所有参编人员的共同努力,在此我们一并表示衷心的感谢。

作为本套丛书的总主编,我们深感责任重大。作为国内首套作业治疗丛书,由于可供参考的资料不多,且参编人员较多,写作水平和风格不尽一致,书中难免存在不足或疏漏之处,我们恳请各位同道不吝指正,以便修订时完善。

闫彦宁　李奎成　罗　伦
中国康复医学会作业治疗专业委员会
2022 年 8 月

前言 Foreword

时至今日,作业治疗已经跨越了百年的发展历程。在其发展历史上,历经反复和挫折。而今作业治疗已经成为世界康复领域最重要的专业之一。尤其是理论体系完备,实践体验丰沛,从科学研究到临床实践都展现出其独特的魅力。

作业治疗的基本理论,包括其基本内涵、作业实践模式以及作业实践参考框架等,是指导开展作业治疗临床实践和推动作业治疗科学研究的关键所在,是体现作业治疗专业性和延展性的核心要素及重要依据。掌握作业治疗的内涵和各种原则,熟悉并熟练运用作业治疗实践模式和实践参考框架,是一个合格的作业治疗师必备的能力。作业治疗师如果只关注康复技术,不了解作业治疗的核心理念和开展方式,将会发生严重的专业偏离。作业治疗发展历史上曾经发生的"回归本源"运动及专业再界定的情况,已经证明了这一点。

目前国内全面介绍作业治疗基本理论方面的专著极少。本书非常全面系统地介绍了作业治疗的核心理论基础和拓展知识。在内容安排上,本书详细介绍了作业治疗发展的历史轨迹、核心理念与伦理准则、内容、场所和服务对象的定位,并讨论了作业治疗干预形式与治疗的关系、作业治疗理论的三个层次,以及常用的作业治疗模式。与国内其他作业治疗专著相比,本书还特别介绍了常用的作业治疗临床实践参考框架,以及"重建生活为本"的作业治疗理念。同时,基于推动作业治疗科研的目的,对作业科学也作了着重介绍。

作业治疗不同于其他康复学科,它与文化的关联尤其密切。生活习惯和理念、地域情结、阶层家庭和个人利益、个人感情倾向等都与作业治疗的过程、方法与结果息息相关。作业治疗是个舶来品,但是它在中国的发展离不开中国文化的融入和引导。历时几千年,中国的健康文化历久弥新,依然有着它充分的社会影响力和社会接受度。本书也对作业治疗与中国文化相融合做了初步探讨。虽然作业治疗进入中国时间不长,但"中国作业治疗"未来可期。

读者能通过本书充分了解作业治疗的风貌,是我们的初衷。专业人员能够将中国文化元素融入并引导作业治疗,更好地为中国老百姓服务,是全体编者的期盼。感谢全体编者的努力,感谢全体编者家人们的支持,也很期待国内外同道们的批评指正。

胡　军

2022 年 8 月

目录 Contents

第一章

作业及作业治疗的概念

作业概述

读报纸、说故事、洗手、走路、化妆等,都是人们每天在做的事情。这些事情在作业治疗师的眼中就是作业。很多作业非常普通,是日常习惯,被认为是自然就会做的事情。如上洗手间、睡觉等。作业可以是每天重复的平凡生活小事,也可以是特殊的事情或新学会的成就等,如准备晚宴、驾驶;也可能是艺术类的事情,如绘画、参观展览;还可以是生命中某阶段有代表意义的事情,如哺育孩子。

作业治疗师需要了解作业,不仅要了解作业的概念,更要深入了解作业本身,懂得人们是怀有什么目的、如何运用他们的时间、执行各类活动的方式,以及作业对他们的意义。同样是阅读,不同阶段它的意义可能并不相同:上学时,在课堂上的阅读是老师交代的任务;工作之余时,阅读成为自我放松、自我学习的一种方法;退休以后,闲暇的时间里阅读变成了一种余暇享受。

一、作业的概念

作业,是一个人在自己的生活中所做的有意义并且有目的的活动。作业是由英文单词 occupation 翻译过来的,occupation 有占有时间、占有物品、占有空间的意思,也有工作、职业、行业、日常活动等意思。我们可以理解为利用时间、空间、物品等来进行工作、学习等活动。简而言之,作业是人们自己能够做的一切事情,包括工作学习、自我照顾、享受生活。Townsend(1997)形容作业是"活跃的生活的过程:从人生的开始到结束,我们的作业是在人生的不同环境和场景中的所有照顾自己和他人、享受生命、投入社会和经济生产的过程"。作业是对日常生活活动、工作生产和闲暇活动的主动参与。

活动,在作业治疗中是一个经常出现的词语。活动在现代汉语词典中的解释是:为达到某种目的而采取的行动。从这个解释中我们可以理解活动是有目的的,是要实施相应的行动才能够实现的。作业被视为有目的和精细计划的活动,而这些活动可以使人创造意义及美好的生活。

作业都是在一定环境中进行的,包括物理环境与社会环境。物理环境是指自然条件和人工环境,比如天气情况、室内室外等。社会环境是指周围相互作用的人和物,包括各种社会关系、自然关系等,比如文化背景、信仰等。每一个作业都有与其实施的环境条件相联系。环境对作业活动能够产生直接的影响。比如,一个患有膝关节炎的康复对象,在如厕时面对蹲式马桶与座式马桶两种不同的外部条件(环境),会有完全不同的如厕表现。

作业没有固定的形式,只要人类个体认为是有意义的事情就可以被视为作业。作业的形式、功能和意义,是作业研究的基本领域。做什么,怎么做;在什么时间和地点做;有什么样的意义;与什么人一起做;需要什么样的能力;难度怎么样;会不会随时间改变;这个作业是否还可以完成;如果以后不能做这个作业了对我们有什么影响等,这些都是作业的研究和实践领域要考虑的内容。作业治疗师要学会用一双专业的眼睛来观察世界,训练自己用不同的视角看到世界上丰富多彩的作业。如大多数人喜欢谈论自己所做的事情,因此作业治疗师可以通过与他人的交流来了解人们的工作或休闲等作业活动。比如,去维修自己的自行车时,可以和维修师傅交流,了解如何调整自行车的刹车系统。作业治疗师也可以通过学术研究等方式来了解作业。比如,我们可以在图书馆阅读关于如何种植玉米的知识。

人类作业具有相当的复杂性:作业就是人们每天做的事情。作业能让人们感知自身;作业能让人们参与社会,与周围环境互动;通过作业,人们可以提升自我的能力和技巧,也能找到自身兴趣所在;通过作业,人们和他人产生联系;通过作业,人们表达自我的价值观。每天都在做的事情,看似简单,但人们为什么选择特定的作业活动,背后都有其潜在的动力,或为自己,或为他人。单一的作业活动看似简单,但若是将个体所有的作业综合起来看,却能反映个体的独特性。

二、作业的分类

作业是人们每天都在做的,占据他们生活的事情包括照顾自己、享受生活(余暇活动)、工作(生产)。因此,人类的作业主要可分为日常生活活动、工作及余暇休闲这三个方面。

日常生活活动是每个人为维持自我生存所需要完成的作业,包括进食、洗脸、刷牙、剃须、化妆、穿衣、洗澡、如厕、个人卫生、性活动、功能性移动、休息、睡觉等。工具性日常生活活动是个体与其生活的环境互动所需要完成的作业,包括照顾他人、金钱管理、采购、健康管理、沟通工具的使用等。日常生活活动是生存的最基本条件,它也是个人社会角色的决定因素之一。在生存之外,个人在社交生活中要遵守一些衣着、卫生及社会形象的要求。在日常生活活动中,个人的意义应该受到尊重,因此在治疗过程中应让服务对象有选择的权利。例如,是否有化妆的需求,选择哪种类型的服饰等。

工作是每个人作为社会群体中的一员,在社会中所需要完成的任务,可以分为工作和教育两部分。工作是每个人在社会中生存所需要完成的作业,包括确认及寻找工作的能力、有薪酬的工作(比如全职、兼职、小时工)、工作中的表现、无薪酬的工作(比如义工)、为退休进行的准备等。教育是每个

人在学校学习或其他学习状态下需要完成的作业,包括上课、做作业、参与考试、参与学校活动、补习、课外学习等。工作的意义因人而异,没有统一的标准和定义。工作是个人创造价值的活动。工作可以是一个自我表现的活动,也可以是令人向往的活动。工作可以实践个人的某些社会需要,提供并扩展社交圈。工作不仅让人得到金钱、挑战、变化和自由等,也可以提升个人的能力和自信。

余暇休闲是工作和学习之外闲暇时间的作业活动,可以反映个人寻找愉悦感的态度。参与余暇休闲活动有利于个人知识、技术、生理及心理的发展。余暇可分为游玩、休闲、社交参与。游玩即游戏、玩耍;休闲是指为身体或心理休息放松所做的事情;社交参与是指每个人与其他人互动、交际时完成的作业,包括约会、闲聊、聚会等。

作业的分类不是绝对的,作业的环境、目的及参与作业的人的心理都会影响作业的分类。有人觉得自己的工作很有趣,是放松身心的。有人帮忙他人进行的余暇互动是劳心劳力的,比如帮忙组织聚会。作业是不断变化的活动,会随着人的生理、能力、环境及需要而发生变化。

三、作业与健康的关系

在作业治疗的理念中,作业是与人的健康相关的。它既是治疗手段,也是治疗的结果,比如日常生活活动训练。但是作业也可以是不健康的、危险的,或者并不适应环境的,比如从事对自身身心不利的工作、使用污染环境的能源等。个人的或社会普遍的作业选择有好有坏。在了解作业的过程中,我们也需要认识到不同人对作业的选择,以及这些作业对他个人和对社会的影响。

过去的生物医学模式认为没有生理疾病即为健康。但是在生物-心理-社会医学模式中,心理健康与精神健康对人的整体健康极为重要。人们常以为没有病痛即为健康,但却常常忽略了因为不能投入对自己重要的作业活动而对身心健康产生的影响。如退休后综合征:上班时,有人际社交,有工作的成就感和认同感,有固定的作息时间等作业活动;退休后社会角色、生活环境、生活方式都会发生变化,作业活动也发生相应的变化;在这样的情况

下,因不能适应新的作业活动而出现焦虑、抑郁、悲哀、恐惧等消极情绪,或因此产生偏离常态的作业行为和适应性的心理障碍。这种心理障碍还会引发其他生理疾病,影响身体健康。

人们从事各种作业,是为了满足人本身的需求,比如能自我照顾、有安全的住所等。人们为了满足这些生存需求,发展出来各种技术、社会结构和科技等。这些技术包括制作有营养的食物,制造保暖的衣物,建造干净、整洁的住房,为表达和接受信息而阅读和书写等。人们学会制造新的工具,积累和传承知识,预测未来的动向并做准备。人们也学会表达的技巧以及拥有享受生活的能力。参与作业会影响身心健康。同样,身心健康也是人们投入作业的基础。有健康的身心,人们才可以满足自我照顾和工作的需求。健康不仅仅是满足生存的需求,还关乎尊严感、幸福感、自我成长等。

第二节
作业治疗概述

作业治疗是由英文 Occupation Therapy(OT)翻译而来。在早期,对作业治疗的理解仅仅是利用劳动来治疗。这里的劳动不仅仅是工作生产中的劳动,还包括利用游戏、运动、手工艺来锻炼人的肌肉和大脑,从而促进人的发展和健康。这种关于劳动、运动和娱乐是治疗手段的狭义理解,构成了作业治疗的早期基础。后来,作业治疗的概念产生了变化。

一、作业治疗的概念

作业治疗是一个独立的康复治疗专业,是康复医学的重要组成部分,是指协助身体及精神有疾患或伤残的人选择、参与、应用有目的和意义的活动,维持生理上、心理上的健康,减轻及舒缓生理功能障碍或社会功能障碍等对个体的影响,促使其最大限度地恢复或提高独立生活和劳动能力,重新回归家庭和社会。1989 年世界作业治疗师联合会(World Foundation of Occupational Therapy,WFOT)对作业治疗的定义:"作业治疗师通过特殊

的活动治疗躯体和精神疾患,目的是帮助人们在日常生活的所有方面的功能和独立均达到其最高水平。"2010 年世界作业治疗师联合会(WFOT)对作业治疗重新定义:"作业治疗是一个以服务对象为中心的,通过选择性的作业活动去治疗有身体及精神疾患的或伤残的人士的治疗方法。作业治疗的目标是帮助人们参与日常生活活动。作业治疗提升人们投入他们想要/需要/或者被期望做到的作业活动的能力,同时改良环境支持人们完成作业活动"(世界作业治疗师联合会 WFOT,2010)。

二、作业治疗的目标及关注点

作业治疗强调的是最大限度地发挥人的能力,帮助人回归社会,回归生活。作业治疗在治疗的过程中,关注的应该是"人的本身",要重视个案本人的意愿、兴趣爱好、生活习惯、文化信仰、生活环境等因素。作为康复计划的一部分,作业治疗的主要目标是使人们能够参与有意义的日常生活活动,提高人们投入"作业"的能力,包括他们想要、需要或期望做作业的能力。为了达到治疗目标,作业治疗师可以调整作业本身、调整作业工具、调整作业环境因素等。根据世界作业治疗师联合会(WFOT)的定义,作业治疗的目标是"促进、发展、恢复和维持应对日常活动所需的能力,以防止功能障碍。设计治疗的项目,应该最大限度地利用功能,以满足个人工作、社会、个人和家庭环境的要求"。

作业治疗的领域(domain):作业治疗的领域包含作业治疗师的所有从业范围,是专业的关注点。作业治疗关注以下 6 个领域,包括作业表现、作业技能、作业模式、作业环境、活动需求和个体因素。这几个方面是同等重要的,能够相互影响,决定个体是否能参与到作业当中。作业治疗的成功依赖于作业治疗师的专业知识贯穿在作业治疗的各个阶段。

作业治疗在帮助服务对象身体的功能得到恢复的同时,还应关注其社会心理的状况。作业治疗师不仅提供躯体功能的干预,也涵盖促进心理和精神层面健康。作业治疗关注所有功能方面潜在的关系,以及这些关系如何影响人的表现。作业治疗服务对象广泛,包含暂时性损伤的个案(如急性外

伤),也包含永久性损伤的个案(如脊髓损伤等)。作业治疗帮助服务对象在短期内或长期地发挥现有功能和适应功能障碍,重新融入社会,提升服务对象的生活质量。作业治疗师擅长应用人、作业、环境之间的互动关系进行活动分析,并且将治疗性活动的效果应用于真实的作业,开展职业评估及重返工作的训练。作业治疗师有责任帮助服务对象了解自己,寻找过去生活的意义,并引导他们面对将来,克服疾病或残障带来的困难,选择过更有意义的生活。

作业治疗应以服务对象为中心进行作业活动。作业活动随着治疗对象在不同阶段的需求、生理能力和心理状态的不断改变而改变。需要协调服务对象的生理、心理、情绪及认知等多方面因素。每种作业活动需要符合服务对象的需求并被其所接受,从而有利于参与作业活动。

三、作业治疗的流程

作业治疗的流程(occupational therapy process,OTP)即开展作业治疗时最基本的步骤。掌握好作业治疗的流程,可以科学规范临床工作,克服治疗的盲目性,是提高作业治疗效果的重要保证。作业治疗流程(图1-1)大致可以分为6个步骤。

(一)开展评估

评估,即评价估量,通过收集服务对象的相关数据资料,研究分析其中的信息,分析服务对象的问题,为设立目标、制定方案提供判断的依据。对象资料可以通过查阅病例、与对象或照顾者面谈、观察对象情况等方法收集。

收集资料包括基本信息和检查、测量信息。

1. **基本信息** 包括性别、年龄、疾病诊断、既往病史、用药情况、学历、工作、家庭信息、居家环境及社会经历等。基本信息的采集要根据不同的个案情况按需采集。如对脑血管意外的服务对象,应尽可能多地采集个案生活基本信息,这能帮助作业治疗师更好地设立康复目标,开展治疗训练。如对手外伤的服务对象,应重点采集个案生活及工作信息,包括使用工具的信息。

2. **检查、测量信息** 这些信息要求治疗师通过相关的专业方法或评估量表而获得服务对象的信息。如徒手肌力评估、日常活动功能评估、关节活动度测量等。

(二)设立目标

目标,即作业治疗训练能够达到的目标。设立目标不是治疗师主观臆想出来的,也不是服务对象或家属认为可以做到的,而是通过科学、细致的康复评估数据,结合服务对象心理情况、自我需求及社会角色等信息综合考虑设定出来的。

目标按照时间长短可分为长期目标和短期目标。长期目标是决定个案是否完成治疗的目标。在医院里,长期目标往往就是出院目标。短期目标是个案完成阶段性治疗的目标,通常是为特定的时间段来设立的。例如,个案的长期目标是自己穿鞋,那么个案的第一个短期目标就可以设计为穿宽松的鞋,如保暖拖鞋;下一个短期目标可以设计为穿用魔术贴的鞋;再下一个目标可能就设计为系鞋带、穿脱高帮运动鞋等难度更大的事情。当个案逐步完成短期目标时,长期目标就自然实现了。作业治疗师也可以更加宏观地设计个案的治疗目标。例如,一个脑外伤的服务对象,制定的长期目标可以是回到工作岗位,短期目标是能够实现自我照顾。

(三)制订方案

治疗方案也称训练方案,是在了解服务对象的情况以后,根据服务对象计划达到的目标而制定的治疗程序。根据治疗程序,选择合适的作业治疗方法。治疗方案不是一成不变的,要根据治疗情况实时地调整。

(四)开展治疗

作业治疗要根据治疗方案进行实施。在作业治疗的进行过程中,要与各专科的治疗师密切联系,全面了解服务对象的康复训练情况。要根据治疗情况,与医师充分沟通,通过治疗训练使服务对象达到最佳康复效果。作业治疗应根据治疗方案分步骤、分阶段完成,如需修改,则需要依照评估的情况科学地修改作业治疗方法。

(五)再次评估

在开展治疗后,服务对象的身体和功能开始恢复,但也可能与治疗目标相反或达不到治疗目标。

因此,需要再评估服务对象的情况。再评估要客观,要做好记录。再评估应定期进行或在重大治疗节点时进行。再评估的结果应与之前的结果进行对比,以便判断治疗方法是否正确。如果没有完成计划目标,要分析检查原因,修正治疗方案或治疗目标。

(六)康复训练的跟进

作业治疗师根据再评估的结果及由此调整后的治疗方案,继续进行作业治疗训练(图1-1)。

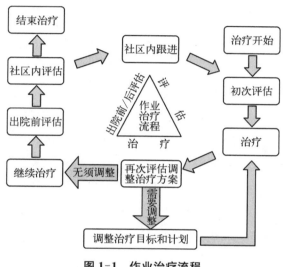

图1-1 作业治疗流程

第三节

作业治疗的意义及核心价值

一、作业治疗的意义

作业治疗是围绕着人类生活的一门学科。作业治疗的服务对象涵盖所有年龄层,从新生儿到老年人。治疗针对各个疾病阶段和各种功能障碍,包括急性、亚急性和慢性病患者的服务。作业治疗可以在各种环境中进行服务,如医院、社区、长期护理设施和康复诊所。根据治疗的需要,作业治疗可以与个人、家庭、团体和社区合作,以评估日常作业中的参与程度。对于重症监护病房(intensive care unit,ICU)的服务对象,作业治疗可以提供体位摆放的训练来预防压疮、关节挛缩等情况的发生。当服务对象转到普通病房后,作业治疗可以提供日常

活动功能的训练来提高服务对象的自我照顾能力,改善服务对象的心理状态。在服务对象出院前,可以提供居家环境评估,为服务对象回家生活做好准备。服务对象回到社区以后,作业治疗可以跟进服务对象居家生活活动能力,并根据居家环境开展针对性训练。当服务对象需要回到工作岗位时,作业治疗可以帮助服务对象改善工作环境,优化工作流程,使服务对象更好地适应工作。作业治疗重视人的作业表现,认为良好的作业表现是个人健康和幸福的基础。

二、作业治疗的核心价值

作业治疗通过选择有意义的、有目的的活动来开展评估及治疗。这些活动由作业治疗师设计,使服务对象在作业中获得功能锻炼,以最大限度地促进服务对象躯体功能、心理和社会参与等各方面障碍的功能恢复,帮助其恢复正常的生活和工作能力,回归家庭和社会。因此,作业治疗师首先要仁爱,且从服务对象的利益出发。其次,作业治疗师要在所有临床服务过程中体现专业性。再次,作业治疗师需要保持客观,以循证医学证据来指导临床服务。最后,作业治疗师必须有同理心,也需对专业有热情。以上四点是作业治疗价值观的体现。作业治疗师在临床工作中会遇到各种不同的状况和困难,需要价值观的引领。

Kanny(1993)在 *Core Values and Attitude of Occupational Therapy Practice* 中提出了7个作业治疗的核心价值观,分别是利他主义、尊严、平等、自由、正义、信任、审慎。作业治疗师在进行临床决定时,应该从以上几个核心价值观出发。

(庄 玥)

参考文献

[1] AOTA. Occupational therapy practice framework:domain& process. The America Journal of Occupational Therapy,2014,68:S19,S21.

[2] KANNY. Core Values and Attitude of Occupational Therapy Practice. American Journal of Occupational Therapy,1993,47(12):1085-1086.

［3］RADOMSKI M V，TROMBLY LATHAM C A. Occupational Therapy for Physical Dysfunction. 7th ed. Baltimore：Lippincott Williams & Wilkins，2014.

［4］TOWNSEND E. Enabling occupation an occupa-tional therapy perspective. Toronto, Canada：CA-OT Guidelines, 1997.

［5］胡军. 作业治疗学. 北京：中国中医药出版社，2017.

第 二 章

作业、文化与人类活动

作业、文化与人类活动的关系

在作业治疗中,文化被表达成:后天习得的,包含个人或群体经验,促使个人或群体在特定的环境中与他人或环境有效互动。文化表现在作业行为上具有群体共性,也具有个体差异性。文化可定义为习俗、信念、活动模式、行为标准以及社会对个人的普遍期望。

一、文化对作业的影响

文化是无形的,但却真实地在影响着人们的作业活动和生活。比如,因为信仰形式感受到的平静和愉悦对于个体而言是真实的。

个体受到的文化影响是后天获得的。信念和价值观都是由家庭、社会或主流媒体向人们不断灌输的。人们未必会接受一整套价值观的课程,但是每天生活中的点滴渗透,让人们对事物的认知具有文化的烙印。比如在西方文化中,父母很少介入子女的婚恋问题,他们觉得婚恋是自己的事情;而在中国文化中,子女的婚恋有父母的介入是很正常的,需要父母帮助子女照顾下一代的想法也很常见。人们每天的衣食住行、行为准则等都受到文化的影响。

文化不仅体现在个体上,也是群体的行为。比如打招呼的方式,是亲吻或是握手等,都有在特定社会里的普遍性。作业治疗师在提供治疗时,不仅需要考虑个体的状况,也需考虑个体身处的社会环境,来帮助实现个体所需的或自认为被期许的作业活动。

文化具有相对稳定性,改变文化需要漫长的过程。文化推进并不是一成不变的。价值观、态度、生活方式、艺术、习俗、法律等都包含在文化的范畴。在当今全球化的背景下,比如移民、互联网带来的影响,很多人的生活是跨文化的,并不能用单一文化来理解。

二、人类活动对作业的影响

人类活动是人类为了生存发展和提升生活水平,不断进行的一系列不同规模、不同类型的活动,包括农、林、渔、牧、矿、工、商、交通、观光和各种工程建设等。作业伴随人类活动的出现而出现。在人类活动中,信息的传递是十分重要的,在早期的人类活动中信息传递是通过人与人之间的听和说来实现。伴随人类活动的发展,文字开始出现,信息传递的方式发生了改变,读和写成为信息传递的一种方式。人类活动的改变会促进作业活动的改变,这种改变是必然的。

生产工具直接应用于人类活动,所以生产工具的发展变化也会对作业活动变化产生直接的影响。作业治疗师在为个案提供服务时要考虑个案的生活时代,生产工具在不同的时代里会有不同的变化。比如,同样是文秘工作,在20世纪70年代,手写文字是十分重要的,文字书写是否优美、是否迅速都是衡量工作能力的标准;而到了21世纪初,计算机的大量使用改变了对文字处理的要求,是否能使用计算机快速准确地输入文字成为新的衡量工作能力的标准。因此,我们在面对具体案例时要考虑服务对象的生活时代,更习惯使用什么样的工具,从事什么样的工作,这些都将会影响服务对象的作业表现。

人类活动的一个重要目的就是适应环境、改变环境。因此,人类活动环境会直接影响作业活动。在发达地区,农作物种植是采用机械化的现代耕种方法,种植农作物的目的是作为商品出售。在贫穷地区,农作物种植还是采用刀耕火种的传统模式,种植农作物的目的是为了获得维持生存的食物。"靠山吃山,靠水吃水"就形象地说明了人类活动环境对作业的影响。在不同的人类活动环境中,人类的作业活动模式、作业活动目的都会有所不同。

三、作业对文化、人类活动的影响

作业是有形的,它能承载并反映文化。在中国文化中,吃饭是团体围餐制,长辈要举筷先吃,标志饭局开始;用餐时,食不言。这些关于用餐礼仪的规矩和要求反映出中国文化中对长辈的尊重和对礼仪的要求。作业治疗师在选择作业活动时,要考虑作业活动中的文化反映是否符合服务对象的文化背景,不能强迫其参与和个体文化背景不符合的作业活动。

作业是人类活动的基本组成,它构成了人类活动产生的基础。在中国,年夜饭是阖家团圆、幸福安康的标志。为了吃上年夜饭,数以亿计的中国人通过汽车、火车、飞机、轮船踏上返乡回家的路程。这一系列的作业,产生了"春运"这一中国特有的人类活动。所以,要注意服务对象的作业活动是否符合其社会角色的要求,它能帮助服务对象更好地理解和参与作业。

作业、文化、人类活动在不断的变化和发展中有机结合、相互适应,演变出新的作业、文化和人类活动。比如互联网的使用,计算机与有线网络的连接催生出一系列新的文化现象和人类活动。这些新的文化现象和人类活动又促进了智能手机与无线网络的发展。作业治疗师设计的作业活动不是固定不变的。要根据服务对象的能力和需求以及科学技术的进步来合理地安排服务对象的作业活动。

价值观、兴趣、目标等内容都是文化的具体体现。作业治疗的治疗是以服务对象的目标为治疗目标的。因此,服务对象的价值观、兴趣、目标等对于治疗来说非常重要。比如有的人认为时间就是

金钱,使用能让他快速完成工作的辅助用具,他会非常开心。文化对作业治疗的影响分为3个方面:①行为方面,如肢体语言、语言习惯、保持合适距离的交流、使用工具的交流等。在不同的文化中,人们会使用不同的肢体语言表达想法,比如同意、接纳、拒绝等。使用工具方面,有些人会认为辅助用具是专供残疾人士使用的而不愿使用辅助用具。有些文化中认为人的自我照顾能力对个体独立非常重要,而有些文化中认为家中有人专门照顾会显示个体在家中的重要地位。②心理方面,包括知识、态度和价值等。这是非常主观的部分,在治疗中要留心观察。③带有文化内涵的物品工具,比如商标、特色物品等。这些都是受文化影响的人所设计和生产的,通过这个过程将文化的理念转换为现实事物。

文化关乎服务对象如何看待疾病、如何看待治疗、如何看待不同的治疗项目对服务对象的意义。每个人对疾病的认知并不一致。每个人对疾病、创伤产生的压力反应也并不一致。有的人认为直到不能进行自我照顾了,才叫生病;部分腕管综合征的服务对象,直到疼痛难忍,已经严重到影响穿衣、吃饭后才愿意开始治疗;有的偏瘫服务对象认为自己仍然"病着",认为直到自己的手足都能活动了,才能开始自己穿衣、吃饭;有的人认为自我照顾可以由护工代劳,自己更有兴趣做其他的事情。因此,作业治疗要符合服务对象的兴趣和价值观,才能吸引服务对象主动参与。

在作业治疗的评估和治疗中,可以通过下面的办法来融入文化带来的影响:①选择合适模式及参考架构,能系统地把对文化的考虑纳入日常的治疗中。比如 MOHO(model of human occupation)就包含了专门的结构将服务对象的价值观、目标、兴趣、习惯、社会角色等文化因素融合在治疗计划和执行当中。②日常生活中,留意不同文化背景的人们如何表现,包括价值观和生活方式。③要通过多种渠道了解不同文化。比如文献、书籍、视频、互联网等。④初次评估对建立信任和收集信息是非常重要的。要根据不同人的文化背景来选择初次评估的工具。比如,有些人倾向于认为作业治疗师使用标准化的评估表格更专业,而有些人认为现场操

作的评估更体现专业性。

人们能够完成很多看来不可能做到的任务，但很少人能坚持对自己而言无意义的活动。个体活动时往往受到个人价值观、兴趣、目标、社会角色以及习惯的影响。每个人的文化背景就像一个筛子，会过滤掉自己不愿意接受的信息，选择自己认为正确的信息。对服务对象所处文化的了解，能让作业治疗师在选择和设计治疗项目时，选择让服务对象认为更有意义的治疗项目。所以在计划和执行作业治疗时，文化方面的考虑是非常重要的。作为作业治疗师，应寻找一些既能提升服务对象功能水平又能引起服务对象兴趣的活动。在不同的文化里，美丑、真实与否、好坏的标准存在差异。作为作业治疗师，要考虑文化的差异，不以自我的价值观判断服务对象。了解不同的文化差异，以融合的视角来理解服务对象的判断和决定。

第二节
作业发展的考虑因素

一、认识生命周期的意义

人的生命周期，简单地说就是人的生、老、病、死。在人的生命周期中，作业与人类生活密切相关。作业在人类的生活中时时刻刻都存在着，不同年龄、不同人生阶段的作业在人生过程中具有不同的演变和作业取向。了解生命周期，是为了更好地理解人类在生命周期各个阶段的作业。比如"喝"这个人类最基本的作业，从吮吸母亲的乳汁，到用吸管喝饮料，到直接拿杯子喝水；从到花钱买饮料喝，到自己做饮料喝。从喝母乳到喝饮料、喝茶，想象一下，在这些变化中，人的年龄、动作、行为、认知等都会发生怎么样的改变，这不仅仅是作业的改变。懂得人类在生命周期各阶段的社会角色，理解人类在各阶段的发展变化，包括生理、心理、认知等。比如，小时候去种花是父母教给孩子的一个任务，老年以后种花变成了自己的兴趣爱好。父母对婴儿关注的是婴儿的生长发育，对学习阶段的孩子更关注的是孩子的学习成绩。中年人对自己的工

作很在意，而老年人对自己的身体更加在意。关注生命周期，是对以"服务对象为中心"理念的具体表现之一。

人类的生命周期以作业状态为考虑因素，大致可分为7个阶段：①婴儿期；②童年早期；③童年中、晚期；④青少年期；⑤成年早期；⑥中年期；⑦老年期。在各个生命周期，人类的生理、心理等状态都有很大的不同，同样人类的作业活动在各个生命周期里都是不尽相同的。作为作业治疗师，需要对各个生命阶段有所了解，包括婴儿期、儿童期、青少年期及成年期等。会发现学习生命周期的发展，能学习到人们是如何发展成为现在的自己，以及未来又会变成什么样的人。通常发展意味着成长，但也有可能意味着倒退。在了解生命周期的过程中，从生命的开始到结束，会看到个体由婴儿、儿童、青少年逐步成长起来，并慢慢步入中年以及老年。这个过程会激发作业治疗师的思考：今天的经历将如何影响未来的发展。

二、作业发展需要考虑的因素

人是随着年龄、学识、工作、家庭、社会环境等因素的变化而不断变化的。这个变化我们认为是人的发展。作业是由人的活动而产生的，所以作业也是跟随人的发展而不断的发展。作业发展始终都应该以"人"为核心内容。所以，作业发展需要考虑的因素也需要符合人在各生命周期内的特点。

作业发展首先要考虑的就是年龄。年龄是一种具有生物学基础的自然标志。随着时间流逝，年龄也随之增长。这是不可抗拒的自然规律。求学、结婚、生育、就业等，都与每个人的年龄密切相关。每个年龄段的人都有相应的作业特点。婴儿期的作业发展主要是促进身体的发育，如睡眠、玩耍。青少年期的作业发展主要是为成年工作做准备，如学习、交流。

人的生理是作业发展需要考虑的。生理指的是人的生命活动及各个器官的功能。人的生理功能从婴儿期开始发展，到成年期的最佳状态，到中年期下降，到老年期衰退，这是一个曲线式的变化过程。在这个过程中，作业发展也是曲线式变化的。例如，人的记忆力，伴随生命周期的发展，人的

记忆力也是从低到高再降低的一个过程。另外,性别也是生理因素之一。不同性别有着不同的生理现象,这些现象引起的作业发展也是不同的。

认知是影响作业发展的重要因素之一。认知包括感觉、知觉、记忆、思维、想象和语言等,是人获得知识、应用知识的过程,也是信息加工的过程。在不同的生命周期中,受教育、家庭、社会环境、个人经历等因素的影响,人的认知也是不同的。人的认知是在不断变化发展的,每个人都有自己特有的认知。根据自己的认知,每个人也会发展出自己特有的作业。比如,使用筷子,每个人都有自己使用筷子的方法和习惯;婴儿期与青少年期玩耍时选择的玩具也会截然不同。

环境对作业发展是非常明显的。环境既包括人生存的自然环境,也包括人生活的社会环境。自然环境是人类赖以生存和发展的物质基础,包括水、空气、土壤、生物和矿物等。在自然环境中,食物的获取是维持人生存的必要条件。婴儿期,食物的多少是决定人体发育的重要因素;而在成年期,食物的多少是决定人身体胖瘦的重要因素。社会环境是指人类在自然环境的基础上,通过有计划、有目的地发展,逐步创造和建立的人工环境,如城市、农村、工矿区等。受社会环境的影响,城市和农村的青少年,他们的作业发展也是不同的。城市的青少年对于科学技术的熟悉度较高,而农村的青少年对于自然生物的熟悉度较高。

作业发展需要考虑的因素,还包括语言、情感、工作环境、家庭环境等因素。作业发展需要以"人"为核心,综合、系统、全面地去考虑。各种因素共同起作用,不能单一地只注意某一个因素。要充分调动和利用各种因素,这样才能使作业发展符合人的需求。

第三节
中国文化背景下的作业治疗

作业治疗起源于美国,在将理论付诸实际操作时应考虑文化差异。比如吃饭,西方人习惯使用的工具是叉子和勺子,而东方人习惯使用的工具是筷子。西方人习惯饮用冷水,东方人习惯饮用热水。在这些差异的背后,是作业方式的不同,所以不能一味地照搬西方的作业治疗理论,要用西方的思维去理解作业治疗理论,在理解了以后要结合中国的文化背景,使作业治疗适应中国文化背景,能够更好地为中国百姓提供服务。

一、中国文化对作业的影响

中国文化强调人体的统一性和完整性。因此,当身体出现残障时,中国人更多地把残障看作是一种疾病,需要积极地进行治疗,而不是把残障看作是一种状态,需要进行作业训练,改变作业模式来适应身体新的状态。比如,下肢受伤后,站着穿裤子可以变为坐着穿裤子。

中国文化强调"养"在疾病治疗中的重要作用。因此,当疾病发生以后,养病成为头等大事,而养病的核心内容就是"不要做事",一旦生病,"衣来伸手,饭来张口",完全忽视了自我的作业能力,忽视了作业活动也是治疗的一种手段。比如,阿尔茨海默病的服务对象,基本以好好休养,不要添麻烦为养病标准,忽视了个体还能使用的作业能力。在记忆力下降时,可以使用记事本帮助个体尽可能多地参与作业活动,以延缓疾病的进展。

在中国文化里"中庸"是十分重要的衡量标准。在这个标准里,人们会认为"大多数"的事情才是正常的。对"个别"的、"特殊"的事情会觉得不正常,因此在面对使用辅助器具这个"个别"而又"特殊"的现象时,人们会觉得忐忑不安。这样就造成应该使用辅助器具者不愿意使用辅助器具。比如,视力障碍中的弱视群体,他们绝大多数都不愿意使用盲杖。看见别人使用辅助器具会觉得别人奇怪、不正常。比如,看见一个使用手杖的老人,人们会下意识地注视和躲避。结果在社会上造成一种使用辅助用具者会被鄙视、嘲笑的社会氛围。另外,在中国文化里"吉利"是极为重要的事情,人们做什么事情都希望是吉利的。因此,当某样东西与不吉利扯上关系后,人们会下意识地拒绝接触或使用,辅助器具能够极大地改善一个人的作业表现,但因为不吉利的抵触情绪,很多人不愿意使用辅助器具。这样的结果极大地影响需要使用辅助器具的个体的作业活动。

中国家庭结构对作业的影响:中国的传统家庭往往是以"老、中、幼"三代人构成的家庭关系,在这样的结构中,家庭成员的注意力更多地集中在孩子身上,老人的社会角色是家庭的照顾者,这就需要他们有更多的作业能力。比如,老人要负责全家人的饮食,老人要负责照顾家庭下一代。

二、中国文化背景下作业治疗的特点及发展

作业治疗是从西方发展引进而来的,因此在中国发展作业治疗就要考虑作业治疗的中国化和时代化。要使作业治疗与中国文化相结合,发展出具有中国特色的作业治疗。

中国文化重视群体意识。"家庭"对于中国人有着特殊的含义,它承载了情感寄托,是大多数中国人最为看重和依靠的重要力量。作业治疗中服务对象的日常照顾者往往是其亲属。照顾服务对象不仅有经济因素,更多的还有情感因素。比如,老人要照顾家庭里的下一代,夫妻间的相互照顾,子女对长辈的照顾。因此,给服务对象提供的治疗,其实是关乎整个家庭。要重视对照顾者教育科普。

中国文化既具有统一性,也带有多样性,存在着巨大的包容力。要注意中国是一个以中华民族为整体的多民族国家,每个民族都有其独特的文化特点和生活习惯。在开展作业治疗时要注意服务对象是哪个民族,选择作业活动时要尊重服务对象的民族文化和习惯,设计适合其民族特点的作业活动能够对治疗起到事半功倍的效果。

中国文化重视"尚中",讲究和谐自然。这使中国人在疾病治疗的过程中重视"养"的概念,在这种观念影响下,疾病发生以后调理休养成为重要的身体恢复手段。认为疾病的治疗就是打针吃药,而对自我照顾、肌力训练等康复锻炼则认为是病好了以后才应该做的事情,因此错过治疗的黄金时间。作业治疗师要积极推动现代康复理念,强调康复训练在疾病恢复中的重要作用。

中国文化的表达含蓄委婉。如涉及自尊心、金钱、个人家庭生活等个人隐私问题,如想要表达一些期望和要求,如有第三方在场的情况下,常有羞怯、为难心理,而含蓄暗示表达或闭口不谈。作业治疗师在了解服务对象情况时,要注意周围环境、服务对象的性格、家属意愿等多方面的问题。要耐心聆听服务对象的表达,同时要使用适当的沟通技巧使其愿意表达,要听懂服务对象的"言下之意"。

（庄　玥）

参考文献

[1] ATCHISON B J, DIRETTE D K. Conditions in occupational therapy: effect on occupational performance Fourth ed. Philadelphia: Lippincott Williams & Wilkins, 2012.

[2] BREINES E. Occupational Therapy Activities from Clay to Computers: Theory and Practice. Philadelphia: F. A. Davis, 1995.

[3] CHRISTIANSEN B B, CHRISTIANSEN C B, CAROLYN M, et al. Occupational Therapy: Performance, Participation, and Well-being. Fourth ed. Thorofare, NJ: SLACK Incorporated, 2015.

[4] SANTROCK J W. Life-span Development. Fifteenth ed. New York: McGraw-Hill, 2015.

[5] SCHELL B A, BOYT E S, COHN G G, et al. Willard. Willard & Spackman's Occupational Therapy. 12th ed. Philadelphia: Wolters Kluwer Health/Lippincott Williams & Wilkins, 2014.

[6] WRIGHT R, SUGARMAN L. Occupational therapy and life course development: a work book for professional practice in health and social care. Chichester: John Wiley & Sons, 2009.

[7] 窦祖林. 作业治疗学. 北京:人民卫生出版社, 2008.

[8] 王慕逖. 儿科学. 5 版. 北京:人民卫生出版社, 2002.

第三章

作业治疗的哲学基础

第一节

哲学的概念

一、哲学

哲学（philosophy）是对基本和普遍问题的研究，即所谓"大道至简"。哲学的任务就是对现实世界进行原理层面的把握。简单来说，哲学就是帮助人们在实践和行动上遵守的基本原则和观念。哲学是理论化、系统化了的世界观，或者说是人们世界观的理论体系。作为理论形态世界观的哲学，它从总体上研究人和世界的关系。而人和世界的关系最为本质的方面就是思维和存在、意识和物质的关系问题。

作为考察人和世界关系的主体，"人"本身既是这个世界的存在物，又是一种有意识、能思维的社会存在物。人的存在与活动，时刻都发生着精神和肉体的矛盾。同时，人们在处理自己同外部世界的关系时，一方面所面对的是一个外在的、客观的物质世界；另一方面又往往从自身的特定地位出发，按照某种思维方式去看待世界的存在和属性，并且依自己的意愿和智慧去塑造外部事物，把自己的精神属性赋予物质世界。这就必然发生思维和存在的矛盾、意识和物质的矛盾以及二者谁决定谁的问题。

二、专业哲学

专业哲学（professional philosophy）是一套引导专业从业人员行动的价值、信念、真理及原则。作业治疗专业哲学定义专业的本质、引导作业治疗师的行动及支持其实践的范围。引导作业治疗师的理论、实践模式、参考架构及介入方式，这些都是从作业治疗专业哲学衍生而来的。所以，作为作业治疗师必须熟悉和清楚认识作业治疗的专业哲学。作业治疗专业哲学并非来自于外界，而是借着专业历史展现出来的。

专业哲学可以粗略地分为 3 个重要领域：形而上学（metaphysical）、认识论（epistemology）和价值论（axiology）。形而上学是关于研究世界是什么样子，关于人类本质的问题。认识论则是关于人类知识的本质、起源和限制，并研究如何认识事物以及人们如何认识人们所知道的这类问题。价值论则是关心价值问题，这个领域讨论美学问题及伦理问题，来规范什么是正当行为的标准和准则，以这些问题及作业治疗的核心概念作为引导，就能够检验作业治疗专业的哲学基础。

第二节

作业治疗的哲学原则

Adolf Meyer 曾在他的演讲《作业治疗的哲学》中表述："有许多……节奏是我们必须去协调的：较大的节奏像是白天与黑夜、睡眠与清醒……而最后成为工作、玩乐、休息和睡眠 4 个最重要的部分，即使遇到困难，我们生物体也必须去平衡这些节奏。唯一能达到这些节奏平衡的方法就是实际去做、去演练，以有益健康生活的计划作为健康的感情、思考、想象力和兴趣的基础。"作业治疗的哲学帮助定义了作业治疗的范畴与意义。

作业治疗哲学基础的研究在 1979 年被美国作

业治疗协会（AOTA）通过，并于 2014 年重申 AO-TA 的官方文件。这些理论从形而上学、认识论及价值论 3 个领域来看待作业治疗，帮助全面叙述作业治疗的哲学基础。关于作业治疗哲学的基础研究也逐渐被世界作业治疗界所认可和推广。

一、作业治疗如何看待人类

（一）作业治疗以全人方式看待人类

传统健康照顾系统采用的是还原论（reductionistic）方式，意思是人类的身体被分解成不同部分各自运作。专科医师在特定领域并个别治疗这些身体功能以求更方便及更有效率，目的是在于区分、定义及治疗身体功能且着重在特定的问题。

按照整体论的观点，由各种层次组成的任何结构（特别是生命有机体）必须从下而上地研究。从人类学来看，它最重要的特征是整体观，也称全人观（holistic ideal）即全人方式（holistic approach）。了解人类性质，把有关每种可能人类群体的每一个侧面的资料集中在一起，相互联系。这也是人类学的精华。作业治疗从一开始就坚持全人方式。全人的观点可以追溯至 Adolf Meyer 在《作业治疗的哲学》中谈到，"我们身体并非只是很多磅的肌肉、骨骼构成的一部机器，加上抽象的心理或灵魂（是一个活的有机体），和谐运作。"全人的方式强调有机体和身体的各部分与整体功能之间的联系。这个方式主张人是整体的，生物、心理、社会文化及精神成分互相影响。当任何成分（或系统）受到不良影响时，整体将会反映出分裂和混乱。

全人方式的信念是作业治疗专业的核心观念，它意味着评估与介入的计划应该反映全人的需要。如果作业治疗师仅是治疗身体的部分或只关注心理问题，而没有依照整体论的观点，这样就违背了作业治疗的哲学基础。

（二）作业是个体健康的关键因素

作业活动对于人类来说就像是食物和水一样。人类的天性使得我们具有相似的作业活动特性、能力和需要。考古学家和人类学家指出，从古至今，人类比其他动物有着更复杂的作业活动方法。通过历史的记载，哲学家也找到了相同的特点：柏拉图指出，"由于人类拥有智慧和兴趣，他们天生就有不同活动的能力。"马克思和恩格斯指出"劳动是人类的本性"。

作业治疗将人作为主动的个体（active being）。人主动地投入控制及决定自己的行为，且能够在期望时改变行为。另外，人被视为开放系统（open system），持续地与环境产生互动。人的行为影响物理环境与社会环境，同时人也受到环境变化的影响。作业治疗师相信：人是主动、自主和独特的个体，作业活动有其自身价值，参与作业活动是健康的必需。

认识论研究人类知识的本质、起源及限制。这个哲学要素提供了作业治疗师了解动机、改变及学习的基础。作业治疗相信人类经过经验、思考、感觉及实践来学习。人类是独一无二的，他们有自己的过去、现在及未来的意识，这使得人类可以凭借过去的经验来面对现在及未来的问题。作业治疗师强调：实践是学习及再学习各种技巧的主要机制。Meyer 把作业治疗的角色视为"给予机会而非处方"。

二、作业治疗以人道主义为基础

（一）服务对象、家属及重要他人是主动的参与者

服务对象主动参与不仅是在活动形式上，也应在确认治疗的个人目标与兴趣喜好，从而让作业治疗师了解服务对象对于构成生活品质的个人想法。什么活动对于服务对象来说是有意义的；什么服务能让个体满意，这些取决于服务对象的个体经验。因此，作业治疗师将服务对象、家属及重要他人纳入治疗过程，以确保他们处理的是增进服务对象生活品质的重要内容。

作业治疗师相信生活品质的重要性，并且追求提升任何功能受限者的生活品质，通过帮助服务对象在任何领域的作业行为发展更为独立的目标。例如，介入的目标是让服务对象可以独立地洗澡、吃饭、管理自己的银行账户。同样，介入的目标可能是确保服务对象在从事必要任务时增加身体力量，或在活动中达到身体两侧的协调，或者从培养爱好而享受生活，或者由发展社会交流技巧而完全参与生活。作业治疗师与服务对象一起参与那些

有意并且能够增进生活品质的作业活动，一起介入能使作业活动的表现达到最好。"以服务对象为中心"的方式是作业治疗实践的重要理念，因为只有服务对象能够决定自己的生活品质，他（她）必须帮助作业治疗师来了解他（她）的经验。

人通过实际做的事情而产生认识，也从中学习适应。作业治疗的哲学基础将个人适应定义为用以增进生存及自我实现的功能改变。这个概念可以追溯到 Adolph Meyer 对精神疾病陈述，他认为精神疾病是广泛的适应问题，并且精神科是第一个具有确认适应的需求及确认帮助适应价值的学科。在适应压力或改变的过程中，适应是正常发展过程中的一部分。适应的过程被视为来自个人内在，个人主动投入而产生改变。作业治疗师在过程中安排环境、材料及环境的需求以促进特定的适应反应。

（二）作业治疗实践的核心价值与态度

从人道主义的观点出发，专业的核心价值与态度已逐步形成。确认利他、平等、自由、正义、尊重、诚实及审慎的观点为作业治疗的核心价值与态度。

"利他"是考虑他人的幸福。作业治疗师以关怀、奉献、热诚及理解表现出对专业及服务对象的承诺。"平等"是以公正及公平的态度对待所有服务对象。在每天的互动中尊重每一个体的信念、价值及生活形态。作业治疗师也看中"自由"，其个体运用选择的权利及"表现出独立、主动及自我引导"。"自由"可经由培养而表现出，它有别于控制与指导。作业治疗师提供支持与鼓励来培养他们的服务对象，使服务对象发展其内在的潜能，并培养和鼓励服务对象发展独立性，而不是将所有的引导与控制保留在专业人员手中。"正义"需要所有作业治疗师遵守管理实践的法律并尊重服务对象的合法权利，借着尊严的价值强调每一个个体的独特性。作业治疗师依靠同理心及尊重每一个个体来表现此价值。"真实"是负责、诚实及正确的行为所表现出的价值，它维持了专业的能力。"审慎"是一种表现出好的判断、谨慎及辨别的能力。这些价值与态度组成了作业治疗的伦理规范。

总结作业治疗的哲学基础：人是一个主动的个体，其发展受到作业活动的影响。人类利用内在动机通过有目的的活动，影响其生理、心理的健康以及对物理环境和社会环境的应对。适应是一种增进生存与自我实现的功能改变。当适应的能力受损时，可能发生功能障碍。来自生物、心理及环境的影响因素在人生命周期的任何时刻都可能会因此而中断适应，但是有目的的活动可以促进适应的过程。作业治疗相信有目的的活动（包括其人际关系及环境要素）可以预防及矫正功能障碍且增进最大的适应，作业治疗师使用的活动兼具内在影响及外在治疗的目的。

作业治疗的核心观念包括作业治疗以全人方式看待人。作业治疗看待人是主动的个体，作业活动是健康的关键。人类学习需要经验、思考、感觉和实践。每个人都有适应的潜能。作业治疗以人道主义为基础，利他、平等、自由、公正、尊严、诚实及审慎等是专业核心价值。在整个治疗过程中，服务对象、家属及重要他人作为主动参与者，以服务对象为中心。

三、全面的健康观

新医学模式认为，疾病的产生除了生物学原因之外，人的心理、社会、环境因素也会发挥很大影响，过去被一度忽略的整体观再次被重视。因此，对于大众的健康来说，最重要的不仅仅是医疗，还包括改变自然环境和社会环境及调动人们维护自身健康的积极性，改变不健康的行为和习惯。人们追求的应该是健康，不应该是看病。在此理念的指导下，抽烟、酗酒、缺少运动、高胆固醇和高血压等健康危险因素已经成为家喻户晓的名词。东、西方民众通过这种健康理念积极维护自己的健康。

WHO 的健康概念也随社会的发展不断进行修正。现代社会的发展落后于科技的发展，一些国家滞后的经济发展导致贫富差距增大，人们的物质欲望不断膨胀，使部分人为获取个人利益不择手段，道德失衡成为影响个人发展和社会健康发展的突出问题。1990 年，WHO 将道德健康加入原来的健康概念中，成为"身体健康、心理健康、社会适应良好和道德健康"的四维概念。在 1998 年发表的官方文件"Health for All in the Twenty-First Century"中，WHO 指出健康的核心内容包括承认达到健康是基本人权、促进健康相关政策的制定、将性别平等的观念融入健康发展战略中等。现代的健康不仅仅是没有疾病和寿命的延长，人们在追求自身在各领域发展的同时还渴望自我实现。由于人与人之间的不良影响也影响健康，所以人们还关注他人乃至全社会的健康，以及自然环境、社会环境、政治环境对健康的影响。WHO 在最新的健康概念中指出，健康还包括承认每一个人的独特性，以及满足个人精神上对生命意义、目的和归属感的需求。而人类要达到自己的目标和实现生命的意义，只有通过作业活动才能实现，因此合理正确地使用作业活动不仅能促进患者康复，也能帮助个人达到现代全面健康的要求。

要达到现代的健康程度，作业的重要性是不可忽略的。人类几乎所有的发展和进步都得益于参与作业活动，例如每日捕获猎物和寻找住所锻炼了原始人的身体；为发现和获取高处的食物，人类学会了直立行走；为了使用工具和照顾幼小，人类解放了双手；由于使用工具占用了双手而无法进行手语，人类发展出了语言……。由此可见，与生存相关的作业活动是促进人类进化的重要原因。随着人类身体和认知功能的发展，作业活动被扩展到了生存以外的领域，人类开始在未知的环境中探寻新的作业活动，并逐渐改变了环境，这也是人类不同于其他动物的地方。随着人类作业活动的范围变广，分工变细，各种职业慢慢诞生，最终产生了人类特有的社会、文化和经济环境。人的作业活动从熟练程度和科技性的不断发展，持续改变着社会文化环境；诞生在社会里的人由于受到社会性的约束，必须从事一些社会已经赋予价值的既定的活动（如接受教育、找一份工作等）。可见作业不仅影响个体，与社会也是相互促进、相互影响的关系。很多学者指出人是作业的生物，人参与了作业活动才有各方面的发展和社会的诞生，调整作业活动必然会对人的健康产生影响。

（胡　军　李晓林）

参考文献

［1］AOTA. Philosophy of Occupational Therapy Education. Am J Occup Ther, 2018：72.

［2］BING R K. Point of departure（a play about founding the profession）. Am J Occup Ther, 1992, 46(1)：27-32.

［3］BLOOM S W. The relevance of medical sociology to psychiatry：a historical view. J Nerv Ment Dis, 2005, 193(2)：77-84.

［4］MILLS I J. A person-centered Approach to holistic Assessment. Prim Dent J, 2017, 6(3)：18-23.

［5］NEWTON S. The growth of the profession of occupational therapy. US Army Med Dep J, 2007, 51-58.

［6］OVERGAARD M, MOGENSEN J. Visual perception from the perspective of a representational, non-reductionistic, level-dependent account of perception and conscious awareness. Philos Trans R Soc Lond B Biol Sci, 2014, 369(1641)：20130209.

［7］刘典恩, 邵萍. 医学思维与哲学思维的结构及其关系刍议. 医学与哲学, 2000, 21(5)：38-40.

作业治疗基本要素

在作业治疗中，作业是可以体现个人、家庭以及人在社会中的作用，并且是需要花费时间去完成的有意义的活动。作业包括所有人们想要做的事情、需要做的事情，而且是被期待去完成的事情。世界作业治疗师联盟（WFOT）是如此定义作业治疗的："作业治疗是以服务对象为中心的医疗专业，它专注于在作业中提高服务对象的健康以及幸福感。作业治疗的首要目标是让服务对象能够参与日常生活活动。作业治疗师通过与服务对象一起工作，调整作业活动或调整作业环境等方法来提高服务对象参与有意义的作业活动的能力"（WFOT 2012）。

根据世界作业治疗师联盟的定义，作业治疗师需要具备医学、社会行为学、心理学、作业心理学等相关知识。作业治疗师的服务对象包括：由于健康原因而导致的身体结构或功能上有缺陷的服务对象，以及参与日常生活活动受限和社交障碍的服务对象。作业治疗师认为服务对象参与作业活动的能力受其躯体功能、认知水平以及外界环境所影响。因此，作业治疗师的实践是基于服务对象本身、作业的内容以及环境。

作业治疗师的工作场所包括各式各样的公共场所及私人场所。其中包括服务对象的家庭、学校、服务对象的工作场所、康复中心以及各类医院等。在参与作业治疗时，服务对象需要主动参与作业活动。同时作业治疗的结果应该是以服务对象为中心、多样化并且是可测量的，其结果包括服务对象的参与度、满意度以及所提高的能力。

作业治疗的发展及思考内容的衍变

一、形成时期（1700—1940）

1700—1899 年，西方的作业治疗萌芽开始于启蒙运动时期。当时兴起的社会运动挑战了传统的权威并且改变了传统的思想，自然科学得到了空前的发展，其中也包括作业治疗理念的萌发。这时期的主要人物是启蒙运动时期的自由主义之父 John Locke，他是现代主义中"本体"和自我理论的奠基者。他认为人出生时是一个纯净且没有任何思想的个体，通过不断地经历各种事物，以经验来形成思想。在他撰写的《人类理解论》中探讨了对幸福的追求以及生活的意义。在 18 世纪，精神病患者经常因为被认为是危险因素而被像囚犯一样囚禁在特定区域并受到虐待，直到 Phillipe Pinel（一位法国医生、哲学家和学者）和 William Tuke（一位英格兰贵格会教徒）的出现，一些情况才开始出现变化。1793 年，Phillipe Pinel 开始了所谓的"道德治疗和职业治疗"。Pinel 开始倡导并使用文学、音乐、体育运动和工作来"治愈"情绪压力异常者，从而提高其日常生活能力。这个道德治疗运动开始将作业定义为"以目标为导向，运用时间、精力、兴趣和注意力"。大约在同一时间，William Tuke 制定了许多倡导精神病患者"道德治疗"的原则。他强调这些原则的基本前提是以"审慎和善良"对待这些人。William Tuke 觉得职业、信仰以及有目的的活动能够最大限度地发挥功能并最大限度地减少服务对象精神疾病的症状。这种对道德价值的思考促进了早期的作业治疗发展。但在19世纪，道德价值与传统经济的碰撞导致人道主义和平等主义逐渐被人们所淡忘，"道德治疗"也逐渐衰落。当时的工业革命也为作业治疗的萌发提供了巨大的机会。巨大的社会变动改变着人们适应环境的方式，越来越多的人定居在城市，促进了新文化的发展，也促进了工业文明的发展。正是在这段时间里，艺术和手工艺等形式作为"原始作业治疗"而发挥的作用开始受到关注。

在20世纪的前20年的社会情况为作业治疗的建立提供了必要的条件。美国的作业治疗的发展先于其他国家，这一发展奠定了美国作业治疗师在世界范围的作业治疗领域的领导地位。1917年3月15日，Eleanor Slagle、George Barton、Adolph Meyer、Susan Johnson、Thomas Kidner、Isabel Newton 和 Susan Tracy 等成立了美国国家作业治疗促进会（the National Society for the Promotion of Occupational Therapy，NSPOT）。这个组织后来更名为美国作业治疗协会（American Occupational Therapy Association，AOTA），更促进了作业治疗的专业化。正是在这段时间，作业治疗与医学的联系更为紧密，从而为作业治疗的研究领域创造了更"科学的方法"。由于国家作业治疗协会的成立并为作业治疗的发展提供了组织基础，作业治疗从早期的精神疗法逐渐发展到物理损伤以及一些慢性疾病。由于第一次世界大战导致美国700万士兵终身残疾，美国政府创立一个部门为那些需要康复以及作业治疗的士兵提供服务。这段时期作业治疗师的数量得到显著的增长。同时，随着1920年美国法案的更新，女性的社会地位开始得到提高并获得了表决权，女性开始大量涉足作业治疗工作领域。另外，由于在战争期间康复课程的成功设立，一些相关的专业院校也随之成立作业治疗专业及课程。美国军队高度认可作业治疗在医学以及在士兵精神状态方面的疗效，所以作业治疗师在军队中的发展取得了巨大的成功。但是在军队之外，由于社会普遍依赖各种药品，认为药物可以治愈任何疾病，包括各种精神疾病及慢性疾病，导致作业治疗的发展困难巨大。直到随着第一家作业治疗重建机构在法国的一家医院中建立后这种情况才稍有改变。

1920—1929年，在这一时期衍生出了许多作业治疗的培训项目，并且也是作业治疗从业人数迅速增长的一段时间。Eleanor Clarke Slagle 和 Adolph Meyer 发展了"习惯疗法"。这个疗法是为患有精神疾病和物理疾病的服务对象提供日常生活活动时间表，以及设定日常生活活动和社交任务。在这一期间兴起的功能重建，体现了人道主义中的整体思想。功能重建应用在从战场上回来的残障士兵和部分工人（尤其是在危险工作区域工作的工人）身上。该疗法包括手工艺活动以及来自爱人或朋友的精神上的鼓励，其总目标是通过再训练、再教育来重建躯体以及精神健康，来达到重返工作的目标。在20世纪20年代末期，作业治疗师逐渐被定义成一个健康专家，是医疗团队的一部分。

虽然20世纪30年代是经济大萧条时期，作业治疗师仍活跃于各个医疗机构。在这一时期，作业治疗学的生物力学参考框架（biomechanical frames of reference）逐渐变成了作业治疗基本活动分析原则，并且应用在日常生活领域中，成为了一个影响至今的作业治疗参考框架。Watson、Skinner 等行为治疗师通过科学研究的方式研究人类行为及其原因，并逐渐将他们的行为调整参考框架（behavior modification frames of reference）应用在临床。行为调整策略是第一个提出用正向强调所需要的行为、反向抑制不需要的行为的治疗策略。

二、机械化时期（1940—1970）

第二次世界大战的爆发使得人们的注意重新回到职业康复。在美国，罗斯福新政（为那些残障人士提供社会福利、保障福利）以及美国军人权利法案（为军人的职业康复提供资金援助）等都促进了作业治疗在美国的发展。通常情况下，职业训练是为那些有着躯体以及精神疾病的服务对象提供的。对于那些有特殊需求的人群，西方发达国家政府特别设立一些经过环境调整的工作场所，让他们在里面工作并获得报酬。

在这一时期，康复模式（rehabilitation model）

也逐渐在作业治疗中运用。它关注于任务的分析、任务调整以及使用代偿技术来促进功能。其目标是帮助服务对象回到其原来的工作环境并独立生活。1947 年 Sidney Licht 出版了《运动模式》(Kinetic Model)一书,提出在生物力学的参考模式中运用动作分析。同年,《作业治疗与康复》杂志和第一本作业治疗教材《乌伊拉德与斯帕克曼的作业治疗原则》出版,基本奠定了作业治疗师在康复医学领域中的地位。通过作业治疗的发展,作业治疗师获得各国政府对作业治疗教育的财政支持,并且促进了各国作业治疗协会的发展与完善。

随着精神治疗框架的出现,作业治疗通过手工艺活动来对精神疾病服务对象进行治疗。同时与精神病学医生一起对服务对象进行心理精神分析,并且强调作业治疗师在治疗时治疗性地运用自我(therapeutic use of self)。直至今日,心理分析理论不仅应用在精神治疗领域,并且广泛地应用在与服务对象建立良好的医患关系之中。

这个时期的神经领域研究也取得了突破性的进展,多种相关治疗技术诞生。例如,作业治疗和物理治疗训练研究员 Margaret Rood,她发明了一种促进软瘫的服务对象的反射和自主运用的技术。她的这种感觉治疗方法(rood approach)在 1954 年出版。

20 世纪 60 年代,健康医疗的重点集中在预防、治疗及维持,而作业治疗则主要集中在帮助服务对象获取技能并参与社会活动。大多数长期住院的服务对象的社交逐渐被重视。作业治疗开始强调团队活动,作业治疗师团队开始成为学习社交技能的专家。许多与团队治疗相关的理论也在这一时期得到发展,如以任务为导向的治疗形式(task-oriented groups)和团队发展等级(developmental groups)等。

20 世纪 60 年代以前的作业治疗师在医生的指导下工作,没有任何的理论去支持他们的实践。自 1960 年开始,美国和加拿大的作业治疗师开始着手发展作业治疗理论并将其用于描述和指导临床实践。他们建立了大量理论基础并将理论与临床相结合。这些理论有些是从其他学科(如医学和心理学)发展而来的,有些则是在根据作业治疗临床实践发展而来的。美国作业治疗教育家 Mary Reilly 认为应该发展作业治疗一般系统理论(general system theory),它同时综合了生物学、心理学和社会科学。她主张使用一套系统的理论作为作业治疗的基本框架,而不是在实践领域中对不同的问题应用不同的理论。

三、新兴时期(1970—2000)

由于各国政府提出更高的要求,即作业治疗应提供更为扎实的理论依据,作业治疗开始面临的 4 个主要问题:责任感提升、缺乏从业人员、缺乏理论基础和缺乏研究。这时的作业治疗师较少使用标准化、具有信度和效度的评估工具,研发具有信度和效度的标准化评估工具就显得迫在眉睫。这一时期,美国的作业治疗研究人员研发出作业表现的发育水平的标准化评估工具,并且逐步建立了注册作业治疗师和作业治疗师助理制度。随着越来越多的标准化评估工具的建立,第 2 版《作业治疗专业用语》于 1989 年出版,其中特别增加了作业表现的定义、领域和作业表现组成部分的描述。

这段时期也是各个领域参考框架的发展期。Mosey 定义了精神作业治疗的 3 个基本条件:获得(acquisitional 基于行为和学习理论)、心理分析(psychoanalytic 物体关联)和发展(developmental 重演个体发展史)。Mary 提出了娱乐模型,Ruth 提出了预防模型等。为了总结这些新兴理论,美国作业治疗协会于 1979 年出版了第 1 版《作业治疗工作流程以及作业治疗专业术语》。其目的是统一作业治疗工作流程和统一作业治疗专业术语及其解释。美国作业治疗协会从 1980 年开始多次召开作业治疗师会议,探讨定义作业治疗参考框架。

在临床思维(推理)方面,Joan Rogers 总结了 3 种临床思维:第 1 种是程序思维(procedural reasoning),通过具体的评估工具和介入方法来帮助服务对象重建丢失的作业能力;第 2 种是交互式思维(interactive reasoning),鼓励服务对象在作业活动中运用各种各样的能力,这一思维主要体现在治疗师与服务对象之间的沟通,以及服务对象参与作业活动的情绪和动力;第 3 种是环境思维(conditional reasoning),治疗时结合服务对象以往的经验、文化背景和教育背景,同时强调治疗师要尊重每一位服务对象。

从 1990 年开始,理论探讨开始集中在作业表现上,如人-环境-作业表现模式(person-environment-occupational performance model,PEOP 模式)、四通道理论和动态互动策略等。这些研究更多的是基于神经科学和大脑的研究。大批作业治疗学博士和硕士出版了各种研究成果。其中最著名的是 Well Elderly 做的关于作业治疗对促进老年人独立生活的有效性研究。这段时间也是作业治疗学教育发展的高峰期。许多作业治疗项目(包括研究生教育项目)的开展培养了大量的作业治疗师并提高了从业人员的专业素质。

四、21 世纪的作业治疗(2000 年至今)

随着作业治疗发展全球化,将现存的理论模型适用于各个不同的国家和地区,尤其是亚洲的国家和地区,成为这个时期作业治疗发展的主要挑战。在美国部分地区及欧洲国家,作业治疗主要应用的亚洲模型是河流模式(mawa model)。这一时期作业治疗师之间的交流也不仅仅局限于英语国家,更多的是不同国家和地区的治疗师进行交流。

数十年来,一般系统理论提供具有层次结构的作业治疗,作业治疗师根据一般系统理论进行一系列的作业研究和学术活动。然而,由于人口变化导致新的需求模式的出现。一般系统理论逐渐变得不足以解释作业治疗实践中的元素是如何相互关联的。在理论实践的发展方面,加拿大作业治疗师协会在 2004 年根据作业表现制定了 7 个术语的分类:作业分组(occupational grouping)、作业(occupation)、活动(activity)、任务(task)、行动(action)、动作模式(movement pattern)和自主行为(voluntary movement)。作业分组是最高级别的分类,动作模式是最低级别的分类。这个分类挑战了之前的一般系统理论的分类。在 21 世纪,语言的多样性和动态系统理论越来越多地被作业治疗研究所提及。动态系统理论逐渐取代之前的一般系统理论,这表明作业治疗的基本理论发生了根本性的变化。从概念间的层次结构关系,变成概念间的流动以及动态的关系。由于作业治疗师在临床实践时必须

注意大量的各种因素,作业治疗理论和实践变得越来越复杂。治疗师不仅要考虑自己的信仰、价值观、目标、知识、技能、工具、方法、文化、语言和经验,以及服务对象的成长背景、经验、语言、思想、信仰、价值观、愿望、需求、问题、目标、兴趣、职业、关系、潜能、技能和能力;同时作业治疗师也必须适应外部因素,包括工作环境的变化、以理论为基础的临床实践、地方法规和国家政策,以及作业治疗所涉及的社会和文化环境等诸多因素。

第三节
作业治疗实践参考框架

《作业治疗实践参考框架》(*Occupational Therapy Practice Framework:Domain and Process*)是美国作业治疗师协会(American Occupational Therapy Association,AOTA)的官方文件(以下简称为框架),是世界作业治疗领域关于作业治疗的理论探索及实践应用的较为权威的文件。它总结了作业治疗实践各个组成部分之间的内在联系及框架构建,并明确作业治疗师的工作范围。它也基本反映了作业治疗在 21 世纪初的专业思考范畴。

在作业治疗实践框架中,作业治疗被定义为:治疗师利用日常生活活动(作业)来帮助个人或团体提高或促进他们在家庭、学校、工作区域、社交场所和其他地方的角色、行为及活动规律。作业治疗师运用他们的知识来促进个人和有价值的作业活动以及作业活动所处的环境之间的联系来制订治疗计划。这个治疗计划可促进服务对象因素和活动技术的改变或提高以达到成功参与活动的目的。作业治疗师关注参与活动的结果并促进服务对象在不同环境中运用所学技能的表现。

美国作业治疗师协会定期更新框架。临床委员会从学者、专家和作业治疗师中收集反馈,以此确保该文件能够准确地反映作业治疗的工作内容。第 1 版的框架于 2008 年出版。2014 年的第 3 版框架描述了作业治疗实践的核心理念并建立了基本作业理念,以及定义一些作业治疗专有名词。它指导作业治疗师整合现有知识和理论依据,在规定范

围内对合适的服务对象进行作业治疗。框架的本质是促进作业与健康之间的正向关系,以及提倡"人"作为一个"作业人"(occupational beings)的专业核心理念。作业治疗强调"人"的作业属性(the occupational nature of humans)和作业身份(occupational identity)的重要性。

框架由两部分组成:①作业领域(domain),概述作业治疗的专业范围,并确定作业治疗是一个成熟且专业的医学领域;②作业过程(process),描述作业治疗师在提供以服务对象为中心时所运用的技术。作业领域和作业过程均认为作业治疗师帮助服务对象参与日常生活的治疗方式是受服务对象、活动以及环境和情境所共同影响的。尽管作业领域和作业过程是分开描述,但实际上它们之间联系紧密。在提供作业治疗服务时,作业领域和作业过程存在着彼此相互联系的影响作用。作业领域和作业过程的基本意义是获得健康(health)、幸福(well-being)和通过作业活动参与日常生活活动。通过把服务对象作为一个作业人和运用治疗师本身的专业知识作用于服务对象的躯体功能和躯体结构、作业技巧、角色、行为、习惯及环境,强化作业治疗的作用,以此达到提高作业表现、角色能力和参与日常生活活动的目的。

框架的第一部分是领域(domain)。其内容有作业(occupation)、服务对象因素(client factors)、表现技能(performance skill)、表现行为(performance patterns),以及情境和环境(context and environment)。它们都具有同等价值,并且共同影响服务对象的作业表现、健康、幸福感和参与能力。作业治疗师是评估这些领域的专业人士。对于作业治疗师来说,需要清楚地意识到思想(mind)、身体(body)、精神(spirit)与服务对象参与日常生活的能力之间的相关性。对它们之间相互作用的了解和重视有意义且具有生产性的(productive)的作业活动构成了作业治疗的基础,即干预手段和目的的体现。这种认识是将作业治疗作为一种独特而有价值的治疗手段,同时将人作为一个整体来关注而不是专注于具体的躯体功能。

框架的第二部分是过程(process)。作业治疗师关注于通过参与作业来促进和提高服务对象的健康、幸福感及参与日常生活活动的能力。作业治疗师通过特定的作业作为过程的主要干预方法。作业治疗师通过促进服务对象、环境和作业之间的互动来达到预期的效果。分析作业表现要求治疗师具有了解服务对象因素、表现技能、表现模式和环境之间复杂而动态的相互作用,以及作业活动需求的能力。作业治疗师关注服务对象的每个方面,并评估各个方面之间的相互影响。通过了解这些方面如何相互作用影响,作业治疗师可以更好地评估各个方面是如何对服务对象的表现进行影响,并可能有助于制定作业治疗干预措施。进一步说,框架将作业治疗过程描述为线性的过程。实际上,这个过程并不是按部就班地依照顺序进行的。相反,它是流动且动态的。作业治疗师和服务对象的注意力在过程中主要集中在已确定的结果上,并且不断反思和改变治疗计划以适应新的发展。评估过程专注于找出服务对象想要和需要做的内容,确定服务对象可以做什么和能够做什么,并确定对促进服务对象身体健康、提高幸福感和参与能力的支持和障碍。评估是在初期就进行的。在随后与服务对象沟通交流中,评估的类型和重点会因实际内容的变化而变化。评估包括作业范畴(occupational profile)和作业表现分析。作业范畴包括服务对象的需求、问题和所感兴趣的信息。对作业表现的分析则着重于收集和整合信息,以更具体地确定与作业表现相关的支持和障碍,并确定目标结果。尽管框架分别描述评估过程的组成部分,但作业治疗师收集服务对象信息的方式受服务对象的需求、实践环境和所选择的参考框架或实践模型的影响。干预过程是由作业治疗师和服务对象一起完成的。作业治疗师根据评估所收集的信息来制订干预计划。干预通过发现问题、调整服务对象和环境需求来帮助服务对象达到生理、心理及社交的一个较高功能水平状态。作业治疗所提供给团体和人群的干预是面向所有成员进行的,而不是针对团体内的某个特定人员。作业治疗师将他们的干预措施集中于目前或潜在的问题,以达到增强服务对象的健康、幸福感和参与能力的目标。干预重点是促进健康的活动、自我管理、教育和环境改造。例如,作业治疗师可以提供关于预防跌倒的教育来降低居民对跌倒的恐惧,或者向精神残疾人士提供支持,通过教会他们使用互联网来运用社区资源以此来满足自己的需求。干预过程分为3个步骤:①制订干预计划;②干预的实施;③对干预结果的评估。在干预过程中,作业治疗师参考来自评估的信息、相关理论和实践模式、参考框架和文献依据。这些信息指导作业治疗师在干预计划的制订、实施和评估过程中的临床推理。

总体来说,框架描述了以作业治疗实践为基础的核心概念,并对作业的基本原则和专业进行定义。作业治疗领域和过程时紧密联系且密不可分。通过对这种关系进行理解和支持,作业治疗师运用理念来指导作业治疗日常实践中所需的临床思路,并提高作业治疗师对服务对象(个人、团体和人群)、家庭成员、团队成员、作业治疗服务的第三方和政府之间的理解。框架同时也突出了作业治疗对服务对象的健康、提升幸福感和参与日常生活能力的独特价值。

(胡 军 李晓林 周 萍)

参考文献

[1] AOTA. Occupational therapy practice framework: domain& process. The America Journal of Occupational Therapy, 2014, 68: S19, S21.

[2] BAUERSCHMIDT B, NELSON D L. The terms occupation and activity over the history of official occupational therapy publications. Am J Occupational Therapy, 2011, 65(3): 338-345.

[3] BING R K. Point of departure(a play about founding the profession). Am J Occupational Therapy, 1992, 46(1): 27-32.

[4] RADOMSKI M V, TROMBLY L C, A. Occupational Therapy for Physical Dysfunction. 7th ed. Baltimore: Lippincott Williams & Wilkins, 2014.

[5] GAINER R D. History of ergonomics and occupational therapy. Work, 2008, 31(1): 5-9.

[6] LE VESCONTE H P. William Rush DUNTON Jr. Pioneer in rehabilitation medicine. A Canadian tribute. American Journal of Psychiatry, 1961, 117: 751-752.

[7] NEWTON S. The growth of the profession of occupational therapy. US Army Med Dep J, 2007, 51-58.

[8] REED K L. Creating Occupational Therapy: The Challenges to Defining a Profession. Occupational Therapy Health Care, 2018, 32(2): 172-193.

[9] REED K L, HENRY B. Favill and the School of Occupations: Origins of Occupational Therapy Practice and Education. Occupational Therapy Health Care, 2019, 33(2): 159-180.

[10] 胡军. 作业治疗学. 北京: 中国中医药出版社, 2017.

第 五 章
作业治疗的原则、伦理及服务范围

一、作业治疗的原则

（一）循证实践

循证实践（evidence-based practice，EBP）基于20世纪七八十年代的循证医学发展而来。根据其字面意义就可以很好地理解："遵循证据进行实践。"循证实践是实践者针对服务对象的具体问题，在其主动配合下，根据科研数据库中提供的最佳研究证据及依照本专业最高水平制订的实践指南、标准所执行的治疗。循证实践是新时代社会科学实践领域科学化、工程化的一种表现形式。在康复治疗中也要求实践者"根据现有的最好的证据谨慎、明确并明智地制订治疗计划"。其目标在于规范临床操作，降低使用有风险的实践技术。循证实践是临床证据、服务对象的实际情况和治疗师的临床经验的统合。执行循证实践的过程可分为以下6个步骤。

1. 明确核心问题　实践是一个不断发现问题、解决问题的过程。核心问题来源于对实践的系统总结，特别是对临床抉择的总结。提问者将问题细化到具体的方面，再通过联系现有的临床研究确定核心问题。PICO 模型可以将这个过程更加清晰地展现出来：①P，即研究对象（population）；②I，即治疗方法（intervention）；③C，即对比实验或控制实验（comparison/control）；④O，即结论（out-come）。

2. 寻找临床证据　电子化的信息数据库大大加速了寻找临床实践证据的效率。搜索应基于无偏见的执行基础之上，不应受到搜索者个人偏好的影响。在搜索过程中，应注重所有与研究方向有关的文献，无论该文献是支持还是被质疑的研究理论。

3. 评估临床文献　治疗师在评估临床文献时，标准化的评估流程是需要治疗师带着批判的目光来看待该文献所蕴含的每一条信息，在经过严谨的信息分析及筛选后可以明确每一篇文章的优点及缺点。由于研究立意及研究方法的不同，科研文献最后得出的成果信息是可以区分等级的，所以治疗师在做文献分析时需要明白，对不同级别的研究成果或知识来源对分析是需要区分对待的。比如，对于不熟悉的研究方式，治疗师可以采用将过程分解，构建流程图的方式增加对文章的理解。在研究过程中，治疗师应该充分尊重文章的研究体系，减少自身偏见的影响。

4. 应用最优的实践结论　循证实践要求作业治疗师应用当前最好的试验证据。一个良好的循证实践应用应是基于对现有文献的充分认识。不仅需要明确该文献潜在的不确定性，还需要确立不确定性是否会影响对文献的解读和回答临床问题。

5. 结合临床经验　作业治疗师需要将研究结论和自身的临床实践经验结合起来，在实践的过程中不断重新评估实验证据。这些实践经验包括：与服务对象及家属的沟通的技巧、对常见症状的了解，以及对提供治疗服务的经验等。

6. 总结　经过一段时间的实践后，治疗师可以总结出该篇文献的研究成果在临床应用中的具体情况。批判性评估方式（critically appraised top-

ic，CAT)是一种广泛应用的总结方式。CAT 方式包含对文献简洁明了的总结和治疗师在临床应用的具体情况。该方式可以反映某种治疗技术在临床实践中对某种特定问题的应用情况。

总体说来，作业治疗师必须知道如何进行完整的循证实践，并能根据现有的理论证据为服务对象设立合适的目标及治疗方案，以简洁的方式向团队其他成员、服务对象及其家属阐述原因，从而取得良好的团队合作，建立互相信任的双边关系，提高服务对象的配合程度，取得更加明显的进步。

（二）以服务对象为中心的实践

以服务对象为中心的实践（client-centered practice）"是一种以与服务对象相互尊重并建立良好关系为理论核心的理念"。它强调了认识服务对象的知识能力、经验、长处以及主观康复期望的重要性，认为在整个治疗的过程中，作业治疗师应该给予服务对象充分的考虑及尊重，该理念同时重申了赋予服务对象权力，即给予服务对象充足的资源及机会去参与作业活动的重要性。

1. **基本理念**　在以服务对象为中心的实践中，作业治疗师在实施作业评估及治疗时需要遵循以下原则。

（1）尊重服务对象及其家属所做的决定。

（2）服务对象及其家属拥有关于确定日常作业活动及接受何种作业治疗的最终决定权。

（3）提供充足的信息、身心放松的环境、积极向上的精神支持，在交流中注意以服务对象为中心的沟通方式。

（4）促进服务对象参与全面的作业治疗项目。

（5）采用灵活的、个体化的作业治疗计划。

（6）帮助服务对象解决面临的作业活动障碍。

（7）关注人-环境-作业之间的关系。

2. **流程**　实践"以服务对象为中心"的作业治疗时可以参考以下流程（图5-1）。

（1）明确需要解决的作业活动问题：治疗师通过与服务对象、家属及医护人员的沟通获取服务对象日常生活活动、工作及文娱3个方面的作业表现的信息。这些信息不仅能确立服务对象作业表现的问题，而且能帮助治疗师了解服务对象的性格、身体状况、所处环境及社交情况，有利于治疗师轮

廓化服务对象的作业活动情况。在这个过程中，治疗师应鼓励服务对象列出所有存在的作业表现问题，并进行排序，根据服务对象的排序确定治疗目标。

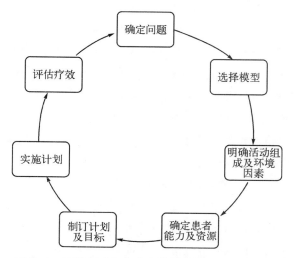

图5-1　以服务对象为中心的治疗理念的实践流程

（2）选择合适的理论模式或参考架构：治疗师应选择合适的模式或参考架构来充分收集影响服务对象作业表现的因素。根据服务对象的实际情况，治疗师可以选择多种策略来帮助服务对象改善作业表现能力。

（3）明确作业表现活动的组成成分及环境因素：在合适的模式或参考架构的指导下，治疗师应与服务对象、家属及医护人员沟通，确定影响服务对象在第一阶段所确定的影响作业活动的详细因素。

（4）确定服务对象拥有的能力及资源：除关注服务对象失去的功能或能力外，应充分发动服务对象拥有的功能、能力以及其自身环绕的资源。正向的心态和态度、良好的家庭支持及有益的各种资源都会对实施作业治疗及康复结果有积极的影响。

（5）确立合适的目标和计划：作业治疗师应通过和服务对象积极沟通以确立实际可行并符合服务对象主观意向的康复目标。治疗师应与服务对象坦诚相待，这样不仅能与服务对象建立良好的关系，而且有助于提高服务对象为自己的健康负责的意识。

（6）实施作业治疗计划：治疗师将根据上一阶

段确立的康复目标做出计划,安排相关的治疗项目。治疗师将根据服务对象的具体情况,同时基于自身的专业经验,将不同组成成分的作业活动安排在治疗计划中,这样更有助于服务对象以最短的时间获得最大的功能进步。

(7)评估疗效:治疗师和服务对象将一同评估治疗结果。在治疗的过程中,现有的表现能力和目标之间的对比是不断进行的。如果目标完成,治疗师和服务对象将会再次运用确立问题并通过相同的流程解决问题。如果目标没有完成,治疗师和服务对象应重新回顾7个阶段并找出发生错误的阶段。

(三)作业治疗与ICF

《国际功能、残疾和健康分类》(international classification of functioning, disability and health, ICF)是由国际卫生组织(WHO)在2001年第54届世界卫生大会上正式命名并在国际上使用的分类标准。在2007年,WHO又发布了《国际功能、残疾和健康分类-儿童和青少年版》(international classification of functioning, disability and health for children and youth, ICF-CY)。该分类系统提供了能统一和标准地反映所有与人体健康有关的功能和失能的状态分类,作为一个重要的健康指标,它广泛应用于卫生保健、预防、人口调查、保险、社会安全、劳动、教育、经济、社会政策、一般法律的制定等方面。

1. ICF的基本理念 ICF将功能定义为"健康状况、环境因素及个人因素之间的动态交互"。ICF规范了描述及评定功能障碍的标准术语及分级编码,将传统的描述功能障碍的医疗模式与社会模式统一起来,形成了"生理-心理-社会"模式,认同了健康状况对功能障碍的影响,强调了心理状况及社会环境对功能障碍的影响。

ICF要求所有的医疗及相关行业从业人员全面了解每一个服务对象的身心状况、社会参与及所处环境,而不仅仅关注病理诊断。诊断只能定义病因及预后,并不能完全反映服务对象功能受限的情况。同时,了解疾病如何影响个体的功能可以为长期遭受功能障碍和复杂健康问题的服务对象提供最好的计划及治疗。

2. ICF的组成 ICF将基本信息分为两部分:第一部分包括功能及功能障碍,第二部分包括环境因素。ICF认为"功能及功能障碍是个人及其所处环境相互影响的结果"。这些因素之间的关系是复杂的、动态的,并且通常是不可预知的。ICF是针对功能及功能障碍的分级,而不是个体本身,更不是用来将有功能障碍的人从整个社会群体中区分开来。

ICF可以适用于不同年龄段的群体、不同的国家和地区及不同的文化来描述功能及健康状况。ICF对于各种功能降低状况都可以用"功能障碍"来描述。

3. ICF与作业治疗 作业治疗的理念与ICF有很多相近之处,两者都以整体的人为对象,在关注身体结构和功能的同时关注活动的执行能力及参与能力,在关注功能的同时考虑个人因素和环境因素的影响。

以ICF为基础的作业活动概况(ICF-based occupational profile)关注服务对象对于特定的时间、范围和目标的表现,选定特定的时间段和环境能更稳定地反映服务对象的功能情况。治疗师可以通过ICF所确定的功能障碍制订目标及治疗计划,仔细地收集服务对象的信息将会给临床实践提供最大的意义。以ICF为基础的作业活动概况同时可以用来作为评定服务对象在治疗期间是否有功能变化的工具。

作业治疗师通过观察服务对象参与、执行日常生活活动,运用ICF框架分析服务对象功能受限的原因,确定哪些能力是可以通过治疗改进的,哪些是可以通过改变环境来促进表现能力,从而进行作业治疗和环境改造,促进服务对象达到最佳的作业表现能力。在治疗过程中,治疗师应注意观察,运用以提高能力的治疗帮助服务对象增加参与能力,改造限制服务对象社会参与的环境。

二、作业治疗的伦理

医学伦理学(medical ethics)是与人类的医疗行为和医学有关的道德系统,属于伦理学的一部分。医学伦理学让不同背景的人都可以接受有品质、符合相关原则的治疗。医学伦理学以一系列的价值观为准则,可以帮助专业的医护人员和服务对象在发生两难处境时做出选择。作业治疗伦理学是医学伦理学的一部分,要求作业治疗师及作业治疗专业的学生在实践过程中应遵循相关的准则,自觉维护良好的医疗环境。

(一)作业治疗伦理的核心价值观

1. 利他(altruism) 作业治疗师在治疗的过程中应关心他人的幸福。

2. 平等(equality) 作业治疗师在治疗的过程中对待所有人都应一视同仁,消除偏见。

3. 自由(freedom) 服务对象有自由选择需要解决及提高功能障碍的权力,作业治疗师在治疗的过程中应根据服务对象的意愿确定治疗目标及方案。

4. 公正(justice) 是一种允许多种多样的思想交流的状态,在这个状态下,所有人都可以行使职能,充实自己的生活;作业治疗师可以通过改变限制社会参与的不公平现象而促进社会公正。

5. 尊严(dignity) 作业治疗师在治疗的过程中应在各个方面充分尊重服务对象。

6. 真实(truth) 在所有的情况下,不论是口头表述、书面文件还是电子档案,作业治疗师都应提供准确的信息。

7. 审慎(prudence) 作业治疗师应充分运用临床思维能力和合理的判断,谨慎地做出治疗计划和制定目标,并选择相应的治疗活动。

(二)作业治疗伦理的原则和标准

1. 有益(beneficence) 作业治疗师应对接受治疗的服务对象表达充分的关心和对其健康的考虑。治疗师应该:①根据服务对象的需求进行正确评估,制订合理的治疗计划;②在确定的时间间隔内重新评估服务对象的功能情况,并根据结果调整治疗目标;③在治疗过程中运用循证实践的基本原则;④不断学习理论知识,提高实践能力。

2. 避害(nonmaleficence) 作业治疗师应避免可能造成伤害的行为。治疗师应该:①避免可能会对接受作业治疗的服务对象、学生、研究人员和相关人员造成损伤的行为;②避免无理由地停止治疗;③及时认识并补救因个人原因对服务对象造成的伤害,情节严重者应向上级汇报;④避免过于复杂的关系,保持应有的理性;⑤避免过于急切地提高临床思维能力而随意更改治疗计划;⑥避免与服务对象建立不正当的关系(精神依托、利益关系等)。

3. 自主(autonomy) 作业治疗师应尊重服务对象的自主决定权、隐私权、知情权,保护服务对象的私人信息。作业治疗师应该:①充分尊重服务对象的主观意愿;②告知服务对象治疗将存在的功能进步和风险;③获得服务对象的同意并充分解答其疑问;④与服务对象及其家属建立良好的合作关系,促进做出合适的计划;⑤尊重服务对象拒绝接受治疗的权利;⑥不使用威胁、强迫、欺骗的方法使服务对象接受治疗。

4. 公正(justice) 作业治疗师应提供公平及理性的治疗过程。作业治疗师应该:①根据现有的法律法规及时进行治疗活动;②提供作业治疗给需要的服务对象;③积极解决阻碍实施作业治疗的障碍;④积极推动建立平等的作业治疗服务体系;⑤严格遵守当前的法律法规;⑥避免擅自开始任何研究;⑦拒绝接收贿赂;⑧举报不正当行为,维护良好的医疗环境。

5. 准确性(veracity) 作业治疗师应提供全面、准确、客观的专业指导。治疗师应该谨慎地权衡可能与之相冲突的伦理原则、文化信仰或政策。准确性的最终目的是建立互相信任的医患关系。作业治疗师应该:①在多种形式的交流中表现自己的专业水准;②拒绝使用任何容易引起歧义的表达;③根据相关规定,准确并及时保留相关报告;④确保所有推荐的方法、用具都是必要的、准确的;⑤根据实际情况明确住院时间;⑥正确准时地收集以事实为基础的反馈;⑦在应用他人的研究成果时,充分尊重他人的著作权;⑧认真教导实习生。

6. 忠诚(fidelity) 作业治疗师在对待服务对象、同事或其他人士时应保持尊重、公正、慎重及正直的态度。作业治疗师应该:①根据相关法律法规,尊重并捍卫服务对象、同事或其他人士的隐私权;②及时举报违背医学伦理及相关法律法规、危及他人安全或幸福的行为;③避免诽谤、侮辱服务对象、同事或其他人士;④避免在学术讨论中贬低他人;⑤积极团结治疗小组,尊重治疗小组的每个成员,提高小组的专业能力;⑥正确处理有争议的问题;⑦避免有损作业治疗师公众影响力的行为。

第二节
作业治疗的服务领域及服务场所

一、作业治疗的服务领域

作业治疗师可在多种服务领域(医院、诊所、职业场所、学校、家庭、社区)以多种服务方式(直接的、间接的)为服务对象提供专业的作业治疗服务。直接的服务包括直接向个人或集体提供直接的治疗。这些治疗服务通过多种机制完成。比如面谈、个体治疗、集体治疗或通过远程医疗系统与服务对象及其家庭成员进行交流等。间接的服务包括向可以代表服务对象的人员,比如教师、多学科团队和社区管理人员提供咨询服务等。作业治疗师除了可以向需要作业治疗服务的个人或集体提供服务之外,也可以向有关的社区组织及公民组织提供咨询。此外,作业治疗师还可以向企业就工作环境及与工作相关的人体工程学方面的信息提供咨询服务。

作业治疗师可以通过社会宣传来间接影响服务对象的生活,比如通过与相关机构讨论并改善老年人的出行情况,提高对有精神或身体功能障碍人群的治疗服务,以支持他们在生活、工作及社区参与的能力。在考虑提供治疗服务时,服务对象本身并不是唯一的焦点,比如说对于有较高危险的婴幼儿,婴儿本身可能是提供治疗的最初动力,但父母、家族及经济能力也应在考虑范围之内。作业治疗师应理解围绕服务对象、护理人员及家庭之间复杂的动态关系,并根据该关系制定符合实际的治疗方案。

(一)医疗领域

1. 急性期(acute care) 急性期的服务对象通常伴有很多复杂的健康状况。这些服务对象可能由于创伤、疾病的进行性恶化或新的并发症的发生而导致健康状况和功能的骤然下降。急性期的主要目标是稳定服务对象的医疗状况并解决危及生命的问题。其次,改善服务对象的功能障碍和安全意识以防止身体和认知方面的并发症也是这一阶段需要解决的问题。作业治疗师可以通过早期的治疗性活动、功能训练来恢复服务对象的功能并防止进一步的衰退。

在这个阶段,治疗师将服务对象的住院目标和以作业为基础的治疗性活动融合起来,以促进服务对象配合。治疗师需要掌握的知识有对不同阶段人群的治疗方法、病程进展、解剖学、肌动学及神经病学的基本知识。在这个阶段,治疗师除了关注服务对象本身的身体功能外,还应注重服务对象的心理健康和认知功能的状态;进行以服务对象为核心的评估、治疗及任务简化训练,帮助服务对象向以促进作业表现为核心目标的进步;分析服务对象住院前的家庭、工作及社会角色,并预估其恢复相应角色的可能性及适配相应的辅助器具(adaptive equipment)。

同时,治疗师应对服务对象及其家属进行宣教:①传授正确的体位摆放或良肢位摆放的方法,防止肢体挛缩、肌腱短缩等问题;②定期改变体位,关注皮肤状态,减少压疮的发生,关注骨突等压疮好发部位;③培训服务对象及其家属进行被动及辅助关节活动度训练(passive range of motion exercise & assistive active range of motion exercise);④培训服务对象及其家属进行基本的身体功能训练,比如关节活动度训练、肌力训练、体位转移训练、平衡及协调能力训练等;⑤在治疗的过程中强调姿势的重要性,积极解决服务对象的认知及知觉缺陷,包括使用合理的代偿技术;⑥轮椅的评估及选择;⑦教育服务对象及其家属如何应用正确的体位转移方法,床-轮椅、轮椅-椅子、轮椅-车座等;⑧培训服务对象及其家属对日常生活辅具的正确使用;⑨培训无法描述基本需求的服务对象使用其他代偿设备进行交流;⑩训练服务对象正确使用假肢与矫形器的能力;⑪为服务对象制订合适的出院计划并向服务对象及其家属宣教出院后的注意事项。

2. 慢性期 服务对象在慢性期,基本身体功能及其他功能处于稳定阶段。在这个阶段,服务对象可能会经历身体功能的下降及面临精神心理上的功能障碍如焦虑、抑郁或易怒等情绪的改变,不仅会影响与家人、朋友之间的关系,也会对照顾者造成生理和心理上的巨大压力。服务对象治疗的主要目标是保存现有的功能,保持稳定的情绪,最小化功能障碍对参与各种作业活动如家庭生活、学习、工作、社交活动及休闲活动等所带来的负面影响,增加服务对象的参与机会和作业表现能力,提高服务对象的作业表现,建立良好的生活方式,提高服务对象的生活质量和幸福感。

在这个阶段,治疗师应充分了解"人-环境-作业活动"之间复杂的动态关系,并根据不同的需求制定能促进活动参与的治疗方案;强调建立可以保持并改善功能的日常常规活动线路(routine)的重要性;评估可能存在的风险,比如跌倒风险;减小因视力下降和认知功能下降对日常生活的影响等;明确个人因素、环境障碍等限制服务对象参加有意义的活动的因素;向服务对象教授相关策略,将健康的日常常规活动线路和日常活动结合起来,并训练策略的使用以提高其各项生活能力。

在这个阶段,治疗师应教会服务对象将"省力策略"(energy conservation)和"任务简化"(work simplification)两大策略有效地运用在日常生活活动中,以求用最少的能量消耗完成日常生活活动;教会服务对象情绪管理的策略;帮助服务对象将使用的药物及健康管理任务融入日常常规活动线路中,建立良好的生活习惯;强化服务对象的自我管理能力,增加服务对象对基本的认知并提高其对自身健康负责的意识。

(二)精神健康领域

精神健康包括情感、心理和社会幸福感,它不仅影响着思想、情绪及行为,同时还有助于确定处理压力的方式、与他人的交往方式及做出决定的方式。精神健康在每一个年龄阶段都很重要,如果精神健康受到影响,思想、情绪及行为也都会受到不同程度的影响。

在精神健康领域,作业治疗师以一种有助于促进希望、提高服务对象积极性、赋权(empowerment)的方式进行治疗。作业治疗师常用的治疗方式有:训练并支持服务对象使用有效的策略去解决疾病的症状对个人生活的影响;确立健康的习惯

及日常常规活动线路,以支持通过解决障碍和建立现有能力而获得良好的生活状态;支持个人价值观、需求及目标,从而做出明智且现实的决断;支持并运用服务对象有创造力的想法;提供充分的机会以提高服务对象对社会参与的认识;提供认识身体健康的知识及应对策略以控制症状;支持服务对象长期规划的能力,从而促进个人目标的恢复。同时,作业治疗师还可以通过与家属及照顾者、相关政府机构及组织、社区及保险机构的多方面合作,建立一个包容开放的社会环境。提高有精神疾病的服务对象的社会参与能力,从而提高幸福感。

(三)教育领域

对于儿童和青少年,作业活动使他们能够学习并培养生活技能,参与具有创造性和娱乐性的活动并促进健康茁壮成长,这些作业活动既可以作为治疗的方式,又可以作为治疗的目的。作业治疗师通过儿童康复及常规康复流畅的衔接体系为儿童和青少年提供持续的作业治疗。作业治疗的中心应基于正常发育阶段、服务对象的参与环境(家庭、学校、社区)以及功能障碍对发育、玩耍、学习等作业活动的影响。

在教育领域,作业治疗师不仅需要与家属紧密合作,还需要与教师加强沟通,从而全方面了解服务对象的功能障碍及作业活动需求。无论是作业治疗师还是家属或老师,都应该紧密合作,给服务对象提供充分的学习机会并最大化其能力,而不仅仅是全权照顾。

(四)养老领域

随着我国人口逐渐趋于老龄化,老年人的养老需求及生活质量也逐渐成为一个亟待解决的社会问题。随着年龄的增长,老年人全身的组织和器官都面临不同程度的老化和功能减退,从而导致生活自理能力下降;而由于子女不在身边,很多空巢老人除了有生理功能方面的障碍外还面临心理失调的症状。作业治疗师应通过充分运用各种代偿的方法、环境改造、组织合适的社区活动、建立良好的社会服务系统来提高老年人的日常生活能力和社会参与能力,使老年人保持积极的心态。

作业治疗师常用的方法有以下几种。

1. 环境改造 保持家庭过道畅通,防止摔倒;修理年代老旧的家具,降低损伤风险;整理常用的器具,将其放置在容易拿取的地方;在浴室增设把手、防滑垫及浴室座椅,防止滑倒;增加房间的光照,可采用声控及光控开关方便晚上的照明;使用对比度强烈的颜色,以增加视觉感;合理运用收纳盒分类收纳物品,便于寻找。

2. 代偿方法 学会使用简单的老年手机;学会运用备忘录;使用合适的适应性设备,比如使用取物器,以减少弯腰等;采用公共交通出行,减少自驾。

3. 建立良好的社区服务系统 作业治疗师应与相应的社区管理人员联系,建立良好的社区服务系统,帮助老年人做一些力所能及的事,提供一些适合老年人参与的娱乐活动。

(五)公共卫生领域

公共卫生是通过政府相关部门、组织、社区及个人的共同努力来预防疾病、延长寿命和促进健康生活的一门学科。公共卫生旨在预防和治疗生理上和心理上的疾病来提高生活质量。常见的提高公共卫生的方法包括建立规范统一的居民健康档案、提供健康教育咨询服务、按时监控重点人群并指导用药、开展新生儿及孕妇访视、为适龄儿童接种疫苗等。一个良好的公共卫生系统的建立,不仅要求政府部门出台相关的法律法规并严格执行,更要求大众提高自觉意识,积极维护公共卫生环境,共同创造一个安全卫生的环境以提高所有居民的社会参与能力。

作业治疗师在这个领域通常发挥着宣教的作用,可以向服务对象、家属及其他照顾者宣传相应的消毒程序、保持良好的治疗室及家庭环境,并通过多种方式向大众宣传提高公共卫生的重要性以提高大众的社会意识,共同维护社会卫生环境。

二、作业治疗的服务场所

(一)医疗服务体系

我国的医疗服务体系主要包括医院、基层医疗卫生机构和专业公共卫生机构等(图5-2)。

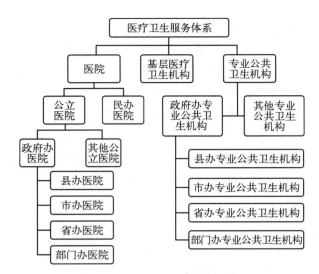

图5-2 我国的医疗服务体系

1. 医院 公立医院是我国医疗服务体系的主体,在充分发挥基本医疗服务、急危重症和疑难病症诊疗等方面发挥着骨干作用,承担着医疗卫生机构人才培养、医学科研、医疗教学等任务,承担着法定和政府指定的公共卫生服务、突发事件紧急医疗救援、援外、国防卫生动员、支农、支边和支援社区等任务。民办医院是医疗卫生服务体系中不可或缺的重要组成部分,是满足人民群众多层次、多元化医疗服务需求的有效途径。民办医院可以提供基本医疗服务,与公立医院形成有序竞争;可以提供高端服务,满足非基本需求;可以提供康复、老年护理等紧缺服务,对公立医院形成补充。

目前我国的作业治疗师大部分就职于这一医疗体系,主要有两种工作形式。第一种是在康复科为本科的住院患者及门诊患者提供作业治疗服务;另一种是与不同的科室,比如神经外科、骨科、产科、重症监护等科室进行合作,为其他科室提供作业治疗服务,进行早期康复介入,提高服务对象的预后。

2. 基层医疗卫生机构 其主要职责是提供预防、保健、健康教育、计划生育等基本公共卫生服务和常见病、多发病的诊疗服务,以及部分疾病的康复、护理服务,并向医院转诊超出自身服务能力的常见病、多发病及危急和疑难重症患者。

基层医疗卫生机构提供康复治疗是近几年来发展的方向,同时也是作业治疗师就业的一大市场,通过在基层医疗卫生机构提供作业治疗服务,更有助于方便地向门诊患者提供康复服务,并有助于开展社区活动,提高服务对象的社会参与能力,提高小区居民的融洽度,有助于构建和谐社会。

3. **专业公共卫生机构** 是向辖区内提供专业公共卫生服务并承担相应管理工作的机构。其机构包括疾病预防控制机构、综合监督执法机构、妇幼保健计划生育服务机构、急救中心(站)、血站等,原则上由政府举办。

海外的部分专业公共卫生机构中有作业治疗师的工作,但在中国目前很少有作业治疗师在该类机构工作。作业治疗师可以与该机构合作,对公众进行适当的宣教。

(二)其他康复服务场所

1. **精神康复中心** 精神康复是通过生理、社会及心理的各种方法,提高由于精神疾病所导致的功能障碍的一种康复方法,是康复医学的一个重要组成部分。在精神康复中心,作业治疗师通过运用不同的理论模型来观察服务对象功能能力的变化,通过采访服务对象及其家属朋友,分析导致其精神受损的诱因,并制定治疗方案进行干预。

2. **特殊教育学校(special education school)** 是指由政府、企业事业组织、社会团体、其他社会组织及公民个人依法举办的专门对残疾儿童、青少年实施义务教育的机构。特殊教育的目的是最大限度地满足特殊儿童对于教育的需求,并发挥其潜能,使他们能增长知识、学习生活技能,最终增强社会适应能力,享受社会生活。

在特殊教育学校中,作业治疗师需要与物理治疗师、言语治疗师、听力师、特教老师及家属紧密合作,充分发挥团队协作的益处,最大限度地帮助特殊儿童提高独立生活的能力,参与家庭、学校及社会生活的能力,减轻家庭压力,提高特殊儿童及其家人的生活质量和社会参与程度。同时,治疗师应与相关组织或政府部门合作,提高大众认知,优化社会的无障碍环境,共同建造一个适合所有人享受生活的生活环境。

3. **医养结合(combination of medical and health care)** 指将医疗资源与老年养老资源相互结合,最大化地实现社会资源的利用。医养结合是老年康复医学发展的新方向,医养结合的发展模式将医疗康复、养生、养老等融为一体,将养老机构和医院的功能相结合,是一种将医疗体系和康复关怀相结合的新型养老模式。通过医养结合的新模式,不仅可以提高老年人的生活质量,还可以降低子女的赡养压力。

作业治疗师在医养结合中发挥着巨大的作用,因为作业治疗强调社会参与的意义及终身关怀,与医养结合的理念有很多相似之处。作业治疗师可以通过其联系生活的治疗手段将医养结合的优点最大化,真正提高老年人的生理及心理健康、生活的能力及质量,增加晚年幸福感。

(胡　军　朱芝雪)

参考文献

[1] GHYSELS R, VANROYE E, WESTHOVENS M, et al. A tool to enhance occupational therapy reasoning from ICF perspective: The Hasselt Occupational Performance Profile(H-OPP). Scand J Occup Ther, 2017, 24(2): 126-135.

[2] GRAHAM F. Occupational performance coaching: Client-centered and goal-directed practice: A commentary on collaborations with Sylvia Rodger. Aust Occup Ther J, 2017, 64 Suppl 1: 31-32.

[3] SCHAEFER J D, WELTON J M. Evidence based practice readiness: A concept analysis. J Nurs Manag, 2018, 26(6): 621-629.

[4] STERN S D C, CIFU A S, AITKORN D. 刘梅颜, 胡大一, 译. 从症状到诊断: 循证学指导. 2版. 北京: 人民军医出版社, 2015.

[5] SUMSION T. Client-centered practice: the true impact. Can J Occup Ther, 1993, 60(1): 6-8.

[6] 孙皓, 时景璞. 循证医学中PICO模型的扩展及其在定性研究中的应用. 中国循证医学杂志, 2014, 14(5): 505-508.

第一节

作业治疗师的专业角色

一、专业角色

角色明确了职位或约定的工作相关责任。每一个角色对工作表现和责任都带有特别的期待。而一个人承担一个角色的能力是基于其教育的准备、专业范畴与责任，以及在此角色中的先前经验。如同在生活中，大多数角色间的互动联结就是一种关系。

作业治疗师可能拥有的角色，包括教育人员（面对服务对象）、咨询人员、健康督导、生活指导员、临床实习教育人员、临床行政人员、学术课程负责人、研究人员、创造者、学者。作业治疗师通常担任一个以上的角色。有时一名作业治疗师在为服务对象提供直接服务时，还兼任行政人员的功能；有时一名作业治疗师可能同时拥有教师及临床治疗人员的职位。作业治疗师随着职业生涯的发展，他（她）可能希望在其服务提供的路径上进阶或是承担原有服务提供的以外角色，这就是所谓的职业生涯发展。个人如何发展职业生涯，这几乎都依赖于先前对于角色及关系的选择。

二、作业治疗师提供服务时的角色及职责

作业治疗师的角色要求其提供优质的作业治疗服务，包括评估、介入、治疗计划及执行、出院计划的相关记录及沟通。服务的提供可能包括直接提供服务、监控、咨询等方式。作为教育人员，对所服务的对象、同事、社区的团体或个人发展提供和作业治疗相关的教育和训练。作为咨询人员，对个人或团体提供作业治疗咨询。

《作业治疗实践框架》界定了作业治疗师提供服务时的最低要求，可以此作为参考。这个标准包括4个范畴：①专业与责任；②审查、评估及再评估；③治疗与介入；④治疗结果（表6-1）。

表6-1 作业治疗师的职责

服务	作业治疗师
评估	评估服务对象，包括服务的需求、界定作业治疗活动领域的问题、决定个人的目标及优先次序，决定进一步评估的需要、分析资料
规划治疗介入	整体拟订作业治疗介入计划，与服务对象商讨以拟订计划
执行治疗介入	整体执行治疗介入
回顾治疗介入	决定作业治疗服务是否继续、修正或终止的需要
结果评估	选择、测量和解析服务对象参与与作业活动相关的结果

三、作业治疗师的多重角色

帮助服务对象在自己需要的以及喜欢的作业活动里发挥最大的潜能是作业治疗师的工作和职责。为了达成这样的目的，作业治疗师必须扮演多重角色：老师、教练、发明家、朋友、鼓励者、批判者和医疗照顾专家。

（一）教师

教导是作业治疗中不可或缺的一部分。作业治疗师经常要教导服务对象学习先进的理念。有时可能是要教其从事曾经会做但已经很久都没有能力做的事，有时则要教导其如何使用新的或不同的方式方法做事。

（二）教练

教练是指通过指令、示范和练习来训练人的人。教练是教导的延伸，作业治疗师必须先教一个动作，然后示范。最后要求服务对象练习，以便让其将这项动作融入日常生活并形成习惯。也就是看到、做到、教到的方式。

（三）发明家

为了帮助服务对象有效地与环境互动，服务对象必须时常改变自己以适应环境。作业治疗师通过制作开发辅助设备，或者用高科技产品帮助服务对象执行活动和任务。这也是作业治疗这项专业最具挑战性的一面。

（四）朋友

作业治疗师若能和服务对象成为朋友，对治疗关系来说是有益的。治疗师必须聆听服务对象说话，倾听他们挂念的事，分享他们的喜悦和悲伤，和他们一同欢笑，有时也和他们一同哭泣。这些都是朋友会做的事情，这也有助于治疗的进展并能激励服务对象。

然而，非常重要的是，必须清楚地划分在这段关系中专业和个人情感介入之间的那道无形界线。如果医疗专业人员经常会因为越过界线或一开始根本没有看到这条界线，则会与服务对象及其家属有不适当的情感纠缠。在治疗过程中，作业治疗师必须一直维持着专业的治疗关系，否则，很可能会导致失败的治疗关系。这不是代表作业治疗师不能和所服务对象建立友谊，而是说这种非专业的关系必须在治疗关系正式结束后才开始。

（五）激励者

作业治疗师经常需要扮演鼓励者的角色，鼓励服务对象尽他们最大的能力来参与治疗活动。治疗师的鼓励属于外在动力。外在动力可以是正向的、以奖励的方式进行，也可能是负面的、以惩罚的方式进行。然而，最好的动力来自于内在动力。它是源于个体内在促使个体因为想要做某事而做，或因为做这些事让他们的内心感到愉快。

（六）批判者

批判者是对服务对象的表现进行分析、评估和表达合理意见的人。本质上说，批判是为了提供回馈，此回馈必须是以正向的态度提出，因为人们是通过建设性的批判而学习的。如果是负面的批判，可能会导致服务对象忽视、反抗负面的批判。治疗师很难承担服务对象在治疗过程中反抗或放弃的责任，所以治疗师必须协助服务对象成功地达到治疗目标。

（七）专业人员

在作业治疗师的多重角色里，最重要的是作业治疗师是医疗专业人员，必须具备科学和专业的教育背景。

第二节
作业治疗师需具备的能力

当代社会健康服务体系快速变迁和动态发展，这就要求作业治疗师具备基础的技能以承担照护者、咨询者、教育者、管理者、研究者的责任。所以，作为作业治疗师必须具备一定深度和广度的人文和科学知识，并了解与多元文化有关的问题，作为专业学习的基础；也需要对所提供作业治疗的机构所使用的服务模式有广泛的认识；通过学科和临床实习的教育，具备专业级别的能力；借着连贯和应用作业治疗理论、评估和治疗介入来达成有关作业表现的结果；同时准备好成为终身学习者，维护作业治疗专业伦理标准、价值观和态度；准备以专业人员的身份，开展有助于临床实践的研究，并为研究和知识的发展与传播贡献力量。

作业治疗的专业范畴比较广泛，相关的课程包括专业基础课程和专业核心课程。作业治疗知识基础包括多个科学领域，如医学、人类学、社会学、生物和行为科学，使学生了解到正常人类发展和影响正常功能的病理状况。有这些学科作为基础，学生才能理解作业治疗的理论和过程。专业核心课程的重点在于帮助学生建立一种态度和认识。所以，作业治疗教育不只是满足于发展特定的技巧，同时也着重发展学生的思考方式和能力，依靠批判性思考的问题解决方式来进行评估、分析活动和设计治疗介入。专业培养对于实践的要求也很严格。通过临床的见习和实习来增进学科能力，培养初级从业人员。

能力	能力标准
表现技巧	以作业治疗的核心作为基础来执行业务 对自我使用治疗性活动、通过宣教咨询，以及教育过程对服务对象进行治疗 整合最新的技术和科技 以最新的研究和文献来更新表现
伦理性推理	理解并忠于专业的伦理规范、其他相关伦理规范和法律法规 使用伦理的原则及专业的核心价值来理解复杂的情况 以伦理性推理为基础达成或维护治疗的完整性

第三节

作业治疗师的终身职业生涯

为了适应社会的发展和改革的步伐，作业治疗师必须不断地获取新知识、技巧和其他的才能。在伦理规范中明确规定，作业治疗师有责任达成及维持执业能力。因此按照专业伦理规范，作业治疗师有义务承诺终身学习以确保能够胜任临床工作。这就需要作业治疗师具备专业持续发展的能力。

一、作业治疗师职业生涯发展的持续能力

职业生涯发展或专业发展是指组织和处理个人积累的工作经验并将其拓展到本身的知识、动机、洞察力、技巧和工作表现中。持续能力是终身学习和专业发展的一个元素，也是指一个动态和多元的过程。在这个过程中发展和维持执行专业职责所必需的知识、执业技巧、人际能力、批判性推理的技巧和伦理性推理的技巧。世界作业治疗师联合会对这些能力都有详细的标准，从业人员可以以此自查是否具备这些能力，评估现有能力，并发展未来的能力，详见表6-2。

表6-2 持续能力标准

能力	能力标准
知识	精通应用于作业治疗的知识 专精主要的职责 对有关主要职责及服务族群的相关证据、文献及流行病学资料的相关整合 将最新的学会文件、立法及规范的内容整合到临床实践中
批判性思维	用演绎和归纳推理对特定的角色和职责做出决定 执行职责所需要的解决问题的能力 对影响作业表现的环境因素分析能力 对本身业务执行反省的能力 能处理和综合多方的资讯，决定治的依据 能够使用证据、研究发现和结果数据来做出治疗决定
人际能力	与不同背景的人进行有效的沟通 通过服务对象及其家属、监督者的反馈来修正个人的专业行为 与服务对象及其家属和其他专业人员一同合作来达成最佳服务结果 发展和维持团队关系及合作关系

二、作业治疗师职业生涯持续发展的策略

对每一位作业治疗师来说，都必须把专业发展和持续能力作为职业生涯的头等大事。关键是作业治疗师能对职业生涯的发展方向提出一个构想，并以此来设定目标和活动。

作业治疗师专业发展的活动有很多，如在工作机构、大学、学术会议或利用网络参与专业发展的活动。从业人员要培养广泛阅读文献的习惯，并尽可能地参加全国性或国际性的专业研讨会，参与研讨会能提供与其他专业人员互相学习的机会。

第四节

服务团队和团队合作

康复医学的服务是以各专业成员间的合作来推动的。对于初级的从业人员来说，先要建立对自身的专业和独特性的认可，然后还要具备其他有关康复医学健康专业角色和责任的知识、良好的人际关系、沟通和团队管理技巧。只有当这些基础建立好了，作业治疗师才能和其他专业人员建立合作性的工作关系。

一、团队合作类型

康复医学团队合作有3种类型：多重学科整合团队、学科间整合团队和跨学科整合团队。在多重学科整合团队中，有许多不同的学科团队成员在一个工作场所工作，但团队成员间的关系并没有互动

性。在跨学科整合团队中,成员会跨越彼此的专业界线并互相分享专业角色和工作。这种团队运作方式使传统的专业角色变得模糊。学科间整合团队是现在康复医学中最常见的团队运作方式,团队成员保持自身的专业角色,同时采取互动性合作方式并专注解决共同的问题。

在学科间整合团队的运作中,不同的专业成员共同计划对服务对象的康复,注意服务对象的需要、反应和治疗目标。团队成员成为治疗信息和支持的共同来源。在团队运作中,团队成员共同治疗某一个服务对象是常见的做法。例如,在面对有吞咽障碍的服务对象进行进食活动时,团队中的作业治疗师和言语治疗师共同治疗服务对象。作业治疗师关注服务对象把食物从桌上拿起放进口中的能力及技巧,而言语治疗师则会注意服务对象的口腔咀嚼及咽喉吞咽的能力。在这个例子中,服务对象的进食是这两位治疗师合力治疗的共同问题,每个专业成员专注在做好各自的工作上,同时在治疗过程中互相支持对方。

二、团队成员

与作业治疗师组成团队的专业成员包括医师、物理治疗师、言语治疗师、康复工程师、听力师、营养师、心理治疗师、义肢装配师、社会工作者、特殊教育老师。在团队合作中观念开放、愿意聆听并愿意尝试新的事物,往往能够产生最佳团队合作效果。

(李晓林)

参考文献

［1］RADOMSKI M V, TROMBLY L C A. Occupational Therapy for Physical Dysfunction. 7th ed. Baltimore: Lippincott Williams & Wilkins, 2014.

［2］曹庆,王颖,朱昭锦,等. 5 个国家作业治疗师职业状况分析. 中国康复理论与实践,2019,10:1228-1235.

［3］耿超,龙艺,马婉霞,等. 中国作业治疗硕士教育模式探讨. 中国康复,2018,01:64-66.

［4］刘雪枫,曾奕,伍娟,等. 基于 ICF 的康复作业治疗课程体系建设. 教育观察,2019,39:71-72＋98.

［5］徐唱. 作业治疗在综合性医院的现状及发展. 按摩与康复医学,2018,04:11-12.

［6］闫彦宁,杨永红,芦剑峰,等. 我国内地作业治疗人员从业现状的调查与分析. 中国康复医学杂志,2018,07:833-836.

第七章

作业分析

第一节

作业分析概述

一、作业活动的双重性

作业治疗是通过参与选择性的作业活动，使不同功能障碍的服务对象其身体、认知和社会功能都能得到有效的改善，从而使服务对象能提高参与或重新参与到有意义的日常生活活动当中，预防或减少因功能障碍造成的影响。由此可见，作业活动在作业治疗中具有举足轻重的作用。很多学者指出，作业活动在作业治疗中具有双重意义。首先，作业活动是作业治疗师用于治疗的最基本治疗工具，如何去选择适合的作业活动就成了作业治疗程序中的一个最重要的组成部分。其次，作业治疗的最终目的是让服务对象能参与到他们需要的、想要的或期望去完成的作业活动中。也就是说，作业活动也是作业治疗的最终目的。对每一项作业活动的特性进行分析，从而选择最适合的活动用于对服务对象的治疗就成了作业治疗师的关键技能。

二、作业活动的层次

为了便于在进行作业分析时的表述，有学者把复杂的作业活动单纯从动作这个角度去看，并按其复杂和组合的程度不同而分为不同的层次，并用相应的字母做出标识（表7-1）。如果从国际功能、残疾和健康分类（ICF）的角度去看这个分类代码表，不难看出，基础层次的A随意运动与B运动模式是属于身体结构与功能领域的，而C行动、D任务和E活动这三类代码是属于ICF的活动范畴，F作

业活动和G作业组别这两组代码更接近ICF中的参与范畴。把作业活动分为不同的层次和代码，可以在评估中了解服务对象目前的作业活动处于哪个层次，以便于判断给服务对象安排哪个难度层级的活动，使其作业活动向更高层级发展，这在接下来的章节中进一步阐述。

表7-1 作业活动层次分类代码表

层次	类别	准入指标
G	作业组别	根据主题分组、主要由个人或社会命名的一组作业活动（例如，自理活动、生产活动、休闲活动）。
F	作业活动	一整套有意义的活动、持续或有规律地进行，通常以主要的、占主导地位的活动来命名
E	活动	任何一组的任务
D	任务	一个或一整套涉及工具使用的行动
C	行动	一组有目的的、能被观察到的、有结果的运动模式。可以涉及物品的使用、不能被动完成。所有的行动都包含有肢体、认知和情感的成分，与随意运动相比涉及更深和更复杂的内容
B	运动模式	涉及一个或多个关节的一组或一系列的随意运动
A	随意运动	围绕一个关节的一个简单随意运动。所有的主动运动都有肢体、认知和情感的成分

第二节

作业分析的定义和术语

国外有研究表明，作业活动分析更多的是一种思维过程。然而，有治疗师指出，用书面的方式进行作业分析，有助于他们的思路更清晰，尤其在教学中应用，可以帮助学生更易于理解和领悟。但也

有治疗师指出,如果在实际工作中应用这种正统的方法,则需要大量的时间和精力。通过作业分析去选择适合服务对象的治疗活动,同时所选择的作业活动应该与服务对象的个人兴趣相匹配。这种在决策上的整体观,是作为作业治疗师的核心技能之一。这需要经验的积累,同时也需要高年资的作业治疗师用适当的方法,把这种专业技能传授给新入职的作业治疗师,以提高作业治疗服务的质量,真正体现作业治疗以服务对象为中心的理念。

一、作业分析的定义

从传统的观念上讲,作业活动分析是指在正常的情况下,把一项活动分为身体、认知和情感等不同的组成部分,从而确定个体要执行该项活动时所需的各方面能力。在作业分析的基础上,作业治疗师再结合具体服务对象的能力,判断服务对象能否完成该项活动。在服务对象执行该项活动时进行观察,找出有困难或错漏之处,从而判断应该如何调整该项活动以更适合服务对象的能力;或者判断该项活动对服务对象具有哪些治疗特性,以提高服务对象的能力从而满足服务对象的作业需求。

现今的作业治疗被描述为专注于促进作业活动或实现作业活动的专业。既然作业活动是作业治疗的主要治疗媒介,前文提到作业活动具有双重性,那么,作业治疗师是如何选择合适的治疗活动(媒介),使得作业活动成为可能呢?其中最关键的一步就是要了解服务对象的作业表现。要弄清楚这个问题,就要对作业表现、有目的的活动和选择性的活动等术语和基本概念加以说明。

二、作业表现

作业表现是指在特定的环境中可以被他人观察到的情况,例如粗大或精细活动的模式、讲话以及与之相关的发声、眼球的运动、面部表情、各种自主控制的姿势控制以及由此而产生的自主运动等。然而,有些作业表现也可以是隐蔽的,如思维活动。

三、有目的的活动

作业活动通常被描述为:由能力、知识和态度所构成;人们有目的性地运用其时间、精力、兴趣和专注力去从事的活动;作业活动是人类的主要活动,包括认真的、富有成效的、好玩的、有创造性和欢乐的行为;人类所参与的大量具有文化和个人意义的,并且在文化词汇中有命名的活动。由此可见,作业活动是人类从事的一切活动,是人类的本能和属性。

有目的的活动是指:人对环境的操控与互动;是个人主动参与的任务或经历;朝着预期或期望的最终结果,运用思维和体能去做的过程;拥有特定的效果,如促进功能、达到某种效果、能力目标的自发行动;包括从单一的随意运动或行动,到适应性的生活技能和范围广泛的作业组别。所有需要精神和身体参与的活动都是有目的的活动;参与有目的的活动需要并引发个人的肢体、认知和情感系统之间的相互协调。

四、选择性的活动

作业活动和活动有着很多相似的特性,但业界对两者的定义并没有一个清晰的界线。为了便于交流和临床应用,作业治疗领域中对被选择用于治疗的选择性活动的特点达成了以下共识:第一,活动需要个体的主动参与;第二,在参与活动的过程中,个体必须要与周围的环境产生互动;第三,活动要能唤起或选择性地引发个体的各种功能;第四,活动对于参与的个体必须是有意义的;第五,也是与作业治疗师最密切相关的一点,即作业治疗中所使用的活动都应有其具体的目的。

作业治疗师所选择的活动应兼备个人意义和治疗价值,两者缺一不可。而对于作业治疗师而言,在选择合适的治疗活动,要从下列两个方面去考虑:一方面是活动本身对服务对象有多大的意义,以及有多少治疗价值;另一方面是用什么方式和方法引导服务对象主动参与到选择性活动中去。

第三节
作业分析方法

作业治疗师的主要任务是使服务对象能够完成他(她)需要做、想要做或期望去做的作业活动,也就是满足他们的作业需求。如何教会服务对象完成一项作业活动？要达到这一目的，作业治疗师就必须对正常情况下如何完成一项作业活动进行解构和分析，找到一种对服务对象来说是"最正确"或者说是"最好"的方法去完成一项作业活动。然而，这种理想状态下的作业活动分析往往是抽离了服务对象的个人因素对作业表现的影响。另一方面，现实生活中这种最正确或最好的从事作业活动的方法是否存在？是否可以有一种规范的方法适合所有的服务对象？业界就这些重要的问题进行了长期的探索与讨论。

对生物力学和人体运动学方面的研究表明，不同肌群的协同收缩可以完成同一个动作；而经验和常识也提示：人们在完成日常生活活动时，很少是按部就班地一个步骤接一个步骤地完成的。因此，从 20 世纪 90 年代末开始，很多资深的学者和治疗师提出，应该放弃传统的按照作业表现模式的自下而上的作业活动分析方法，即从作业构成部分着手进行活动分析。应该采取更切合现实生活的自上而下的活动分析方法，即把分析的重点放在对作业表现的观察上，如个体在实际生活情境下是怎样完成一项作业活动的；为什么在完成活动的某些方面会导致个体觉得有困难或不满意等。这样一来，作业活动分析就成为了解服务对象实际作业表现的一种方法。这就要求作业治疗师具有敏锐的观察力，去发现服务对象作为一个肢体、认知与情感的整体，在执行一项活动时与环境之间互动而产生的结果的素质。这种对作业表现的动态活动分析就成为发现问题，从而有针对性地制定干预方案的关键步骤。这种动态的分析和决策过程，要求作业治疗师具有一定的灵活变通能力。

一、动态的作业表现分析

基于人-作业-环境模式，活动分析把整个作业活动表现看成是人、作业活动与环境之间的一个动态的互动过程，从而形成了每个人独特的作业表现。为了便于分析，在对服务对象进行作业分析时，可以把任何活动分为不同的任务单元，不同的任务单元再分为各个具体的任务，各个具体的任务再分为更细小的具体行动。例如，把梳洗活动分为

梳头、洗脸、刷牙等的任务单元；而在梳头的任务单元中再细分为伸手拿梳子、抓住梳子、把梳子举到头上、梳理头发等具体的任务；而伸手拿梳子的具体任务再可以分为更细小的具体行动（图 7-1）。以此类推，就可以在不同的活动层面上对服务对象的作业表现进行观察分析，而又不必从一开始就进入具体的繁杂的作业构成层次中去。

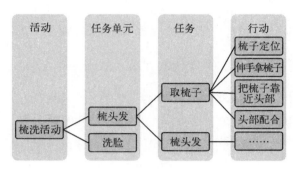

图 7-1 作业表现层级分析图

二、执行者的先决条件分析

作业表现的首要条件是执行者能够在其自身的能力和其所要进行的作业活动以及所处环境的要求和帮助之间取得平衡，这种平衡状态不只是在完成整个活动的层面上，而是涉及上文提到的，包括组成活动的任务单元、具体任务和具体行动等各个层面。要达到最佳的作业表现，要具备两方面的先决条件，分别是执行者的动机和对具体任务的理解。

（一）执行者的动机

尽管大量的作业治疗文献都认为，作业活动是人类的基本需求，是人类的根本属性。但实践经验也告诉我们，不是所有的服务对象对所有的作业活动都具备有良好的动机的，尤其是当从事作业活动遇到较复杂的情况和困难时。因此，个体要启动一项作业活动，就必须具备最起码的作业动机，无论这动机是发自内在的本能、需要或是外界所要求的。有关运动学习的研究文献也表明，个人对所要完成任务的动机，会影响个体对技能的理解和获得、执行任务的表现，以及完成任务所需的持续性。同样，动机也会影响个人对现有自身所掌握的技巧的理解、部署、应用和加强，并影响在任务变得极具挑战性时继续下去的意愿。更深入的研究也显示，

有目的的活动或对个体有意义的活动,会增加个人的动机,从而增强运动学习的能力和改善运动表现。这也是前文关于选择性的活动中提到的,所选择的作业活动应与服务对象的个人兴趣相匹配的实证根据所在。要达到这一点,在临床推理过程中理解服务对象和其家人的作业需求就显得尤为重要。

(二)执行者对任务的理解

作业表现的另一个先决条件是服务对象对所要执行的任务的基本要求的理解。例如,前文提到的梳洗的例子,要梳理头发时,执行者必须要知道梳子的结构与功用、如何抓握梳子、先从哪里梳理起、自己适合梳理什么样的发型等。有研究表明,对任务的了解是形成执行策略不可或缺的重要部分。有儿童作业表现方面的研究也显示,提供对作业活动的理解,至少部分的理解,能改善儿童的作业表现。

(三)作业分析的实施

如前所述,自上而下的动态的作业分析有别于传统的基于正常或典型任务执行方式的作业分析,服务对象用自己的方式执行一项活动或任务。治疗师对服务对象进行实时观察,把分析过程的重点放在服务对象、活动和环境之间的互动上。对环境因素的分析是指识别环境的物理性、系统关联性、个人、社会和文化等组成部分,及其对人类行为(作业活动)和反应所产生的影响。再次用梳头发做例子,服务对象是在病房的盥洗室里梳头还是在家里的梳妆台前梳头,用普通的梳子还是类似刷子式的梳子,是日常的梳理还是为出席正式的场合而进行的梳理,是否需要配合首饰和化妆,时间是否充裕等这些因素都会影响服务对象执行这项活动的表现。

这种动态的作业分析的目的是为了找出服务对象在执行活动中出现的错漏之处,从而尝试找出解决方法并进行测试。这就要求作业治疗师能够运用自身对作业治疗基础理论的掌握、对任务的了解和临床推理技巧,找出执行过程中的有效和无效之处,重点是人、作业、环境之间的互动,是高度个性化的作业活动分析。而当这种自上而下的分析方法不奏效时,才会进入到作业构成的层次去尝试找出根源,以避免单一化的弊端。当作业治疗师发现服务对象在作业活动分析中的某一个层次出现错漏,由于各个层次的活动或任务都是相关联的,作业治疗师应该对问题和临床决策流程进行溯源,对各个层次的任务都进行评估观察,找出所有相关联的错漏,并以此作为选择治疗性作业活动的依据,制定和实施有针对性和个性化的作业治疗方案。

第四节
作业分析的临床应用

一、执行者先决条件评估

首先,治疗师通过问诊或观察,对服务对象的先决条件进行评估,以确定服务对象对作业活动是否有良好的动机。临床康复中常用的《加拿大作业表现测量表》(COPM),其实也可以作为了解服务对象作业动机的一项非常有参考价值的评估工具。从其测量的结果中找出服务对象认为重要,但现在完成有困难,而且作业表现又不能令自己满意的作业活动。如果能确定服务对象至少在一定程度上有执行作业活动的动机,接下来就是通过问诊确定。服务对象对要执行的整体任务的了解水平,对确定服务对象是否对任务有足够的理解从而启动任务非常重要。没有这些信息,作业治疗师是无法进行下一步的活动分析的。

二、作业表现观察分析

在对服务对象执行作业活动的先决条件评估的基础上,对服务对象实时的作业表现分析就可以开始了。这个阶段,在确保安全的情况下,服务对象执行作业活动,作业治疗师负责观察。作业治疗师找出服务对象在执行作业活动时所表现出的有困难之处,使用决策流程,按顺序确定这些困难的来源。把服务对象的能力与环境和作业活动需求进行比较,以确定作业表现中的错误或困难的潜在根源,以及可能改变途径。一旦确定了所有困难的来源,作业治疗师就可以开始制定干预方案和措施,并应用各种作业治疗的基础理论和模式掌控整个活动分析过程。

随着作业治疗专业的发展,业界更关注的是作业表现,这种自上而下的作业活动分析方法目的在于使服务对象能够获得从事他们想要、需要或期望要去执行的作业活动的技能。把重点放在人、作业与环境的互动以达到最佳作业表现的产出上,具有高度的个性化。更强调每个任务单元的表现都基于另一个任务单元之上,同时要考虑服务对象本身以及从事该项作业活动的实际环境,都会对作业活动的成功完成产生影响。

(林国徽)

参考文献

[1] BAUM C. Client-centered practice in a changing health care system. In Law M. Client-centered occupational therapy. Thorofare, NJ: Slack, 1998: 29-46.

[2] BROWN R, PRESSLEY M, VAN METER P, et al. A quasi-experimental validation of transactional strategies instruction with low-achieving second-grade readers. Journal of Educational Psychology, 1996, 88: 18-37.

[3] CHRISTIANSEN C H, BAUM C M. The occupational therapy context: Philosophy-principles-practice. In CHRISTIANSEN C H, BAUM C M. Enabling function and well-being. 2nd ed. Thorofare, NJ: Slack, 1997: 26-45.

[4] CREIGHTON C. The origin and evolution of activity analysis. American Journal of Occupational Therapy, 1992, 46: 45-48.

[5] DAVIS W E, BURTON A W. Ecological task analysis: Translating movement behavior theory into practice. Adapted Physical Activity Quarterly, 1991, 8: 154-177.

[6] FERGUSON J M, TROMBLY C A. The effect of added purpose and meaningful occupation on motor learning. American Journal of Occupational Therapy, 1997, 51: 508-515.

[7] FISHER A G. Uniting practice and theory in an occupational therapy framework, 1998 Eleanor Clarke Slagle lecture. American Journal of Occupational Therapy, 1998, 52: 509-521.

[8] HAGEDORN R. Foundations for practice in occupational therapy(2nd ed.). New York: Churchill Livingstone, 1997.

[9] KIELHOFNER G. Introduction to the Model of Human Occupation. In KIELHOFNER G. A model of human occupation: Theory and application(2nd ed). Baltimore: Williams & Wilkins, 1995: 1-8.

[10] PEDRETTI L W, WADE I E. Therapeutic modalities. In PEDRETTI L W. Occupational therapy practice skills for physical dysfunction. St. Louis, MO: Mosby, 1996: 293-317.

[11] POLATAJKO H J. Dreams, dilemmas, and decisions for occupational therapy practice in a new millennium: A Canadian perspective. American Journal of Occupational Therapy, 1994, 48: 590-594.

[12] PRESSLEY M, BORKOWSKI J G, SCHNEIDER W. Cognitive strategies: Good strategy users coordinate metacognition and knowledge. Annals of Child Development, 1987, 4: 89-129.

[13] REED K L, SANDERSON S R. Concepts of occupational therapy(2nd ed.). Baltimore: Waverly, 1983.

[14] TROMBLY C A. Occupation: Purposefulness and meaningfulness as therapeutic mechanisms, 1995 Eleanor Clarke Slagle lecture. American Journal of Occupational Therapy, 1995, 49: 960-971.

[15] WATSON D E, LLORENS L A. Task analysis: An occupational performance approach. Bethesda, MD: American Occupational Therapy Association, 1997.

第八章

作业治疗中的临床推理

第一节
临床推理的基本概念

一、临床推理的定义

临床推理是专业发展的基础,是指治疗师在从事临床实践时的思考方式。它是治疗师系统地熟悉和分析病例的过程,也是进行评估和制订治疗计划的必备过程。同时应贯穿在整个治疗过程中。推理是指针对一种想法或现象,能够去思考并加以解释的各种方法。它包括从简单的认知到复杂的抽象思考或研究的一连串的思考过程,运用于临床推理有助于全面地理解服务对象,包括理解服务对象本身、理解服务对象所处的环境和理解服务对象的问题。简单地说,临床推理是分析问题的一种角度、一种思维方式。

虽然作业治疗师所学的理论和知识有助于作业治疗师进行推理,但是在临床实践中,可能会有其他的原因,如服务对象的特性、动机与不同环境,都会有所影响。理论基础虽然很重要,但不能保证有了理论推理的能力后,临床推理就会没有问题,所以要有很多的临床知识和丰富的临床经验才是保证。

"科学推理"是指利用一般的原则、定律来预测会有什么样的结果。医学属于一种自然科学的应用,虽然认为同一种疾病表现在不同人身上的方式会稍有不同,但形成的病理过程都是大同小异的,可以从患者的症状和表现做出临床诊断及形成判断。所有临床专业人员必须利用"临床推理"的方法,找出患者的问题并制定治疗目标。

治疗师必须视服务对象为一个整体,了解服务对象的不同范畴的作业活动技能、表现与情境。作业治疗师应尊重服务对象的个人选择与意愿,并相信其有足够的自主权参与关于治疗目标的形成和优先顺序。同时。自18~19世纪起,临床推理开始逐渐发展为一个有系统的过程。近30年来国内外对临床推理进行了深入的研究,在方法学和理论上取得了很大的进步,使得临床推理的科学性不断完善。业内专家也公认,在临床实践中的可变性因素太多,如何从新手变成专家,并与服务对象建立良好关系,往往需要作业治疗师有艺术性的手段。

二、临床推理的要素

临床推理有3个要素特征,即科学性、伦理性和艺术性。

(一)科学性要素

要求需要谨慎和正确地评估、分析服务对象和记录。临床人员经常使用科学推理来开始临床推理过程,它帮助从业人员理解服务对象的疾病过程和情况、决定服务对象的优势和劣势、引导改变过程的计划和达成成果的作业活动表现。所以临床推理的科学性帮助作业治疗师解释有什么是可以为这个服务对象做到的事。

(二)伦理性要素

帮助作业治疗师了解服务对象的观点和介入的目标。每一个个体对健康、生活中什么是重要的、怎样来完成这些事有其自己独特的观点,作为作业治疗师应了解和尊重服务对象的观点,与服务对象会谈,让服务对象参与有关于介入目标和方法的决策。简单来说,它帮助作业治疗师解释"应该为这个服务对象做什么""什么是正确和公平的方式。有时作业治疗师可能会面临许多的伦理为难之处,必须考虑服务对象的权利并根据作业治疗实践的伦理原则来决定。

(三)艺术性要素

包括运用创造力为服务对象设计介入策略,这包括改造活动、发挥幽默感、如何建立治疗关系和解读服务对象。它帮助作业治疗师应对临床过程中的不确定性,从而帮助作业治疗师选择正确的行为和方式。

第二节
临床推理的类型

临床推理可以粗略地定义为作业治疗临床从业人员如何理解服务对象的作业需求并决定介入策略的过程,或思考如何执行治疗的方法。关于临床推理有几种方式,但并没有统一描述特定推理方式的专有名词。Fleming 发现内行临床工作者常使用的 3 种临床推理思路,包括程序推理、互动推理、情境推理。也有学者讨论过叙事推理和实用推理。

作业治疗师常用的临床推理实用策略及思考问题可参见表 8-1。

表 8-1 作业治疗师临床推理实用策略及思考问题

临床推理类型	描述	思考的问题
程序推理	用来着重在何种治疗方案可以帮助因服务对象的疾病或功能障碍导致的活动受限,主要任务包括问题确认、目标设定和治疗计划	服务对象的诊断是什么 预后、并发症以及其他与诊断有关的因素是什么 一般针对这个功能障碍的评估与治疗方案是什么 可以使用哪种介入方式 有什么证据可以支持治疗师使用特定的介入方式来促进作业活动表现
互动推理	用来了解服务对象时所使用的策略,在从业人员和服务对象面对面互动时运用此策略	服务对象是谁 服务对象的目标、关心的事物、兴趣与价值是什么 服务对象自己如何看待其作业表现 如何可以引起服务对象的注意 作业治疗师可以如何沟通
情境推理	包含从业人员考虑服务对象的整体生活状况,包括疾病或功能障碍对其服务对象的意义、物理和社会情境	个人认为哪些情境是他或她生活时重要的 哪些事件可能或将会塑造其未来 我可以如何使服务对象去想象、相信对未来而努力

(续表)

临床推理类型	描述	思考的问题
叙事推理	用说故事的方式,把服务对象的信息讲给别人听,使用故事创作方式,从业人员想象未来可能如何,以便引导治疗介入的程序	作业表现的改变对于服务对象的意义是什么 这个改变在服务对象的生活史上将如何定位 服务对象如何经历功能障碍的情况 治疗师对于服务对象的未来所持的看法是什么
实用推理	从业人员考虑临床场所的情境和个人情境的因素是如何影响治疗介入的,临床场景的因素是有关于资源的可利用性,从业人员个人情境的因素可能包括全部的治疗技巧及个人动机	在所提供的服务中必须整合哪些组织上的支持和限制 当制订治疗计划时,必须考虑哪些物理性环境因素 治疗师的专业知识和技术程度如何

一、程序推理

程序推理是一种系统性的认知过程,在程序推理中,作业治疗师的主要任务是确定问题、设定目标和计划治疗方案。它体现了临床推理的科学性要素。程序推理借着思考下一步该做什么来解决问题。这个推理过程和医疗上的问题解决方法密切相关,在应用时,着重思考服务对象的疾病或功能障碍所导致什么作业活动受限或作业表现不佳,哪些方法或介入策略是可以增进或提高作业表现的。通过着重服务对象因素、生理构造,可以找出问题和介入策略的连接。

二、互动推理

互动推理注重服务对象与作业治疗师之间的交流。治疗师运用互动推理来与服务对象建立关系,连接需求并激发服务对象参与的动机。互动推理强调从服务对象的角度来了解功能障碍。在评估阶段,找出服务对象所提供的重要信息,用来评估介入的成效,了解所选择的介入是否能达成服务对象的目标。在互动推理过程中,需要考虑服务对象的角色、目标和环境。作业治疗师使用程序推理来形成介入的基础,然后通过互动推理将介入个体化。作业治疗师使用互动推理来达成的目标有:从服务对象的观点了解功能障碍、让服务对象参与治疗;根据不同服务对象的目标、生活经验和功能障碍将介入治疗环境个别化;给予服务对象信任和接受;确认介入治疗是否进行良好。

三、情境推理

情境介入有几个层面,首先考虑服务对象的整体情况,包括疾病或功能障碍以及这些情况对其的意义、物理和社会情境。接着作业治疗师通过和服务对象分享后续治疗成果的憧憬来鼓励服务对象参与治疗。然后治疗师观察服务对象的改变来修正目标。情境推理帮助作业治疗师考虑服务对象情况的所有层面,特别是要评估介入的情境和服务对象的目标的关联性。

情境推理着重治疗的情境。服务对象参与作业活动的情境以及不同因素将如何影响治疗结果和方向。治疗师运用情境式的方法,假设服务对象可能遭遇的情况,整合目前服务对象的状况和期望,调整治疗方案,让服务对象能够顺利参与不同的情境。

四、叙事推理

叙述推理以创作故事、叙述故事的方式来理解服务对象的经验。从服务对象对生活或功能障碍的诠释和描述反映服务对象本身关心的主题,这会影响治疗方案的制定和效果。

作业治疗师一般使用故事创作和说故事这2种叙事推理方式。通过说故事的方式,作业治疗师之间相互说出有关服务对象的故事,以更加了解和思考整体概念。通过把外在世界的行动和事件与人的内在世界的动机和意图相连接,来使得叙事具有现实感。

服务对象也使用说故事的方式来重新构造自己的叙事,并让事件变得有意义。说出一个人关于自己过去的故事是有助于创作未来故事的方法,因此说故事对于服务对象及家属来说可以是治疗性的。例如,一名遭受脑损伤的年轻运动员可能谈到过去曾是一名成功运动员的故事,当通过治疗进步时,他可能会借着参与适应运动活动,例如轮椅竞赛、轮椅篮球等,发展关于成功的新故事和重新创造运动员的形象。他可能用说

故事的方式来重新定义他是谁。这种说故事的方式可以帮助服务对象了解他的现在和建立新的认同。

五、实用推理

实用推理不单单只考虑服务对象与治疗师的互动,也整合许多其他因素,包括治疗情境的需要、治疗师的能力、服务对象的社会和经济资源,以及服务对象出院后可能会面临的环境。作业治疗师也必须考虑个人因素,包括所有的治疗技巧、知识和经验。其他的实用因素包括时间、习惯、成本、资源、环境、场所和人员。实用推理帮助作业治疗师在发展治疗计划时思考将面临方案的调整。

第三节
临床推理的过程及思考程序

一、临床推理的过程

在治疗过程中使用临床推理需要分析评估数据,利用特定的专业知识基础合成过程和资料。这是一个主动思考和处理不同资源信息的过程。

临床推理是一个认知的思考过程,其中收集了很多不同的评估信息,考虑了很多外在因素,如生活空间、预后情况等,分析了活动需求,选择治疗时间的投入和组织可以达成的治疗目标。

临床推理的步骤包括收集、组织、分析与合成。

(一)评估前印象

作业治疗师首先应对服务对象形成一个评估前印象,然后再进一步评估服务对象的初步概况。这一个评估前印象通过了解服务对象的初始资料、诊断、年龄和情境(生命中所度过的时间)而来。作业治疗师通过这些诊断对服务对象受伤之前的生活角色和功能状态的分析来形成关于服务对象的一般形象。

(二)线索获得

作业治疗师利用评估前印象开启线索获得。

这个步骤包括收集关于服务对象现在的功能水平、作业角色和过去经验的资料。这个过程的目的是评估服务对象的现状作为治疗计划的线索。

（三）形成假设

利用有关服务对象需求的线索来产生假设，用收集到的资料信息作为一个暂时性的假设，以此来形成治疗行动的基础。假设的产生是基于现有的资料、关联作业治疗实践模式和参考架构的知识及作业治疗师的经验。

（四）线索解释

要持续寻找根据所提出假设的相关资料。在这个阶段里，作业治疗师可能需要针对某项假设来执行治疗，并收集更多资料来验证其相关性。

（五）假设评估

这一步骤需要验证所收集到的资料并权衡每一项支持或反对假设的证据，选出拥有最多证据支持的假设并形成治疗方案的基础。作业治疗师在治疗过程的各个方面都使用临床推理，从各种治疗方式中进行挑选，在目标、治疗形式和活动选择中做出决定，并用来评估治疗的有效性。临床推理是一个动态的过程，从业人员需要密切监控和评估治疗的结果来决定选择的治疗形式以达到设定的目标。重要的是，在这个过程中，从业者需要和服务对象共同合作，从而确保治疗对服务对象有意义。

二、临床推理中的情境因素考虑

在和服务对象的第一次会面时，作业治疗师就应了解服务对象的预期、需要出院的时间，有哪些服务可以获得保险，哪些是不能的。然后作业治疗师需要建立作业活动档案，评估作业活动的表现，帮助服务对象选择治疗的目标和预期成果，并需要确认哪种治疗介入能最有效地满足服务对象期望的成果，并考虑影响作业表现的情境因素。从第一次与服务对象会面后，通过了解服务对象目标、爱好的引导，考虑以服务对象为中心的服务需要，推动服务对象及其家庭参与治疗过程的每一个阶段，强化共同合作。为了顺利应对服务对象及其家庭的需要，作业治疗师还需要具备文化敏感度，以及和来自不同背景的人的沟通能力。作业治疗师协助服务对象共同参与决策、调整观点并找出其他方

式来保证服务对象及其家庭重要成员参与治疗计划，达到预期成果。

在治疗师提供服务时，了解文化对于作业表现、表现模式的影响是非常重要的。在治疗时，所需考虑的文化理解包括以下4个层面：①对于服务对象有关健康的信念和文化了解多少？这些内容是关于文化健康风俗和信念的基本常识，对于服务对象的这些信念为何存在，治疗师不应加以评判褒贬。②服务对象是否同意这些信念？尽管服务对象可能从属于特定的文化团体中，但是治疗师仍要进行考察、确认服务对象关于健康的信念是否与所处文化一致。③这些信念将如何影响治疗实施和结果的？如果治疗师制订的治疗计划和文化相冲突，这不但与以服务对象为中心的服务理念不相符，也是对服务对象信念的不尊重。如果服务对象顺服治疗师的权威，接受与文化风俗相冲突的治疗方案，有可能影响服务对象和文化团体的关系，从而难以获得支持，并将服务对象陷入不利的处境。④治疗计划如何支持受文化认可的作业活动、角色、责任，从而促进服务对象的作业参与？作业治疗师必须考虑文化中的重要作业活动。这对不同人来说，重要性的等级不一样。

治疗师的临床判断能力直接与治疗师所具备的知识及理论基础有关。临床推理就是引用参考架构来表现及证明治疗行动的能力。必须在实际评估服务对象前，就通过演绎的方式对服务对象产生一个印象，然后选择参考架构来进行后续的评估。治疗师在决定做些什么之前，必须考虑每种可能的治疗方式的影响及考虑服务对象的目标和道德标准，同时依据治疗师的道德标准，治疗的潜在危险也需要考虑。

第四节
培养临床推理的技巧

临床推理是通过临床实践经验发展出来的，促进和培养从业人员和学生的临床推理技巧是非常重要的。以问题为导向的学习（problem-based learning）最早起源于20世纪50年代的医学教育，可用来培

养临床推理技巧,加上以案例为基础的整合课程和作业,要求学生以模拟的方式完成评估和治疗方案拟定,可以培养学生考虑多重因素的能力。临床推理能力可以从案例学习中获得,反思和内省是培养临床推理的关键因素。

学生和新手从业者可以通过辅导、反思、分析来增进临床推理技巧。阅读和反思服务对象的个人经历能够帮助从业人员培养推理能力。学生可以通过分析案例来培养临床推理。新手从业者可以观察专家从业者并检查所使用的临床推理过程和策略。讨论和系统性分析的实践经验都能帮助新手从业者培养临床推理技巧。遵循一些参考架构可以帮助从业人员培养临床推理技巧。练习、反思、教育、监督、研究、批评性的分析实践都可以增进从业人员的临床推理能力。作业治疗师必须时刻留意自己所运用的临床推理策略,这样所制定的治疗介入措施才能使服务对象持续受益。

(李晓林)

参考文献

[1] ARNTZEN C. An Embodied and Intersubjective Practice of Occupational Therapy. OTJR(Thorofare N J),2018,38(3):173-180.

[2] FLEMING M H. Clinical reasoning in medicine compared with clinical reasoning in occupational therapy. Am J Occup Ther,1991,45(11):988-996.

[3] SCHELL B A,CERVERO R M. Clinical reasoning in occupational therapy:an integrative review. Am J Occup Ther,1993,47(7):605-610.

[4] YOUNG M,THOMAS A,GORDON D,et al. The terminology of clinical reasoning in health professions education:Implications and considerations. Med Teach,2019,41(11):1277-1284.

[5] 邓云龙,刘晟君.临床推理理论研究回顾.中华诊断学电子杂志,2015,02:86-89.

[6] 皇甫立军,闫玲.基于病例的临床推理教学模式构建.卫生职业教育,2018,16:93-94.

[7] 王芗斌,何坚,陶静,等.美国物理治疗教育对临床推理能力培养的启示.中国康复理论与实践,2017,12:1486-1488.

第九章

作业治疗的理论组织

第一节

作业治疗理论来源于实践

一、实践推动作业理论的发展

在跨越时间和文化的作业治疗发展历史上,诸多被视为"奇迹"的病案赫然存在。它们揭示了该领域实践的本质,表明如何支持服务对象通过作业活动唤起新的想法、感受和行为,并可以导致他们的生活发生积极的变化。参与不同的作业活动有可能改变人们的存在形式。作业活动是作业治疗的核心,并且现在得到大量的理论支持。

当代作业治疗理论认为,当某人从事作业活动时,该人的独特特征与所从事特定职业发生相互作用,创造一种动力,引导他(她)以特定方式思考。个体从事的作业活动可以改变移动自己身体的方式、有效地计划及参与工作,以及分享努力和经历。评估流程和工具可以评估服务对象的作业活动,帮助了解作业活动如何影响他们的认知、动机和行为表现。干预措施则能够指导选择和修正作业活动,以促进人们做事、思考和感受。

从基本观察或实践的结果到推动作业治疗理论衍变是一个重要的过程。作业治疗师日常工作会涉及解决诸如服务对象的困惑、失望或某些方面的表现困难等问题。作业治疗师经常通过反复实践,通过创造性解决问题并积累经验来找到解决这些问题的方法,最终会找到更系统的方法来解释这些正在发生的问题,并为解决这些问题开发更多的资源。每位作业治疗师都具有特定的知识和能力。他们的知识和能力在很大程度上来自其领域的理论基础。从实践发现到形式理论的研究,这一途径催生了作业治疗技能的不断强化和改进,也推动了该领域的理论不断发展。

二、实践要求的知识领域

作为作业治疗师,必须向自己的服务对象及其家庭成员、学生和其他专业人员解释自己的工作。作业治疗师必须了解自己工作的基本性质,以便能够在不同的实践环境、不同的角色或不同类型的服务中担任作业治疗师。总之,作业治疗师必须具有职业认同。

虽然职业认同很重要,但只拥有专业身份是不够的,作业治疗师还必须有能力。也就是说,作业治疗师必须具备了解服务对象问题性质的知识和技能,并了解提供服务的类型,以及理解所使用的知识和技能主要来自作业治疗的理论。同时,每个治疗师也会使用来自其他领域的知识,如医学或心理学等知识。一般来说,指导作业治疗师日常工作的理论基础包括3类知识:①定义作业治疗实践的性质、目的、范围和价值的知识;②了解服务对象所面临问题的知识,并了解如何与服务对象合作克服这些问题的知识;③从其他领域借鉴的知识。这3种知识基本上都与作业治疗的范式、模式及参考框架相关。

第二节

作业治疗理论的水平结构

Mosey定义了作业治疗的3层理论,分别是基本知识(fundamental knowledge)、应用理论(applied knowledge)和实践知识(practice)。①基本知识:包括哲学假设(philosophical assumption)、道德准则(ethical code)、基本理论构造(theoretical foundation)、经验数据(empirical date)、核心区域(domain of concern)和合法工具(empirical date)。在作业治疗中,作业治疗师的职业规范(professional paradigm)和实践框架(practice framework)都属于这一层面。②应用理论:包括实践方针(guidelines)和作业治疗基本模式。③实践知识:包括动作计划(action sequences)、使用应用理论、临床推理过程(clinical reasoning process)、实践的艺术(art of practice)、参考框架(frames of reference)、评估(assessment)和干预(intervention)技术。根据以上对不同定义的区别以及目前作业治疗发展情况,将这3层理论进一步定义为:①范式(paradigm);②以作业为基础的模式(occupation-based models);③参考框架(frames of reference)(图9-1)。

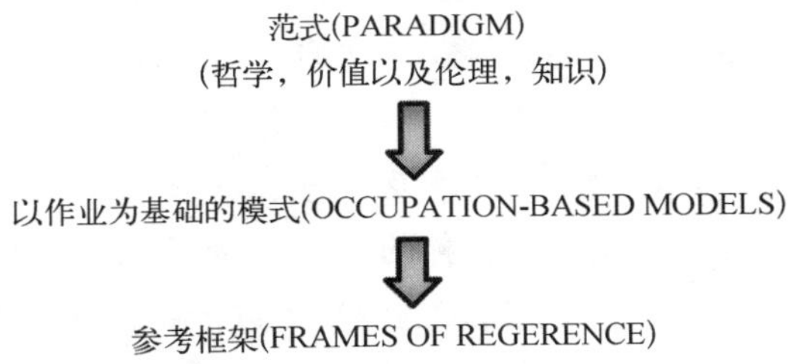

范式(PARADIGM)
(哲学,价值以及伦理,知识)

以作业为基础的模式(OCCUPATION-BASED MODELS)

参考框架(FRAMES OF REGERENCE)

图9-1　作业治疗理论的水平结构

一、范式

第一层理论结构是范式(paradigm)。作业治疗规范化实践包括准则指导(guiding premises)和专业理论一体化。在作业治疗中,范式是一个服务于专业核心理论的基本共享词汇。范式是模式(model)和准则(discipline)的基础,虽然模式随着研究的深入而改变,但范式一直拥有3个核心领域:用于概念(concepts)的核心构造(core constructs)、用于世界观(world view)的核心焦点(focal viewpoint)和用于价值观(values)的整合价值观(integrating values)。作业治疗师运用范式这个词来整合基本理论、价值观和作业治疗的伦理道德。

范式中基本的信念是哲学。哲学是一个时间

价值的体现,体现作业角色和作业活动对生活的意义。在作业治疗中,哲学理念包括作业、目标性活动和功能。作业是人们用于填充时间和赋予自己生活意义的最基本也是最熟悉的事物。目标性活动是以目标为导向(goal-directed)的某个对个人来说有意义的活动或任务。功能是参与作业活动的基本能力,功能的结果能够体现知识或技能的有用与否以及定义作业治疗对于个体的价值。人是一个动态的个体,其行为受到活动目标影响。基于内在的动力,人们运用自己的能力来完成作业。因此,影响机体的目标活动能够有效地提高幸福感、心理健康以及改善社会环境、物理环境。人的一生是一个不断适应的过程。适应是功能上的改变,是生存技能和自我价值体现的过程。生理、心理和环境的变化都有可能打乱适应的过程。当无法适应时,功能缺陷就会产生。在作业治疗的基本理念中目标性活动包括个人和环境因素,可用于预防和降低功能缺陷,以此来实现功能的最大化。作业治疗师可以使用的活动包括内在改变和外在改变。

总而言之,作业治疗科学准则是基于世界观而进行的定期改进过程,这其中包括概念重塑(conceptual restructuring),也就是范式转变(paradigm shifts),其结合了哲学、核心价值观和道德伦理。范式定义了作业治疗师工作的最基本性质、主要关注点和方法,以及它的价值。同时,范式也影响作业治疗师对提供服务的性质和特定的专业视角(治疗师如何看待服务对象的需求和其认为重要的事物)的理解。作业治疗范式的特征是整体化(holistic)、以服务对象为中心(client centered)和系统化(systems oriented)。

二、以作业为基础的模式

第二层理论结构是以作业为基础的模式(occupation-based models),也被理解为整体化理论(overarching theories)、元理论(meta-theories)和宏观理论(grand theories)。模式的广义定义是:对复杂问题进行思想分类和思想结构化的组织技巧。作业治疗模式通常用于解释作业、人和环境之间的关系。作业治疗师选择以作业为基础来描述第二层理论,其原因是作业可以提高动作行为的重要性;降低主观判断的重要性,并影响作业行为的进程。人类作业模式(model of human occupation, MOHO)是最早关注于作业表现的模式。人类作业模式解释了人类系统如何通过与各种各样的环境互动来促进或抑制作业表现。以作业为基础的模式通常通过使用流程图的形式来展示,以此将各个组成部分之间的联系视觉化。这些模式并没有具体地集中在特定的疾病、年龄或实践领域,但这些信息都涵盖在理论模式当中。作业治疗师在实践中根据模式的结构来选择及应用。当作业治疗师选择一个具体的评估工具去评估功能时,例如使用关节尺来评估关节活动度,模式在此的作用就是提供一个整体化的角度来帮助治疗师将服务对象参与活动的能力概念化。

三、参考框架

第三层理论结构是参考框架(frames of reference)。概念实践模式(conceptual practice model)用于解决特殊问题,根据特殊情况提供特殊指导。参考框架(frames of reference)则是一个用于指导临床思考的理论工具,其目的是为了将科学知识应用到日常生活中而将其结构化。参考框架是一个具有一致性概念、具有内在关联和来源于经验数据的假设。在这里经验数据对特定环境进行的系统描述,用于促进评估以及对部分领域进行有效改变。简而言之,在作业治疗中,参考框架是一个用于指导活动评估和干预的系统化且具有兼容性的理论。它是一个完整的架构,包括聚焦(focus)、概念兼容(compatible concepts)、功能和残障(function and disability)、变化与动机(change and motivation)、评估和干预指导(evaluation and guidelines for intervention)。

自从参考框架逐渐被应用在各个年龄阶层或疾病,每个框架都会对框架的范围和涉及的区域进行定义,也就是聚焦(focus)。例如,Toglia 的多情境策略(multi-contextual approach)是为了给脑损伤服务对象提供认知训练而产生的。框架的兼容性体现在它参考其他理论(如生物力学等理论)来重新组织、重新定义,帮助作业治疗师了解服务对象内在的问题和提供解决方案的思路,也就是概念兼容(compatible concepts)。

通常情况下,即使不同理论之间的定义不同,每个理论之间却又相互联系。例如,在实践中运用动作学习理论(motor learning)时,也许可以将任务为导向的策略(task-oriented)与之进行联系。参考框架中的功能和残障(function and disability)则是将理论与实际情况相结合。在某些特殊领域的功能,如认知领域,可用于评估概念之间的连续性。例如 Allen 认知等级理论中根据服务对象从清醒状态到半昏迷状态中定义了 6 个基本水平和 52 个认知能力模式。这些对功能的定义为作业治疗师制定目标和预测干预结果提供了思考方向。

参考框架中的变化与动机(change and motivation)是用于解释作业治疗是如何将各个概念应用在临床上及用于解释两个不同的概念是如何相互关联的。每一个参考框架都会产生一个新的研究领域用于支持评估和干预。总的来说,参考框架中的变化与动机(change and motivation)是对治疗提供理论解释,促进服务对象参与有意义的作业活动。

评估是一个以服务对象为中心、与服务对象一起制定作业目标和作业活动的一个过程。作为一个作业治疗师,和服务对象建立良好的治疗关系是评估(evaluation)的第一步。评定(assessment)比评估范围更小,集中于具体的行为、技能、作业和环境。通过对服务对象在特定的领域中进行评定,根据服务对象的行为表现,作业治疗师能够知道服务对象的功能水平。在以服务对象为中心的实践中,这种特定的领域就是服务对象有障碍的作业领域。参考框架能够指导作业治疗师选择一个正确的方法来评估功能水平。有些框架也许会关注于动作、感觉、心理和社交技能,或某些特殊的作业表现及环境。一些参考框架甚至有特定的评估工具来评估框架所关注的作业表现。

在参考框架中,干预(intervention)是与服务对象一起做的事情,包括活动分析(activity analysis)和活动合成(synthesis of activities)。在框架假设中,通过改变活动分析和活动合成的内容来改变活动过程(process)。例如,Allen 认为在第 4 等级的认知障碍服务对象会表现出视觉混乱,那就是认为视觉领域的物体与作业任务之间是不相关的。根据这个假设和框架中所提及的治疗方案,作业治疗师可以通过对环境做出调整：①将视野范围内不必要的物体移开；②确保所需要的物品是在服务对象的视野范围内。作业治疗师根据框架来制定这2种治疗方案以促进服务对象的任务表现（task performance）（一种正向的治疗方法）。根据作业治疗实践框架，在干预过程中，评估所得的信息通过整合框架理论、参考框架结构以及根据文献依据来用于治疗计划的实施中。

第三节
在实践中应用作业治疗理论

一、实践中应用作业治疗理论的意义

作业治疗师在实践过程中积极地应用作业治疗的基础理论，这是与其他治疗师不同的关键之处。作业治疗师要思考如何将作业治疗相关理论基础与实践结合在一起，如何选择并应用作业治疗相关领域的范式、理论实践模式、参考架构及相关知识，从而体现其专业性和工作能力。这是一个重点，同时也是一个难点。

（一）巩固作业治疗师的身份

专业身份是通过本专业范围内的范式来体现的。作业治疗的范式帮助人们理解："作业"包含在人类生活这个领域内，并作为一个治疗工具存在。在当代，作业治疗专业被定义为通过鼓励服务对象参与到作业活动中，面对适应功能障碍所带来的挑战，从而实现人生幸福的专业。通过现有的范式，作业治疗专注于支持服务对象的作业活动相关的幸福感，关心服务对象作业活动相关问题（例如，工作、休闲娱乐、日常生活活动参与受限），基于整体观念去思考个人、作业活动、任务、环境的问题，明确服务对象在作业表现与参与方面的问题，将作业活动参与作为治疗的核心理念，以服务对象为中心，治疗开展建立在良好的治疗关系之上。对作业治疗身份的理解使得作业治疗师更需关注"作业"，需要抱着对专业负责的态度思考这些内容：每一位作业治疗师对于作业治疗的定义，作业治疗师评价自己的服务及反思自己治疗服务对象的过程，认识

指导作业治疗师实践的价值。

（二）实践的复杂性及知识需求

一般认为作业治疗实践复杂性体现在以下方面。

1. 作业治疗的对象范围十分广泛，包括躯体、情绪、认知的损害。作业治疗必须充分理解这些不同的损伤类型，并且知道如何去进行干预。

2. 作业治疗实践中所运用的理念需要非常全面。因此，作业治疗师必须从服务对象的不同方面进行了解，包括服务对象的能力、角色、生活规律、生活习惯、动机、情绪和志向，还包括服务对象的躯体功能和社会环境。

3. 作业治疗的实践包括鼓励服务对象参与到作业活动中。因此，服务对象的动机、观念以及协作能力对帮助取得积极的作业治疗结果十分重要。

4. 作业治疗实践中包括治疗师与服务对象建立好的治疗关系。治疗关系对治疗效果的好坏十分重要。

5. 作业治疗师不能只关注服务对象自身，还应该帮助服务对象解决在群体中的一些问题。

以上作业治疗实践的每一项特点都使得作业治疗的实践过程变得复杂。此外，按照以上特点进行实践都需要作业治疗师具备充分的专业技能。过硬的专业技能需要掌握基于理念及实践模式等各方面的知识技能以及相关知识。因此，作为优秀的作业治疗师必须擅长从理论基础中选取最能支持实践的知识。

（三）选择和应用理论实践模式

作业治疗的实践是复杂的。因为作业治疗师可能会发现服务对象的自身问题会涉及一个或多个作业治疗相关模式，而要充分掌握分析服务对象所面对的问题，使用单一的理论实践模式远远不够。因此，作业治疗师必须仔细地选择专业范围内最为适合的模式及参考架构，并分析、解释服务对象所面对的挑战，以及应如何治疗。

例如，对于动力不足、情绪不稳定的脊髓损伤急性期服务对象，如何来选择模式。生物力学模式可以帮助理解脊髓损伤导致肌肉无力和主被动关节活动度、力量、耐力的消失。这个模式指导思考这些损伤对服务对象作业活动能力产生的影响。

但值得注意的是,生物力学模式并没有关注服务对象情绪和动机方面的问题,而人类作业模式可用于分析服务对象情绪方面的问题。这个模式需要考虑脊髓损伤对服务对象个人原因(理解力)、兴趣和价值观产生的影响。引导作业治疗师了解和记录服务对象对功能障碍的紧张情绪、对未来的恐惧、休闲娱乐参与障碍以及对长期生活目标的丧失。

所以,多种模式组合提供了更全面地理解损伤对服务对象影响的方法,同时,这些模式的组合指导作业治疗师更深入地了解服务对象及环境的不同方面性质和进行针对性治疗。

(四)治疗师需要掌握多种模式及参考架构

临床实践不可避免地需要作业治疗师选择多种模式及参考架构结合来指导实践。好的作业治疗师不坚持或强调单一的模式,而是利用多种模式及参考架构提供的丰富理论和实用策略,当然,这些模式及参考架构的选择与服务对象个人情况相关。

一个模式或参考架构提供的观点也可以提高另一个模式及参考架构提出的策略的有效性。实践证明多个模式及参考架构得出的干预目标可以一起满足。仔细关注服务对象的人际关系特征和使用治疗模式及参考架构能促进服务对象的生产性关系,并提高服务对象治疗的参与度。通过结合理论实践模式及参考架构,作业治疗师可以找到一种更全面、有效的工作方法。

(五)选择使用专业相关知识

虽然作业治疗的范式和模型提供了在实践中所需的最基本的知识,但很多时候都需要作业治疗师从专业范围之外汲取知识。在这些情况下,作业治疗师需要使用专业相关知识。例如,如果作业治疗师了解到服务对象存在情绪方面的问题,认知行为方面的知识可以提供有用的理论和策略。

使用专业相关知识,作业治疗师需要注意的是:选择适当的、相关的知识来补充自己的理论实践模式;从范式、实践模式和参考架构中,而不是从相关知识中推导出服务对象的身份和实践的主要元素;使用专业相关知识可确保作业治疗师在其专业角色的范围内具有实践所需的全部知识。

(六)发展个人理论组合

因为理论水平对于成为优秀的作业治疗师非常重要,所以值得花时间思考和发展作业治疗师自己的理论组合。理论组合应包含以下要素:①作业治疗的个人定义;②清楚地了解服务对象的性质以及为服务对象提供的服务的性质;③一套个人指导实践的价值观;④识别和清晰地理解解决服务对象需求的理念实践模式和参考架构;⑤通过吸纳相关知识来补充指导实践的理论。

二、如何在实践中运用作业治疗的理论

学会用理论思考意味着理论成为一种看待服务对象以及其所受损害、作业环境和人际特征的主要方式。仅仅研究一个理论并不能确保作业治疗师在治疗中积极使用这一理论。作业治疗是一个复杂的过程,是使用理论实践模式及相关知识,并利用资源来帮助服务对象以实现其积极愿望的过程。作业治疗实践需要全方位的作业治疗领域的理论支持和指导。

在日常工作中,作业治疗师必须要了解自己的服务对象是有作业活动的人、具有独特个性特征的人;必须识别服务对象的作业问题和潜在的损伤,以及环境支持和障碍;必须确定合理的目标、反映服务对象的期望、作业生活和业绩潜力;必须干预服务对象精心选择设计的作业,以促进达到治疗目标;必须监测治疗过程并在环境改变或过程不按预期进行时做出必要的修改;必须确定服务对象的进程和结果。

作业治疗强调作业治疗师通过使用理论来更好地理解服务对象的情况和如何处理它来行使能力或专长。专业知识被视为以服务对象为中心的实践和尊重、共情和以服务对象为中心所暗示的伙伴关系。对于那些无法口头表达但积极合作的服务对象,作业治疗师必须努力了解服务对象对世界的看法、什么与服务对象有关、服务对象喜欢什么以及服务对象对自己能力的感受。只有这样,作业治疗师才能真正以服务对象为中心。当服务对象对自己的观点或参与治疗的言语能力有限时,作业治疗师也可以与其家庭成员或关心服务对象的其

他人合作,并可以作为服务对象的倡导者。以服务对象为中心的治疗需要仔细地了解服务对象正在经历什么以及服务对象想要什么(独立于服务对象表达这些事情的能力);需要作为服务对象福利和意愿的倡导者;需要认识到服务对象能够将其纳入到治疗过程中,并对服务对象进行个体化治疗,以获得服务对象的利益。

实践过程中作业治疗师必须参与活动分析(或作业分析)的过程。这是治疗过程的必要组成部分,也是寻找和调整作业活动以获得某种治疗效益,或允许服务对象参与先前或新的作业活动的过程。活动分析(或作业分析)要求作业治疗师评估服务对象(或服务对象群)和特定活动的特点与需求之间的契合程度。早期的活动分析是基于常识框架,但现在认识到作业治疗师需要使用作业治疗理论作为活动分析(或作业分析)框架。使用理论的作用是通过提供理论来构建分析结构,从而确定应对活动进行哪些深入解析。

整体的观点也是作业治疗实践中要关注的问题。整体观不仅仅是使用不同的理论,而是关注服务对象生活的不同方面。它还包括能够作为一个整体考虑所有这些因素,并做出判断。作业治疗师进行作业治疗一般包括6个步骤:①关于服务对象发生的问题;②收集服务对象的信息,并与服务对象一起回答所产生问题的来源;③使用收集到的信息来解释服务对象的情况;④产生治疗的目标和策略;⑤实施和监测治疗;⑥确定治疗结果。这些步骤并不是按严格的顺序进行的。作业治疗师一般可在治疗过程的前5个步骤之间来回移动。作业治疗师必须始终愿意并准备好产生新的问题,重新考虑对服务对象的理解,并达成新的目标和干预策略。

使用作业治疗领域的理论来理解服务对象和为服务对象设计干预是作业治疗实践的工作中心。作业治疗的质量在一定程度上取决于治疗师在治疗实践中能够进行的思考过程。

(刘沙鑫　胡　军)

参考文献

[1] BASS-HAUGEN J D. Health disparities: examination of evidence relevant for occupational therapy. Am J Occup Ther, 2009, 63(1): 24-34.

[2] BRAVEMAN B, BASS-HAUGEN J D. Social justice and health disparities: an evolving discourse in occupational therapy research and intervention. Am J Occup Ther, 2009, 63(1): 7-12.

[3] LAMORE K L, NELSON D L. The effects of options on performance of an art project in adults with mental disabilities. Am J Occup Ther, 1993, 47(5): 397-401.

[4] MATUSKA K, GILES-HEINZ A, FLINN N, et al. Outcomes of a pilot occupational therapy wellness program for older adults. Am J Occup Ther, 2003, 57(2): 220-224.

[5] MENTRUP C. The fourth edition of Gary Kielhofner's book, Model of Human Occupation: Theory and Application. Occup Ther Health Care, 2008, 22(2-3): 201-202.

[6] MOSEY A C. Applied scientific inquiry in the health professions: An epistemological orientation (2nd ed.). American Occupational Therapy Association, 1996.

[7] TAYLOR R R. Scholarship of Practice: Reflections on Gary Kielhofner's Legendary Vision for Occupational Therapy. Occup Ther Health Care, 2011, 25(1): 3-6.

[8] WU C Y, TROMBLY C A, LIN K C. The relationship between occupational form and occupational performance: a kinematic perspective. Am J Occup Ther, 1994, 48(8): 679-688.

[9] YODER R M, NELSON D L, SMITH D A. Added-purpose versus rote exercise in female nursing home residents. Am J Occup Ther, 1989, 43(9): 581-586.

第十章

作业治疗模式

作业表现模式

一、作业表现模式的理论发展

作业表现模式（occupational performance，OP）最早由 Reilly、Mosey 等于 20 世纪 60 年代初提出，是最早发表的作业治疗模式。后来出现的很多新模式都有这一模式的影子。它不是一个简单的分类、一个理论或作业治疗的一个模式，它必须和作业、作业治疗相关的知识以及证据联系在一起使用，并帮助定义、指导作业治疗实践。

二、作业表现模式的主要内容

作业表现（occupational performance）指人从事某作业活动时呈现出来的状态。作业表现关注的范围包括日常生活活动、工作及生产活动、休闲活动、社会参与等活动中的表现。作业表现模式认为个体的作业表现受作业技能和作业情境的影响。

专业人员强调机体功能的重要性，强调肌力、耐力、关节活动度、灵活性等，是因为他们认为这些都是活动的基础，是人类一定活动的决定因素。然而，作业治疗所提到的作业表现，不仅与机体功能有关，而且与人们顺利完成某一活动必需的主观条件有关，这些都可以被称之为作业技能。

作业技能更多的是把人看作一个"完整的人"，即包括完成作业活动所需的生理功能，也考虑个人主观条件（心理认知因素）对作业表现的影响。而在某些特殊情况下，个体作业活动的表现与其机体功能并不成正比，比如吃饭不是必须要用右手，也

并非一定要有使用筷子的功能。所以对于作业表现，对于个体的技能训练，更多是以个体为中心，充分发掘其主观条件，让其无论在何种文化环境和物理环境下都能很好地展现自我、实现自我。当然，作业表现模式并不否定机体功能对作业表现的积极作用。

作业技能（occupational skill）是作业活动的基本组成部分。作业技能不完全由身体结构功能决定，作业技能更多的是作业过程中的方式、方法的体现，更倾向于是作业过程中的一种策略。Fisher Griswold 把作业表现技能分为运动技能、过程技能和社会交往技能 3 种，是个体在活动的各个环节中所表现出来的能力，包括运动和实践技能、感觉和感知觉技能、情绪调控技能、认知技能、交流和社会技能、环境适应技能等，这些表现技能背后的身体结构功能和其他因素（外界、他人影响等因素）有着重要的影响性。以前普遍认为作业表现模式完成的要素包含运动、感觉整合、认知、心理、社会等，现将其整合为感觉运动、认知、社会心理三要素。

作业情境是作业活动的另一个基本组成部分，是指个体所处的环境和不同时期的生活处境。作业表现会根据个人在不同处境及环境而改变。处境与环境不同，它加入了时间的因素，包含年龄、发展阶段、生命周期、残疾等情况。每个人身处同一环境所做的表现都会有所不同，即使同一个人身处同一环境时都会因时间不同所做的表现也有所不同。这就是处境，是影响作业表现的重要外在因素。

因此，个体的作业表现及其技能的表达非常复杂，在不同的时间、环境等背景下，个体以不同的机体结构功能及表现技能，展示个体的能力、表达自

我、体现自我。

（一）作业表现模式的基本内容

1. **作业表现的范围** 作业治疗所关注的领域包括个体的方方面面，但是太多的内容在临床中无法指导实践。在作业表现模式中，有学者把作业治疗进行简单的分类和规范（图10-1）。

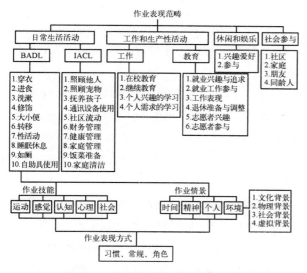

图 10-1 作业表现模式的基本内容

（1）日常生活活动：是指一个人为了满足日常生活的需要每天所进行的必要的活动，包括基础性日常生活活动和工具性日常生活活动。

1）基础性日常生活活动（basic activities of daily living，BADL）：是指人维持最基本的生存、生活需要所必需的每日反复进行的活动。基础性日常生活活动独立性不仅展示人的尊严，也是生活质量的重要体现。

不同个体其独立性也不一样，这与文化环境息息相关。如个体在医院里完全由其妻子帮助洗澡，这被理解为完全依赖。但是这一活动有特别的背景，个体在结婚前都是自己完成，结婚后就一直由妻子帮忙洗澡，生病后个体仍由妻子帮忙完成。这一作业也许是其夫妻关系的一种体现。那么在这种情况下，作业治疗师不会认为洗澡这一活动为完全依赖。这就是作业活动独特的思维。

基础性日常生活活动独立性由个体自我指导、自我决定。其最佳独立性根据个体的参与能力、是否能表现出最合适的行为以及个体特定的时间、环境、背景等因素决定，也由个体自我满意度决定。

我们也常把日常生活活动称为自我照顾（self-care）。以自我照顾为导向的活动是个体生存和健康必需的。

临床上把基础性日常生活活动总结成10项：个人卫生、进食、穿衣、如厕、洗澡、床椅转移、步行（轮椅操控）、上下楼梯、膀胱控制（小便控制）、肛门控制（大便控制），常通过巴氏指数（Barthel index，BI）或改良巴氏指数（modified Barthel index，MBI）来评估。基础性日常生活活动是人们在生活中所需要做的作业活动，是人们获取最基本幸福感的来源。

2）工具性日常生活活动（instrumental activities of daily living，IADL）：是指维持独立生活所必需的，在家里或社区进行的，比基本日常生活活动（BADL）更复杂的支持日常生活活动的活动，包括照顾他人、照顾宠物、抚养小孩、交流联系、社区移动、财务管理、健康管理和维持、家庭建设和管理、做饭和家务、安全步骤和紧急情况的处理、购物等。

（2）工作和生产性活动（work and productive activities）：包括教育及工作（education and work），属于成果导向型活动。例如，活动或任务是为了向自我、家庭和社会提供支持，其暗示了个体对目标的追求，且与学习、职业技巧发展相关。

1）教育活动（educational activities）：包括正式或非正式地参与教育活动以及兴趣爱好的学习。正式的教育活动，如学术性、非学术性、课外、职业训练等教育活动；非正式的教育活动，如参加一些自己有兴趣的培训班或团队活动。

2）工作（work）：是指就业或职业（包括识别、挑选、获取工作信息等以及获得职业）。如找工作、准备面试、面试等活动；工作表现，如工作习惯、与同事/上级的关系、完成工作任务、遵守工作规章制度等、退休准备和适应等；有兴趣参与的义务工作。工作和生产性活动是人们在生活过程中所想要做的、被期望或被要求从事的作业活动。工作是需要通过学习并努力参与才能完成的作业活动，是人们相互交流、相互支持，获得收获、尊重、认可、理解以及幸福感的活动过程。

（3）休闲和娱乐（leisure and play）：是指在非劳动及非工作时间内以各种"娱乐"及"玩耍"的方

式求得身心的调节与放松（adjustment and relaxation），达到以生命保健、体能恢复、身心愉悦为目的的业余生活活动。科学文明的休闲方式可以有效地促进能量的储蓄和释放，它包括对智力、体能的调节和生理、心理功能的锻炼。

1) 休闲：是一种心灵的体验。休闲活动从本质上来说是有目的、有用、无利益驱动的活动，包括主动式休闲，如打太极、气功、茶道、体操、跑步、散步、钓鱼、游泳等；被动式休闲，如看电视、听广播等。

2) 娱乐：可被看作是一种通过表现喜怒哀乐或自己和他人的技巧而使受者喜悦，并带有一定启发性的活动。娱乐活动是指有组织或无组织地提供娱乐的活动，包括交际，如参加舞会、朋友会等；艺术，如听音乐会、看画展等。

休闲和娱乐活动最重要的是需要兴趣和参与。兴趣包括需要对活动的识别、活动的准备、活动的学习等方面的技能技巧。参与不仅仅是指能加入、能融入活动之中，还包括能合理运用时间，维持工作等其他领域与休闲的平衡。

（4）社会参与（social participation）：是指在特定的社会体系内，人们对社会各方面，如经济、政治、文化、社会工作等活动的意识参与和行为参与活动，需要组织活动相关的行为方式以及预期的个人与他人互动等。如在社区中（邻居、组织、学校、工作系统等）的互动活动；在家庭中不同角色的互动活动；在同伴、朋友等不同亲密层次中的互动活动。社会参与是在一定政治、经济、文化等框架因素下进行的活动，让人们作为推动社会发展的主体，提高人们在社会中的自主意识和自主空间，进一步体现社会价值。

2. 作业技能（performance components）指完成作业活动的能力要素，每一要素在一项活动中都是可被分开来看的，并体现在整个活动的过程中。

（1）感觉运动：包括①感觉（感觉意识、感觉过程、知觉过程）；②神经、肌肉、骨骼（反射、关节活动度、肌张力、肌力、耐力、姿势控制、软组织完整性）；③运动能力（运动控制能力、协调运动能力）。

（2）认知技能：包括醒觉层次、定向能力、分辨能力、集中注意能力、活动主动性、终止活动能力、记忆力、排列能力、分类能力、概念形成、空间运用、问题解决能力、学习能力。

（3）社会心理技能：包括①心理能力（价值观、兴趣、自我认知能力）；②社会能力（角色活动能力、社会品行、社交能力、自我表达能力）；③自我保护能力（应对技巧、时间控制能力、自控能力）。

3. 作业表现情境（performance contexts）指影响人的表现行为所处的背景。其包括以下4个方面。

（1）环境背景（environment context）：包括①文化背景（cultural context），如风俗、信仰、行为模式、行为准则和期望接受或认可其个人的社会成员等；②物质背景（physical context），如建筑、自然环境、气候温度、地形环境等；③社会背景（social context），指对自己重要的人的利益和期望会影响自身作业的表现，如照顾者、配偶、父母、亲密的朋友；④虚拟背景（virtual context），指通过电脑或其他方式进行交流的环境（不在真实的物理环境中），如网上聊天室、网页等常用环境。

（2）个人背景（personal context）：如年龄、性别、社会及教育状态等。

（3）精神背景（spiritual context）：指人对生活的基本定位启发和激励个人的背景，如信仰、自我意义的背景或潜意识的隐藏背景等。

（4）时间背景（temporal context）：是指多维空间位置背景，如年代、时期、时段、阶段的生活等背景。

作业表现情境一定程度上决定着作业表现方式，同一种角色在不同的时代，其作业表现方式和表现能力不一样。

4. 作业表现方式（performance pattern）指某人完成作业活动时所表现出来的习惯、常规和角色。

（1）习惯：是指在作业活动中表现出来的特殊的自动性的行为。

（2）常规：是指在日常生活中提供框架的有次序的作业活动。

（3）角色：是指彼此认可的具有一定社会功能的人物分工。作业表现方式是随时间发展起来的，习惯和常规是在角色的要求上建立起来的。

作业活动通过这3种方式表现出个体的独特性,作业表现方式在一定程度上也影响个体的作业表现和技能,并受作业技能的影响。

作业表现的各个方面相互依存、相互影响,构成不同的个体,拼出绚丽多彩的人生。作业治疗范畴,也根据个人需要、当时进行这些作业活动的环境以及特殊的生活情境来决定。如同样是唱歌活动,对于歌手来说是工作,对于其他人群来说也许就是休闲娱乐。同样都是开车,对于出租车司机来说是职业行为,属于工作;对于上下班代步的人来说就是行走,属于日常生活活动;对于一个父亲开车去接孩子放学来说,就是抚养孩子,属于工具性日常生活活动;对于去驾校学习开车,属于个人需要或兴趣爱好的教育活动;对于一个车友募捐会,车友开车去当主持人,这又属于工作的志愿者参与活动。

（二）作业表现的过程

人类作业表现的过程非常复杂。每个个体都具有社会属性,都有期望、需要、被要求的社会角色,所有的作业活动都是在这样一个期望、需要或被要求的社会角色下进行。所有的活动都与自己的角色相关,在自己的角色里被赋予目的和意义。作业活动也通过角色的要求内容来表达。当个体期望、需要或是被要求成为一个社会角色时,为了表达或实现这一角色,日常生活活动、工作生产性活动、休闲娱乐、社会参与等作业活动都将围绕该角色进行。

在进行角色表达时,运动感觉、认知、社会心理等表现成分,包括常规、习惯都将募集起来,在不同的时间或是环境背景下进行最佳的角色表达。当因外在或是自身的原因发生了改变,如疾病、创伤等障碍,角色的表达将受影响,自信心、存在感、成就感、幸福感等都将降低。如果角色的驱使性非常强烈,那么个体将不停地运用各种表现技能来消除这些影响,尽可能去实现角色表达。

在社会环境里,很多时候都不只有一个角色,当角色越多,在不同角色下的作业活动也越多,在不同角色下的体验就更加丰富,自信心、存在感、成就感、幸福感的获得也就越多,这就是人生意义所在。

在疾病或创伤后,看似疾病影响了躯体功能,但背后真正影响的却是角色的表达。角色表达质量降低或是角色数量减少,才是影响生活、工作、学习、交流的真正原因。很多临床认为不能治愈的个体,仍可以通过不同的作业表现技能帮助个体实现角色表达或是创造新的角色,丰富自己,体现人生价值,进而实现作业治疗让每一个人都有权利过自己想过的生活的目标。

通过作业表现模式,可以自上而下、自下而上地评估分析个体。再根据这些指导干预个体,运用不同作业角色表现策略,促进个体的角色表达,丰富角色。作业治疗干预时,要先从恢复其以前的作业方式开始思考;如果有困难,可考虑用存有的作业方式干预;如果还有困难,则考虑用其他技能或是作业方式干预。

作业表现的过程,每一个环节都环环相扣,相互支持、相互影响。并非是"受伤,造成关节不能运动,进而影响活动,从而不能社会参与"这样的惯性思维方式。从作业表现过程的角度来看,疾病、创伤等影响作业活动和角色表现的因素是多方面的,作业表现模式提供了一个全面分析影响作业表现的各个层面的基本框架,能更好地帮助有针对性地开展作业治疗的干预。

三、作业表现模式的应用

作业表现模式中,良好的作业技能和作业情境是作业表现的基础。因此,在作业治疗中,治疗师可对个体目前所具备的作业技能与情境进行分析,同时对拟采用的治疗性作业活动进行分析,分析进行该项作业活动所需的作业技能与作业情境方面的要求。当个体目前的能力与该项治疗性作业活动所要求的最低水平相符合时,即可选取这项作业活动进行治疗。也可以选择比目前个体水平稍高的活动进行治疗,以保证作业治疗的挑战性、趣味性。但需要注意的是,应尽可能保证个体经过努力后能够完成该项活动,以保证活动后获得成就感。

（艾　坤）

第二节
人类作业模式

一、人类作业模式的理论发展

人类作业模式（model of human occupation, MOHO）由美国 Gary Kielhofner 教授于 20 世纪 80 年代提出。1980 年，该理论首次出现于《美国作业治疗学》杂志。2008 年出版的《人类作业模式：理论与应用》对该理论做了更完整的论述。该模式由第 1 版至今，经过数十年，仍在不断地持续更新与发展。

MOHO 在作业治疗领域中的蓬勃发展，除了累积了相当丰硕的研究成果外，还涵盖了精神、小儿及生理等领域。MOHO 以其在跨国文化间的有效性及可信度，成为国际上最广为使用的作业实践模式。

二、人类作业模式的主要内容

（一）人类作业模式的主要观点

MOHO 关注的是个人在何种程度上可以参与作业活动，并达到积极的适应状态。该模式将人的内在特征和外部环境联系在一起，成为一个动态的整体。另外，该模式提出，作业活动可对人的内在特征、动机和表现产生影响。它认为人是一个开放性的系统，人的内部特征和他所处的外部环境动态整体联系，从另一个角度解释了作业是怎样被赋予动机、习惯和表现的。

MOHO 强调：①作业表现是动态的，且因外部环境不同而不同。即人的内部特性与外部环境紧密联系并相互作用，构成了影响个人动机、行动和表现的网络。②作业对个人自我组织很重要。通过作业活动，人们能保持或改变自己的能力，并产生新的经验去肯定或重塑自己的动机。

MOHO 提供了一个人类的作业适应和治疗的过程，是一种以服务对象为中心的理论模式，考虑到推动作业的动机（motivation）、保持作业的日常习惯（routine）、熟练技巧能力（skilled performance），以及环境对作业的影响（图 10-2）。

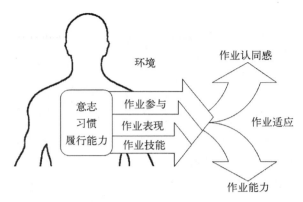

图 10-2　人类作业模式

（二）人类作业模式的基本内容

1. 人类作业模式关于人的描述　每个人都有其独特的作业活动。为了解释人是如何选择、组织和实施自己的作业活动的，MOHO 提出了影响作业活动的人的 3 个相互作用的内在特征：意志力（volition）次系统、习惯（habit）次系统、表现能力（performance capacity）次系统。

MOHO 模式要求从整体看问题，人是一个开放性的整体，作业过程中包含意志/动机，是否能有效完成日常活动，是否符合个人兴趣和习惯，是否体现个人价值观、展示角色、表达躯体及心理的表现能力等。

（1）意志力次系统（volition volitional subsystem）：意志力是指意志思考及感受，是人们被激励并选择作业活动的过程。任何人都有从事作业活动及探索世界的欲望，这种欲望基于以前的活动经验而形成。

意志力关于作业的思考和感受涉及 3 个问题：如何体现个人完成作业的能力和效果（即个体对自我的认识和对目标的思考）？什么作业是重要的或值得去做的？什么作业能让人们愉悦和满足？

这 3 个问题可以归纳为影响人的意志力的 3 个方面：个人原因、价值观和兴趣。另外，基于个人原因、价值观和兴趣 3 个方面思考和感受的意志过程也尤为重要。

1）个人原因：是指在作业活动中，个人对自我能力的认识和对作业结果的预想和感受。这与个人自知、自信密切相关，包括对自己优缺点的认识、面对任务时的态度（自信或焦虑）及事后的反思。

对自我能力的认识包含对自己能力和效能的思考和感受，自身的经历以及对经历的诠释和对未来的期望都影响这些思考和感受。不同的个体因为对自身的理解不同，以及对环境的要求和期望不同，也就形成了不同的个人原因，这些不同的个人原因强烈影响做事的动机。

2）价值观：是指一个人对于什么是好的、正确的、重要的事情的思考和感受，即个人觉得重要及有意义的事情，包括活动是否值得做、完成的方式是否合适、做这些活动有什么样意义的思考和感受。

3）兴趣：是在作业活动中通过快乐和满足的体验而产生，即个人觉得有乐趣及感到满意的事情。兴趣始于自然性情，即天性（例如，倾向于享受身体或智力活动），通过参与作业活动所产生的乐趣和令人满意的经验进一步发展，会成为固定的兴趣。因此，兴趣的发展取决于人们所从事的作业活动。兴趣是建立在利我的基础上，是对做事能力的正向感受，同时也为挑战困难创造了条件。

4）意志过程：意志包含对选择某项作业活动的深刻思考和从事这项作业活动的自身感受变化的过程，即意志过程。这一过程发生在"期待-选择-经历-经验解释"循环中，是一个整合及不断进行的循环过程，即期待做的可能性有多大、选择做什么、经历什么以及随后的经验解释，并影响后续对作业的期待与选择（图10-3）。

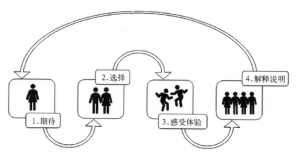

图10-3　意志过程

在意志体验过程中，虽然每一个过程都相互影响，但选择是意志过程中参与的前提条件，包括活动选择和作业选择。活动选择（activity choices）是简短的考虑，决定执行或停止作业活动，此种选择构成人们大部分的生活。作业选择（occupation

choices）有较多的考虑，如收集资讯、反思、想象可能性及思考替代方案等，在此基础上决定投入是否一个作业角色；是否建立新的习惯或执行个人的计划，如决定工作等。这样的有效循环有利于个体意志力的增强。意志引导人们如何看待这个世界及其所面临的机遇和挑战。在很大程度上，人们如何体验生活，如何看待自己和其所处的世界，与意志有密切的关系。

意志是作业治疗过程的核心。作业治疗必须符合服务对象的意志，所有的治疗需要服务对象选择符合自己意志的作业活动。服务对象的意志很大程度上决定治疗结果。

（2）习惯性次系统（habituation/habituation subsystem）：习惯是指人们将自己的行为组织成模式和惯例的过程。通过在特定环境中反复练习，人们建立习惯的行为模式。这些行为模式由作业习惯和生活角色决定，并契合日常生活中的时序及物理环境和社会环境，它们一起塑造人们日常生活的方方面面。习惯有时不需要主动选择，而是来自重复的意志选择。例如刷牙，因为个人每天都在做，也就自然不需要考虑刷牙的动作步骤、什么时候做、刷牙的时间次序等，于是刷牙的习惯经过长年累月的重复形成意志选择。在习惯性次系统中，习惯模式被习惯和角色所控制，有常规性、可预见性。同时我们日常生活的任务表现都具自动性。由于角色和习惯，日常生活中的大多数活动都会以自动和可预见的方式展开。

1）习惯：通过多次重复的作业活动获得，当这些作业活动不自觉或很流畅地在日常生活中表现出来，习惯便产生了。同时，习惯强调环境的适应，人们从事习惯性的作业活动需要利用和整合周围熟悉的环境。习惯影响人们如何进行日常活动，如何安排自己的时间，如何组织自己的行为。当一个人被强行改变行为习惯时，就可能会产生抵触心理。

2）角色：赋予人们一种身份和一种与身份认同相关的义务感。角色包括一系列的责任及行为模式。这些责任与行为模式很大程度受文化、社会价值及所处环境的影响，很多时候被视为社会或外界对个人的要求，从而形成个人独特的作业角色，社会化的过程塑造个人角色,而且个人通常扮演好几个角色。

角色让个体明确自我身份(包括社会身份)并赋予自身责任感,并将特定的角色与行为联系起来。个体展现出与某个角色相应的作业活动,这体现了个体对角色的内在态度。同时,角色行为的经历影响个体在未来角色中的塑造。

角色表现困难与失能密切相关,失能可能引出角色表现的问题,在无法符合数个角色的责任与要求时,就会产生角色的变形。社会认为失能的人应恢复功能并暂停目前的角色,在功能恢复后再次回到原本的角色。

重复让行为形成规律,所以习惯性次系统对于个体来说,往往被认为是可以预知的,也可作为个人的生活风格表现出来。当习惯受到障碍或遭遇环境的挑战时,个体可能会失去对日常生活的熟悉性、一致性及舒适性。治疗的主要任务之一就是重建个体的习惯和角色,使个体能够更容易地参与日常作业活动。

(3)表现能力次系统(performance capacity subsystem):又称为心智-大脑-身体次系统(mind-brain-body subsystem),是指潜在的精神和身体能力。身体能力是身体的基本功能,例如骨骼肌肉系统、神经系统及心肺系统等的功能。精神能力是人类的心理、认知及智力等功能。所有能力构成作业行为的客观表现。

MOHO强调作业治疗过程中提高身体和精神能力的重要性,并且关注作业过程中个体的经历和感受,特别是在作业受限时。在治疗中,关注个体对障碍的经历和感受,对个体更有帮助。具有各种身体障碍的人可能会减少使用自己的身体或完全放弃使用。治疗可以帮助人们"回收"自己的身体或身体的一部分,并将其整合,形成一种新的作业方式。

2. 人类作业模式关于环境的描述 MOHO强调环境的重要性,所有作业都是在物理环境及社会文化环境中发生的,是由人的内在特征(意志、习惯和表现能力)和外界环境特征相互作用而产生的。环境被认为是影响作业动机、组织和表现的个人背景。作业也受环境影响,并由环境赋予作业意义。每个环境都会涉及挑战、机遇或资源,或强迫个体以环境特定的要求去做某件事。具有挑战性的环境往往能唤起人们的关注和参与,诱发出最好的表现。但是过高的挑战又会引起过度的焦虑不安,甚至会因不堪环境压力的重负逐步变为绝望。因此,环境提供的机遇或环境的限制对于个人作业活动会产生积极或消极的影响。

环境包括特定的物质、社会、文化、经济和政治环境。多维度的环境会影响个体的作业活动,如个体遇到的不同场景、物体、人以及作业的期望和机会。同时,更大的文化、经济条件和政治环境也影响个体的作业活动。因此,环境包括以下多个维度:个体活动时所使用的物体;个体活动的空间;在特定情况下可用、预期或要求的作业活动或任务;构成个体背景的社会团体(例如家人、朋友、同事和邻居)和周边的文化、政治、经济力量。

个体的作业活动以及自己对这些作业活动的看法和感受,是个体动机、习惯和角色、能力与上述各个维度环境相互作用的结果。政治和经济条件决定了个体从事作业活动时可以调用什么样的资源,以及所扮演什么样的作业角色;文化决定作业活动应该怎样做和什么作业活动值得去做;任务的要求可以让个体感到自信或焦虑;物体和空间与个体能力的匹配影响个体的作业表现。以上情况均表明,环境影响个体的行为以及他们对自己行为的看法和感觉。反过来,人们也会选择和改造自己的环境。个体有选择与之相适应环境的倾向,以实现自己的价值观和兴趣。

3. 人类作业活动的3个层次 MOHO模式确定3个层次来检查个体的作业活动:作业参与、作业表现和作业技能(表10-1)。

(1)作业参与:是指与个体社会文化背景相适应的,为了个体生活幸福所参与的工作、娱乐或日常生活活动。

(2)作业表现:每个方面的作业参与均涉及一系列相关的任务,个体在完成这些作业任务时所表现出来的作业活动状态被称为作业表现。

(3)作业技能:在作业表现中,人们会不断做出有目的、重复及熟练的动作,这些动作各自独立而目标统一,这些就是技巧。完成构成作业表现的动作所需的技巧被称为作业技能。技能是个体在作业表现中完成以目标为导向的动作的技巧,相对于表现能力,技能更偏向于作业表现中具体呈现的个别动作,而表现能力多指潜在的能力(如运动和强度的范围等)。

技能可分为3种:运动性技能、过程性技能及沟通合作性技能。①运动性技能:指在任务中需要移动身体或移动物体的能力。在日常生活中需要某一运动技巧的任务,例如,发邮件、开车、购物、烧烤等。②过程性技能:指从逻辑上安排动作执行的先后顺序,选择合适的工具和材料,当遇到问题时调整行为(选择、组织),使之更轻松、更有质量。例如,做烧烤需要的处理技能,先做什么,再做什么等。③沟通合作性技能:为了和他人更好地相处而表现出来的合作的社交行为,以及意愿和要求的表达。例如,统筹考虑约会或烧烤的场所等。

表 10-1　人类作业活动的3个层次

作业参与	与个体社会文化背景相适应的,为了个体生活幸福所参与的工作、娱乐或日常生活活动
作业表现	个体在作业参与过程中完成作业任务时所表现出来的状态
作业技能	个体在作业表现中完成以目标为导向的动作技巧

人类作业活动的3个层次中,作业技能影响作业表现,进而影响个体的作业参与。

4. 作业认同感、能力与适应

(1)作业认同感:随着时间的推移,人们通过所从事的作业活动形成自己的作业认同感。这种认同感是在对作业经验的思考与感受中所产生的,通过作业经验的累积,个体逐渐认识到自己是什么样的人和希望成为什么样的人。因此,作业的认同感被定义为"个体在参与作业活动过程中所形成的对自身的定义"。

(2)作业能力:指个体维持参与作业活动的程度,并由此形成作业认同感。作业能力是通过作业经验及身份的肯定而获取,需要个体良好的内部特征做支撑,即作业能力需具备良好的表现能力、足够的作业动机、良好的作业习惯。同时,作业能力也受外部环境影响。

(3)作业适应:一般指通过所经历的作业活动,个体得以发展,并在面对新的挑战时转变为应对策略,取得好的结果和状态。作业适应由以下两个基本要素构成,即个体所创造的作业认同感和在各种情况下能促进作业认同感产生的作业能力。

(三)人类作业模式的开放性系统

MOHO模式把人作为一个开放式的系统,包括输入、处理、输出、反馈4个环节。当个体接收到外界环境及个人内在需要等信息时(输入),意志力、习惯、表现能力3个次系统会对这些信息进行分析、组织和整合(处理),并且该过程会受到个人的身体结构、功能状况、性格及客观经历的主观经验等因素的影响。信息经过适当的处理、组织和整合后成为作业行为,进而出现有关的结果(输出),如同意、否定、接受、拒绝、成功、失败、掌握、失控等,这些结果信息会形成反馈,进一步影响(支持或抑制)上述互动过程。同时外界环境也会和人的作业行为形成互动,互动结果的信息也会形成反馈,同样影响互动过程,形成循环。3个次系统是实现作业表现过程最重要的环节,在循环过程中起重要的内在作用,同时外在环境是影响作业表现的外因,有利的内、外循环对个人成长及环境发展构成良性循环,否则就形成恶性循环(图10-4)。

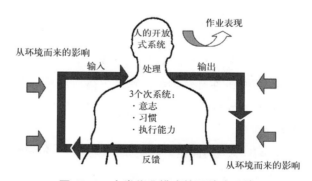

图 10-4　人类作业模式的开放式系统

(四)人类作业模式的作业表现过程

作业表现是MOHO很重要的概念。作业表现除受作业技能的影响外,还受环境、习惯、意志力等因素的影响。如果影响因素都是正向的,那么记忆、情绪等就能更好地被接受,机体也就能募集神经学的诸多成分(如肾上腺素、激素等递质),能对作业活动进行良好的编程(制订计划、正性的行动引导),在行动中通过肌肉、骨骼、心肺等成分展现良好的作业表现,提高个体的作业参与。反之,则抑制作业表现,降低作业参与(图10-5)。

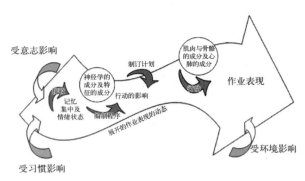

图10-5 人类作业模式中作业表现的过程

在临床中,作业治疗师遇到的往往都不是最理想的状态。有支持的因素(有利于活动的因素),也有抑制的因素(不利于活动的因素),这些因素相互交叉,支持与抑制动态地进行又不断地变化。因此在临床中,作业治疗师通过专业的评估找到支持和抑制作业表现的因素,并分析其影响作业表现的方式,进而制定针对性的治疗方案,提高个体的作业参与。

三、人类作业模式的应用

MOHO是一种以服务对象为中心的理论模式,也是当今作业治疗领域应用最多的作业模式。它专注于服务对象的内在特征(意志、习惯及执行能力),强调外在环境的重要性,并强调服务对象的内在特征与外在环境的相互作用。认为每一个人独特的内在特征和所处的外在环境决定康复目标和治疗策略。

MOHO应用的基本前提是:作业治疗过程中的所有策略的动态变化都是由服务对象的作业参与状态驱动的,服务对象的作业参与状态是康复治疗动态变化的核心。作业参与状态是指在特定的环境条件下,服务对象在治疗过程中或治疗完成时的行为、想法和感受。临床干预是通过改变可控参数,从而改变动态整体,并产生不同的行为、想法、感受的过程。

在作业治疗过程中,意志、习惯和表现能力对服务对象的作业形式、完成治疗任务的情况和治疗效果均有一定的影响。例如,在治疗的任何时刻,

服务对象都可以考虑:①利用表现能力锻炼作业技能;②唤起旧习惯,塑造作业表现;③为了实现某一角色而努力;④对作业表现是否感到满意或享受;⑤给所做的活动赋予一定的含义和意义(即作业对于服务对象的生活意味着什么);⑥感受能否胜任作业的形式/任务。服务对象的行为、想法和感受的各个方面,均与作业治疗的动态变化相适应。出于这个原因,治疗师使用MOHO时应关注服务对象的意志、习惯、表现能力和环境条件,以及随着治疗的展开这些因素是如何相互作用的。

MOHO模式在作业治疗科学领域已成为指导实践的重要框架,特别是在精神类疾病的作业治疗领域被认为是必用框架。其在其他领域也具有非常重要的指导作用,是作业治疗的经典模式。

(艾 坤)

第三节
作业适应模式

在20世纪90年代,许多作业治疗方面的专家意识到在保持令人满意和有意义的作业行为中作业适应这一过程的重要性。"在当时的作业治疗参考架构中适应(adaption)"是一个很重要的概念,它指代的是两个内容:感觉统合(sensory integration)和时空适应(spatiotemporal adaptation)。Mary Reilly在她的作业行为模式中认为,当人们面对日常生活中不同的任务时,是在面对不同的挑战,在作业过程中,是有适应的过程出现的。"适应"这一概念的提出在作业治疗学中早已有之,但作业适应模式赋予了它新的理念。以往它更多指的是儿童发育过程中适应的重要性,即感觉统合的概念,但如今的研究中同样关注"适应"在成人治疗中的应用,关注适应与作业的关系。

作业适应模式(occupational adaptation,OA)最早由得克萨斯女子大学的Schkade和Schultz在1992年提出。作业适应模式是一个综合性的理论系统,它由反映作业治疗哲学理论的一些核心概念和结构组成。它由两大元素构成:①一个描述正常人类现象的框架成为适应;②一个可由作业治疗师

计划、指导、实施治疗策略的框架。

作业适应模式是一个拥有不同整合概念和结构的整体而复杂的模式。同时，它也是一个以服务对象为核心的策略，可以指导作业治疗师以系统的观点来评价个体的适应过程。在所有的模式中，作业适应模式有其独特的特色：它解释了个体的适应能力可以影响个体的作业表现成功与否；面对失败的作业表现时，可以将治疗者的关注点从人的失利转移到适应过程的失利上；个体的作业表现不如预期时，可以在适应过程中改变一定的变量以达到改变作业表现的目的。

一、关注领域

此模式关注领域或者说实践领域非常广泛，可以说几乎适用于所有人群在整个人生历程中的治疗需求。此模式关注的是服务对象和其所处环境间的互动过程。理解以下4个主题可以帮助操作者推理思维过程，推理出治疗上需要关注的特定领域。

（一）作业

在此模式背景下探讨作业这一概念时必须先理解作业这一概念包含3大元素：①存在人的主动参与；②活动对参与的人是有意义的；③存在过程以及有形的或无形的结果。

（二）适应能力

适应能力是指个体能够意识到变化、调整、改变的需求，以期达到一定成果和目的的能力。这是一个动态的过程，同时也是一个累积的过程。在个体的整个生命历程中，通过适应过程可以获得经验的累积从而达到自我提升。适应过程发生的时机在于当个体参与一个作业行为时，其原有的反应没有达到要求，那么其必须调整行为以达到目标结果。

（三）相对掌握

相对掌握是指个体对作业反应的自我评估，包括：①反应的效率，即使用时间、消耗的能量、动用的资源；②反应的效果，即能够成功达成目标；③反应的满意度，即个体内部的感受以及外在社会标准的评估。

（四）作业适应过程

作业适应过程是当个体在其所处的环境及担当的社会角色，面对作业挑战时发生的一系列的复杂过程，这个过程包含以下元素：①人；②作业环境；③人和环境之间的互动过程。这一过程描述了人在作业活动表现的适应性及熟练性。

二、适应过程

在如何正确有效应用作业适应模式之前，了解作业适应过程非常重要。作业适应过程是每个人都可以拥有的内在变化，在每个人的生长发育及人生进程中，都会面临各种各样的挑战，这就需要我们运用适应能力来改变或调整个体的角色和能力。要了解这个适应过程，则必须要了解组成这个适应过程中包含的3个组成结构。以这3个结构为基础，可以更好地学习、了解此模式中其他的概念、内涵意义以及它们之间互相依赖的关系，这3个结构是：人、作业环境以及人与环境之间的互动。

（一）人

人由3个部分构成：躯体感觉运动、认知和心理。这3个部分的形成和生理、心理、神经、认知以及其他内在因素有关。每个人都有参与作业的内在倾向，以期在其行为表现中获得成就感，这一现象称为"掌握的渴望（desire for mastery）"。这种追求作业行为的自然渴望是适应行为循环过程的开始。对于一个健康的人来说，掌握的渴望与其在运动感觉、认知及心理的能力方面是匹配的，所以能够驱动正向的适应过程，从而获得良性的适应过程的循环。如果当个体有障碍时，这个渴望相对来讲就是不切实际的，因为没有与之相匹配的能力去完成设想的目标。但有些时候，人已经有了一定的能力，但却缺乏要参与作业的渴望，比如当人抑郁时。所以在这个模式之下，当个体缺少动机或渴望时，可以假设说其从过去的角色表现中获得了消极的反应。

（二）作业环境

作业适应模式的第2个组成结构是作业环境，由3个部分组成：物理环境、社会环境和文化环境。人类通过自我照顾、工作、娱乐等活动与他们所处的环境互动，从而产生作业表现。同时，个体所处的环境对于能否产生成功的作业表现也有它自己的标准要求,这种现象称为"掌握的要求(demand for mastery)"。对于一个健康的适应过程循环来说,环境中所包含的掌握的要求与个体所掌握的适应能力以及那些行为要求是匹配的。反之,对于一个有障碍的适应过程来说,环境的要求超出了个体的适应能力,达不到预期,所以最终的作业表现也是不尽如人意的。

(三)人与环境的互动

作业适应模式的第 3 个组成结构是人与环境的互动。当个体参与某项作业活动时,其将面临一定的挑战以满足不同的表现期待。这一现象称为"作业挑战(occupational challenge)"。当个体任何时候参与到一个作业活动中,其也会被当下特定环境中的角色期待所影响,它的存在可以塑造个体的行为及影响其作业反应。作业角色功能受两个方面的影响:①每个人对于为何以及以何方式做一件事有其内在的感受,这个感受和其个人满意度有关;②每一种环境都有其特定的社会或文化标准,环境也可以决定处在其中的个体如何行动以符合它的标准,这些被期待的、符合标准的行为也会影响个体的作业反应。

适应过程在实际应用时需要被进一步解读。当个体遇到作业挑战时,会面临 3 个子过程:①适应反应产生子过程(the adaptive response generation subprocess);②适应反应评估子过程(the adaptive response evaluation subprocess);③适应反应集成子过程(the adaptive response integration subprocess)。这些子过程的存在可以用于计划个体的作业反应、评估及促进适应反应。

1. 适应反应产生子过程(the adaptive response generation subprocess) 这是整个适应过程的预先部分,由两个部分构成:适应反应机制(adaptive response mechanism),即每个人都由感觉运动、认知及社会心理这 3 个方面构成,并由机制设计针对作业反应的计划;适应完型(adaption gestalt),即运用感觉运动、认知及社会心理可产生一个完整的计划以执行行动。

2. 适应反应评估子过程(the adaptive response evaluation subprocess) 个体对于自身作业

表现的评估可以用以下 3 个方面来评价:利用时间、能量及个人资源的有效性;达到个人理想目标的程度;满足个人、社会及文化标准的期待的满意度。

3. 适应反应集成子过程(the adaptive response integration subprocess) 一个健康的功能个体可以有适应的能力,可以根据过往的经验预估行为的结果,也可以自我启动一个新的适应过程。同时,个体具有评估作业事件的能力,有能力决定作业反应是积极的还是消极的,面对新的任务时可以产生新的适应反应。

三、评估过程

作业治疗师能使用标准化的评价方法、观察工具来评估服务对象、分析环境、明确来自个体内外的角色期待,以及评估个体的适应能力。总之,一个较为标准的评估过程包含以下要素。

1. 在躯体感觉、认知及心理功能 3 个方面分析服务对象的优势和弱势,通过一定的评价方式,可以获得个体在生理上、心理上、神经功能、认知以及其他内在方面的信息。

2. 基于个体的物理环境、社会环境及文化环境来分析其角色期待和需求。

3. 在服务对象的角色限定内来评估服务对象参与活动的能力,以期发现能够让其有相对掌握能力的优势,以及阻碍能力获得的劣势。

4. 利用标准化的评估工具来明确个体内在适应的能力,包括从不同的经历中总结学习的能力,在不同的情形下自我产生策略的能力,以及相对掌握能力的提升。

四、作业适应模式的应用

在作业适应模式中,Schkade 和 Schultz 并没有设定具体应用的治疗方法或技术,但他们却提出了一些作业治疗的从业者在选择治疗方法的实践过程中需要考虑及整合的指导原则。干预治疗的目的是促进服务对象的能力,使其在参与对其有意义的作业活动中时有自己的适应能力。服务对象和治疗师是合作关系,服务对象是一位改变者,而治疗师是促进者。

在治疗过程中,作业治疗师需要学会应用以下策略:①辅助服务对象发现对其有意义的、兼容的、综合的作业角色,鼓励服务对象从其个人的角度出发来阐述角色期待。②提升服务对象的能力以期让其能更好地参与令其自身满意的、恰当的社会活动。这些活动的实施需要基于个体的躯体功能、认知功能及社会心理功能。作业治疗师需要知道服务对象选择的真实性。③提升服务对象在躯体功能、认知和社会心理功能这3个亚系统方面的能力以提升其适应能力。④可以选择让服务对象主动参与一些对其有意义的、部分有形或无形的结果可循的作业活动。⑤提高个体自我评估的能力以获得相对掌握能力,其中包括时间、能量、资源效率、整理效能、对个体及社会的满意度。⑥针对个体的作业表现,治疗师需要给予及时直接的反馈,以提高服务对象整合适应反应的能力以及创造一些新的行为反应。⑦如果一次适应过程后相对掌握的目标没有达到,则需要辅助服务对象发现替代性的解决方案和作业反应。

(周欢霞)

第四节
人类表现生态模式

一、人类表现生态模式的起源

人类表现生态模式(ecology of human performance,EHP)最早由堪萨斯州大学医学中心的Dunn等提出,是作为一个实践框架来设计的。随后,以Catana为首的一群来自学术机构的学者们对此模式做出了调整,并作为一个理论工具用于堪萨斯州大学OT专业的课程设计、研究及教学活动中。与其他模式不同的是,EHP模式的应用并不局限于OT专业的从业人员及学者,可广泛应用于其他不同的行业。此模式强调的是围绕人的环境以及环境中的特征影响他(她)完成任务的表现。此模式中设计的5个治疗性策略已被美国AOTA出版的《OT Practice Framework》收录使用。

Ecology生态被定义为是人类和他们所处环境产生的交汇,此处的生态会影响人的行为和最终的任务表现。Dunn、Brown和McGuigan认为当时所有的模式中都弱化了环境在作业表现中的角色,他们同样也支持作业治疗学和教育工作的跨学科联系。此处,他们将任务(task)替代作业(occupation)作为此模式中的专业名词使用,因为与后者相比,任务一词更能被作业治疗师以外的跨学科从业人员使用。

此模式的应用范围广泛,不但可用于一些临床康复医院、诊所、学校,而且可用于社区及商业化的健康项目。此模式中的理论基础,如系统性理论、社会行为科学、环境心理学等都会受基本理论的影响。EHP模式的作者们支持一种社会公正的观点,他们认为不同的人有不同的能力,他们可以在社会的诸多领域发挥自己的特长及能力。与其他模式相比,应用EHP模式时可以更加清晰,因为它非常明确环境对人的作业表现的影响,并不特别关注个体的障碍或残疾,更关注如何通过改变场景及环境将个体独特的特点和能力更好地融入社会。所以它展示了一个系统性的观点。

二、人类表现生态模式关注的领域

人类表现生态模式实践过程中关注是人在一生中不同年龄段的不同需求,它强调的是一种预防性的、健康促进的、康复的态度导向。此模式一方面关注任务表现,所以不同学科的研究人员都可以用此模式来思考日常生活活动、工作、生产性活动、教育、娱乐玩耍、社会参与等活动;另一方面,它关注文化环境、物理环境和社会环境对任务表现的影响。

影响EHP模式理论构想的概念主要有4个。以下是对这4个概念的一些定义,可供学习及思考。

(一)人

由躯体运动功能、认知能力、心理特征相互作用构成具有独特而又复杂技能和能力的个体。围绕着人就是他(她)所处的环境(时间、物理环境、社会环境、文化环境),观察个体时绝对不能脱离其所处的环境,必须整体看待。个体可以基于不同的环境赋予任务不同的意义。由于个体的特点又具有其特殊性,所以很难准确预判一个人的表现水平。要观察人则必须基于整体的场景或环境来看,个体融于环境,环境中包含大量的围绕着人的任务。当人通过执行任务与环境互动时表现产生了。

(二)任务

人的一生能参与无数的任务,任务可以引发人的需求,人的可变性及适应性也能促使人拥有完成不同任务的能力。当个体在完成一个任务时,个体所处的角色将会塑造不同的行为倾向。当人所处某一环境/场景中,他(她)会倾向关注某一任务并产生相应的表现。当环境发生改变时,完成任务的行为也会发生变化。

当人们用他们所处的环境来支持作业表现时,就像用自己眼中的镜头来观察世界一样。当环境镜头与人的技能和能力相互作用,赋能予人使之完成特定任务,由此产生的行动范围称为表现范围。每个人都需要通过环境来获取关于需求及欲望的意义。人们通过运用所处的环境、累积的经验以及物理特征、社会特征、文化特征来赋予不同任务的价值及取舍依据。相对的,这些任务也是形成个体的作业及角色的基本元素之一。

(三)角色

作业治疗还需考虑一个人的生活角色。每个人都可以有很多角色,每个角色有很多代表的任务,一些任务可能包含于多个角色内涵中。这些角色汇集成一个独立、特殊的个体。

(四)环境/场景

组成围绕人的周围环境的场景、情况是复杂的、相互依赖的。所有的环境可以分成两类:时间和环境。

1. **时间方面** 年龄、发育水平、生命周期(事业、教育、抚育⋯⋯)、残疾状态、某任务的续存阶段,以及任务发生的时长及频次。

2. **环境方面** 包括物理环境、社会环境和文化环境。

3. **人-环境-任务相互作用**(personal-context-task transaction) 是指个体在其环境中从事某个任务产生人的行为表现的过程。相互作用的过程中包含很多不同的因素。人、环境以及人与环境的关系影响任务表现,而任务表现也同样会反过来影响人、环境、人与环境的关系,双方是相互依赖、生态互动的。

举两个例子来反映人、环境、人与环境相互作用的关系。当个体仅有有限的技能和能力时,即使其所处的环境是支持性的,其仍无法从环境中获取有利的支持来完成任务,所展现的表现范围也是受限的。当个体的技能和能力是正常的,但当他(她)处于受限的或非支持性的环境中时,他(她)依然无法获得完成任务的有利资源,故所展现的表现范围同样也是受限的。

三、评估过程

有一系列的评估表单可被设计应用于人类表现生态模式(EHP)的评估过程中。组成此模式中的4个元素都可反映个体的特殊,评估表单需要对应其中特定方面或领域来获得有效信息,每个元素无论是人、环境、任务还是表现,都有相对应特定的评估表单可供使用,可供选择的量表有:①个人变量的评估表单;②时间环境的评估表单、物理环境评估表单、文化环境评估表单、社会环境评估表单;③任务分析评估表单;④根据个体化倾向确定对其有意义作业表现的属性评估表单。

在执行一个评估过程时,需要有多方面全面地考虑,以下是给评估者在 EHP 模式下执行评估时的一些建议:①发现个体需求并明确不同需求达成的优先次序。相关信息或数据可以通过分析个体在其所处的环境中参与的任务来获取。②设计某个任务时需要分析此任务中包含的技能和能力要求。③通过对个体参与现有活动的作业表现来观察和评估其目前的功能状态。在此评估过程中,需要将个体关于任务完成方式及完成难度的分析考虑在内。④发现个体主观认为有利的环境信息。从个体或服务对象的角度来评估其所处时间环境、物理环境、文化环境、社会环境的变化性及影响。⑤评估个体的情况。包括躯体感觉、认知及心理功能方面功能状态的优势和优点。⑥基于个人、任务、环境的评估数据来设定合理的目标,选择恰当的治疗策略。

四、人类表现生态模式的应用

在 EHP 模式下,其有 5 个特有的治疗方法/策略,所有的治疗方法都是为个人、任务、环境这三者服务的。

(一)建立和恢复

此模式关注个体的功能。通过对个人技能和能力的训练,从而提升个体的能力,或通过训练重新获得因疾病或病损残疾而导致低下的能力。治疗过程中关注的领域有躯体感觉、认知及心理功能,可以直接对某项能力进行训练,也可结合特定任务来训练。

(二)改变

此模式关注环境。评估者通过对个体的躯体感觉、认知及心理功能这 3 个方面的评估,从而找出最适宜其的环境。通过此方法,可以让服务对象凭借现有的功能状态在最适宜的环境中获得最好的作业表现。服务对象不需要做什么改变,而其所处的环境将被改变以满足其需求,并提升能力表现及完成任务的成功率。换句话说,最适宜的环境可以触发最好的表现。

(三)调整

此模式关注参与者/服务对象调整环境或任务以便获得更好的作业表现的能力,其可以自行决定如何改造环境来满足其现有的功能状态来获得更好的任务表现能力。也就是说,人的能力没有改变,但可以通过调整任务和环境来获得更好的表现。具体的途径一般是以提供补偿技术为主。在做任务调整时可以通过降低任务的难度以获得更好的表现,增加任务完成的允许时间、减少数量限制等。调整可以发生在具体的事物上,还可以改变社会环境中的元素,如人物关系等。

(四)预防

此方法关注如何减少危险的发生,避免在作业过程中发生问题,以及预防影响作业表现障碍的发生。此方法是一个典型的积极健康促进策略。其原则是将问题扼杀在摇篮中。

预防的目标旨在减少疾病,促进健康。在 OT-PF 中,"预防"被看做是一种治疗的策略。当个体有一些疾病或意外导致的障碍后,会面临作业表现受限的问题,而预防策略可以通过对人、环境或活动的影响而达到提升作业表现的目的。预防可分为 3 种:一级预防、二级预防和三级预防。

1. **一级预防(primary prevention)** 又称为"病因预防",属于最积极、最主动的预防措施,预防对象是那些相对健康的个体,通过一些预防治疗策略来扫除或减少致病因素。一级预防的目标是将对未来健康构成威胁的病因避免、减少或推迟。

2. **二级预防(secondary prevention)** 针对处于发病前期或某疾病的早期阶段而采取的防治措施,治疗措施往往具有针对性,用以积极地应对某项疾病并使服务对象保持良好的健康状态、减缓病程进展、阻止疾病的全面暴发、改善症状表现、预防并发症等。关键是早期发现,早期诊断和早期治疗。

3. **三级预防(tertiary prevention)** 是为一个已经有明确诊断疾病并且症状指征在活动期的服务对象提供治疗措施的预防方法。在作业治疗中,通过一些基于作业基础的补偿型(compensation)或调整型(adaptation)的治疗手段可以保持或减轻一些症状表现。当服务对象有明确的障碍表现时,作业治疗师会通过实施治疗来改善其症状,以获得更好的作业表现。

(五)创造

此方法的目的是可以让服务对象在其所处的场景中做出更好的作业表现。同时可以促进健康项目以及社会医疗公正,从业人员亦可以倡议大众权益公正公平及医疗福利的社会优质化。此方法就是在以预见的视角来解决问题,创造一个包容性更好的作业表现环境。

(周欢霞)

第五节
治疗性作业模式

一、治疗性作业的起源

1917 年,美国国家作业治疗促进协会确立了作业治疗专业的目标:让作业作为一个治疗方式从而得到进一步发展,研究作业对人的作用,推动此专业的知识科学分布。简单来说,就是要将作业定义为一种治疗方法,或者说是具有治疗性内涵的方法。

Nelson 在 1988 年定义了作业形式（occupational form）和作业表现（occupational performance）之间的关系，并定义了这两者相关联的专业词汇的概念，如意义（meaning）、目的（purpose）、发育结构（developmental structure）、影响（impact）、调整（adaption）等。自 Nelson 定义了这些专业词汇的意义之后，作业治疗领域的其他专家也在作业治疗专业发展的核心领域中认可了它们的价值，同时也肯定了它们在归纳研究作业治疗过程中出现的一些经验成果的实用性。在研究学习这些基本概念时，还需要将它们与作业治疗过程中的评估过程、接受者的改变过程和不同的参考架构相结合。

二、治疗性作业的组成

治疗性作业模式由多项构成要素组成，下面将详细介绍各专业名称及构成要素的意义。

1. 作业形式　所有存在于人类外部、客观存在的物理及社会文化的、可以影响人的作业表现的条件总和。简单来说，就是除了人本身之外的所有外部因素。物理条件包括如形状、颜色、大小、距离、质地、亮度、时间、味道、声音以及任何与作业相关的自然界中存在的物体；社会文化条件包括符号、标志、规则、角色、语言以及其他一些社会约定俗成的规则制度等。这些作业形式起到了引导、组织或建议个体做什么或不做什么的作用，可以影响人的作业表现。例如，就驾驶行为而言，当个体在驾驶时，物理条件的作业形式有光线、汽车装置、导航、路况、行人等；社会文化条件的作业形式有各个国家和地区的交通规则等。

2. 人体发育结构（the person's developmental structure）　当下个体所拥有的躯体感觉运动功能、认知功能、社会心理特性结合作为一个整体所展现的状态。这一概念强调了个体的整体性和复杂性。人的成熟和发展不仅是躯体生理成熟，而且包括人生经历对其的影响。

3. 意义（meaning）　取决于人与作业形式，当个体面对作业形式时所产生的整体诠释理解的过程，意义的产生需要同时依赖于作业形式及人的发育结构。意义产生于个体当下所处一个场景，是面对刺激信息而主动构建的反应，不是被动反馈。简单来说，意义可以是对过去经历的反馈，也可以是个体在环境下对事物的理解与感受。每件事物对于个体的意义都不同，意义又可分为感知性意义、象征性意义和情感经历。①感知性意义：是指个体在某一环境下，面对一个事物时通过利用身体功能、发育结构（经验、观察、认识）去见识、观察、听取外界信息后认识到事物的意义；②象征性意义：是指某些事物对于个体来说具有特殊的意义，如奖杯象征着荣誉、证书象征能力等；③情感经历：指曾经经历的事情会投射到当下。

4. 目的（purpose）　个体主观地期待能够从预设的作业表现中获得一定的成果。当个体在一个场景中找到意义之后，其能够找到目标或说其期望能够做些有意义的事情。目的可分为内在目的、外在目的、寻求感官的愉悦和其他。①内在目的：是指为了自我的需求如心理、精神、自我层面的提升而产生的目的，如阅读、去教堂、求学等；②外在目的：是指脱离了自我需求的目的，如打扫教室、捡马路上掉落的水瓶等；③寻找感官的愉悦：是个体为求自我的快乐满足而参与的活动，如听音乐、玩游戏等；④其他：有一些比较特殊的，如对世界和平的追求、全人类健康长寿的追求。

5. 作业表现　个体自发地在包含作业形式的环境中通过某种形式完成了什么。在作业形式和作业表现之间是一个闭合的、相互影响但在逻辑上又相互区别的关系。作业表现可以是公开的，可以通过观察、评估以得到作业表现的数据；也可以是内隐的、反映精神的过程，如人的思考、心理活动等，可以通过访谈获得相关信息。

6. 影响（impact）　作业表现在后续作业形式上形成的作用或效果。发生在作业中的影响可以分为两类：结果影响（end impact）和步骤影响（step-by-step impact）。以将车停在车位上为例：从结果影响的角度来看，车完好无损地停在车位上，维持了良好的停车秩序；从步骤影响的角度来看，每个步骤对车产生了影响，如踩刹车的动作改变了车的部件构造关系，产生了停车的效果，人操纵方向盘的动作改变了车的方向，产生了改变轨迹的结果。

三、治疗性作业

将上述所描述的概念结合起来,形成一个循环的、持续不断的、互相作用的特殊作业过程,称为作业综合(occupational synthesis)。在具体的过程中需要作业治疗师设计一些作业形式,作业治疗师需要为服务对象设计提供"恰当好的难度挑战(providing the just right challenge)",只有这样才既可以激发服务对象的潜力又不至于挫败他们的参与性。这也是作业治疗以"服务对象为核心(client-centered)"理念的体现。好的作业形式(活动和场景)设计与服务对象相结合以提高评估的结果或完成治疗性目标。作业综合对于一个作业治疗师来说是一个必要的能力,因为在设计作业形式的过程中需要考虑多重因素,以期能够提供一种对服务对象来说最恰当难度的挑战。

作业综合的产生依赖于作业治疗师对于作业形式的知识储备及服务对象的身体结构情况的熟悉程度。因为整个过程是一个循环的、持续不断的、互相作用的过程,上一轮的作业表现同样也会影响作业综合。作为一个作业治疗师,在治疗过程中要善于观察和理解那些有形的、无形的、语言的、非语言的作业表现,以更好地设计作业形式,建立作业综合的过程。所以在作业综合中,作业评估是一个非常重要的步骤。

(一)作业评价

作业治疗师协作性地合成作业形式并观察个体的作业表现及效应,之后推理个体的结构和能力。简单来说,就是作业治疗师在一定的场景下,选择合适的评估工具、设计评估的方式方法来观察个体表现获得的数据。在作业治疗中的一个理念就是人们是通过自己的行动来发现自己的。观察可以是直接的,由治疗师从自己的专业角度直接获得;或是间接的,由服务对象自我报告或由他人阐述。标准化评估最大的好处和价值在于可以提供人为控制量化的作业形式以及标准来帮助治疗师对于个体作业表现及效应的解读。

(二)作业适应

以适应为目标的治疗策略,在一个综合性的作业形式的环境之下,个体作业目标及作业表现对个体的发育结构有积极作用。换句话说,就是治疗师为个体设置了一个"通过表现可以导致自我改变的场景"。适应的结果可以是失去的能力再恢复,也可以是发展建立了一项全新的技能。如果想要诱使积极的适应(理想的作业表现)出现,那么所提供的任务或活动的难度必须是根据个体的结构和能力而设定的"恰到好处难度的挑战"。如果挑战过难,那么个体就会失去信心、失去主动参与挑战的动力而无法达到理想的目标,甚至可能导致受伤。因此就要通过降低难度(grade down)来减轻任务的复杂性,帮助个体完成作业活动。相反的,如果挑战太过容易,那么个体可能会无法集中注意力,因为其觉得没必要全力投入,也可能在参与的过程中失去兴趣而无法获得理想的作业表现导致能力提高的失败。所以就需要提高难度(grade up)来增加任务的复杂性,激发个体的潜能。恰到好处的挑战难度就是为服务对象提供符合其条件的环境、设计恰当的活动、使用其现有的功能、作用于人本身、激发增强能力,达到自我适应的目标,提升个体的技能或功能,这一切都是通过作业适应完成的。

(三)作业代偿

作业代偿是以代偿为目标的治疗策略。在一个包含综合的作业形式的环境内,通过一种替代的作业表现而达成了积极的影响。换而言之,当面临一个棘手的问题时,比如人的躯体功能相关的技能无法恢复即无法进行作业适应(adaptation)时,作业治疗师可以综合一种在社会中大部分人不太采用的,但对于服务对象来说具有一定意义的作业形式来完成作业表现。比如适配并宣教辅具、矫形器,进行环境改造或调整作业活动的要求或流程。当个体完成此作业表现时,虽然采用的不是典型的方法,但达到的结果也是与社会文化背景之中的典型风格相近的作业表现。

健康促进与疾病预防(health promotion and disease prevention):作业综合在实现这一目标中占有非常重要的作用,通过作业评估、作业适应及作业代偿可以达到健康促进与阻碍疾病、残疾等不利条件的目的。通过作业评估,治疗师可以知道个体是否处于疾病之中,并提供正确的转介。例如,就作业适应在健康促进中的作用而言,对于久坐的员工综合地嵌入具有作业特色的锻炼活动,可以帮助他们在躯体感觉功能及社会心理领域多方面的适应,这个适应过程可以促进健康及疾病预防。同样地以作业代偿为例,骨关节炎的服务对象,在家做家务时,可以采用省力策略或辅具以达到同样的家务完成效果。这都体现了作业综合的过程。

在具有综合作业形式的环境之内,有意义的、有目的性的作业表现可以帮助准确的评估、积极的适应以及成功的代偿。治疗性作业可以直观地被认为是作业评估、作业适应和作业代偿三者的结合。这3种治疗策略也是作业治疗服务的基础,作业治疗师所采取专业行动的核心内涵都依赖于作业综合而产生。通过作业综合而产生的治疗性作业模式是本专业对社会的贡献。

(周欢霞)

第六节
加拿大作业表现模式

一、加拿大作业表现模式的理论发展

Reed 和 Sanderson 最早于 1983 年提出了人类作业活动模式(the human occupations model),将作业治疗的目标概括在人的一生中,健康进程和疾病进程的所有阶段中,通过作业活动能力及表现来促进和维持身心健康。

加拿大作业表现模式(Canadian model of occupational performance,CMOP)基于 Reed 和 Sanderson 的理论继续发展的作业表现模式发展而来,首次于 1986 年由加拿大国家健康福利部和加拿大作业治疗师协会(Canadian Association of Occupational Therapy,CAOT)出版的《以服务对象为中心的作业治疗指南》中出现,在 1997 年正式被加拿大作业治疗协会命名为《加拿大作业表现模式》,并出版了新的修订版本。

正式命名并经过修订的 CMOP 具有以下特点:①具有社会性特点,模式中将个体置于社会或环境中,并被认为是环境中的一部分;②作业表现是个体、环境和作业活动之间相互依赖和交互作用产生的结果;③新的模式展现了个体、环境和作业活动之间的关联。

2007 年,加拿大作业治疗协会发表了"Enabling Occupation"的附带文件"Enabling Ⅱ",其中包含 CMOP 的再一次修订版本,即《加拿大作业表现及参与模式》(Canadian Model of Occupational Performance and Engagement,CMOP-E)。CMOP-E 是 CMOP 的延伸。在 CMOP 结构图的中央,以作业活动部分作一个纵切面,从纵切面上可以看到人、环境与作业活动三部分,三者之间互动的部分即个体的作业表现,是作业治疗所关注的核心领域和范畴。CMOP-E 的重点在于新添加的概念"E",即参与(engagement)。CMOP-E 认为作业治疗师的关注焦点即是人类的作业活动和与其联系的作业性个体及对作业活动产生影响的环境。CMOP-E 进而被发展成人-环境-作业模式(person-environment-occupation model,PEO),PEO 模式会在本章第七节详述。

二、加拿大作业表现模式的具体内容

CMOP 模式图清晰地展示了 CMOP 的各个部分和各部分之间的联系。CMOP 阐述了 3 部分内容,即个体及个体的作业表现、作业活动、环境。

(一)个体(个体表现)
CMOP 将早期作业表现模式中个体的精神、躯体、社会文化及道德 4 个部分的内容发展为精神性、躯体、认知、情感 4 个部分,并分别做出了解释。

1. 精神性　代表个体的核心,被认为是一种生命力量,以及在特定环境下个体生存的目的和意义,作业治疗师应关注如何帮助个体保持自我功能,提升勇于面对逆境、挑战的内在力量,这种个体内在的能量即精神性。精神性是 CMOP 的核心所在,加拿大作业治疗学会在 1997 年将其定义为"处于个体内在的,由环境所塑造的,并给予作业活动意义",但目前仍缺乏确切、发展完善的定义。除此之外,作业治疗师的角色究竟是关注个体的作业活动还是个体的精神性仍处于争议之中。

2. 躯体　包括感觉功能、运动功能和中枢神经控制的感觉运动功能,感觉功能包括浅感觉、深

感觉、疼痛，运动功能包括关节活动度、肌力、耐力、握力等。

3. 认知　是个体认知方面和智力方面的所有精神功能，包括知觉、注意力、记忆力、理解力、判断力和推断力。

4. 情感　是个体的社会和情感功能，包括个体内在因素和人际间因素。

（二）作业活动

作业活动包括自理活动、生产性活动及休闲活动。

1. 自理活动　为了在基本日常生活中照顾自我而进行的作业活动。

2. 生产性活动　对社会、经济做出贡献或提供经济保障的作业活动。

3. 休闲娱乐活动　与个人兴趣相关，为了获取愉悦感而进行的作业活动。

（三）环境

作业表现模式中所指的环境为文化环境、物质环境、社会环境和制度环境，并考虑它们对个体的影响。CMOP中保留了文化环境、物质环境和社会环境，并将经济环境、法律环境和政治环境合并为制度环境。

环境是一种未充分利用的资源，因此，个体通过对环境的评估和改变将个体的能力发挥到极致。在个体的整个人生进程中，个体会根据其对于作业活动和周围环境的意义认识来改变对自我的认知，因此作业治疗师需要铭记作业表现是个体在特定环境中独特的表现，所有环境都有其同等重要性。

三、加拿大作业表现模式的应用

CMOP和CMOP-E奠定了加拿大作业治疗学的基础。模式及其组成部分作为一个整体是作业治疗学研究和学术会议的关注焦点。

将个体作为模式核心的CMOP和CMOP-E，都传达了作业治疗学"以服务对象为中心（client centered）"的理念。由于在"伦理规范代码和专业实施"文件中规定了作业治疗师必须提供"以服务对象为中心"的服务，因此任何履行"以服务对象为中心"准则的作业治疗师一定都能很好地运用CMOP。当然，也有其他作业治疗模式和一些评估

手段。但是，CMOP的优势在于应用的简易性和全面性。CMOP使作业治疗师对整个作业治疗流程以一种简单、清晰明了的方式来全面地看待个体。CMOP的中心思想是个体的作业表现，这是作业治疗的关注焦点和专业性所在。

CMOP可应用于个体一生中的不同人生阶段，可应用于健康或疾病损伤带来的功能涵盖中，应用的领域繁多。例如，可应用于先天性心脏病患儿的喂养问题，也可应用于社区中居住的老年人的生存质量问题。通过CMOP，作业治疗师可以通过个体在具体环境中的具体作业活动看到其表现出的认知、情感和躯体功能，以及其核心的精神力量。CMOP中的组成部分使作业治疗师能够理解个体在作业活动中的局限性，理解这些组成部分是如何影响个体的作业表现的。

有学者提出，个体生活质量及其如何与环境进行互动之间存在清晰的联系。CMOP阐述和展示在个体的完整系统中某些方面的改变是如何影响其他方面的。然而，CMOP并没有与之相伴的参考架构用来指导作业治疗师的临床实践。因此，对该模式的应用需要作业治疗领域的专业人员共同努力进一步研究和发展。同时，CMOP发展出了符合其模式的评估手段，即加拿大作业表现量表（Canadian occupational performance measure，COPM）推动了作业治疗实践。

四、加拿大作业表现量表（COPM）

加拿大作业表现量表（Canadian occupational performance measure，COPM）于1991年由CAOT制定并出版发行，作为加拿大和美国作业治疗师临床评估的主要指导工具之一，目前已传播至40多个国家，并被翻译成35种以上的语言版本。

COPM是一种以服务对象为中心，以服务对象的意愿确立主要治疗目标的评估方法，体现了"以服务对象为中心"的作业实践特点。其中心思想是服务对象作为作业治疗的主体，应参与治疗决策的整个过程。COPM的实施标志着作业治疗学临床思想体系的变革，即以医师和作业治疗师为中心的作业治疗模式逐渐向以服务对象为中心的模式转变。

COPM 使得作业治疗师和服务对象一起关注并认识到服务对象自理性活动、生产性活动和休闲娱乐活动中的作业表现问题。这个评估工具可适用于所有年龄段。无论是躯体功能、认知功能或是情感功能损伤的服务对象都适用。该评估量表主要针对 CMOP 作业表现处在的三大领域，即自理性活动、生产性活动和休闲娱乐活动，作业治疗师会以访谈的形式询问服务对象自己认识到的这三大领域中自身存在的问题。

COPM 评估过程需要服务对象的参与和主观评价，尽管它有特定的评估指标及评估管理和评分的方法，但它不是一个标准化量表。COPM 用于测量随着时间的推移，服务对象对自己作业表现方面问题自我评价的变化。评估以服务对象自我发现问题为起点，通过访谈帮助服务对象了解其在三大作业活动领域中的表现和自我满意程度，找出服务对象认为最重要和希望解决的问题，并作为作业治疗的目标，鼓励服务对象主动参与到作业治疗中。

COPM 通过治疗前后满意度评分变化可以评测个体对治疗的满意程度，根据活动表现分差和满意度分差可以了解服务对象治疗前后功能和满意度的变化。如果功能得以保持或提高，个体在作业表现及满意度的自我评分应有相应提高；反之，则对作业表现和满意度评分没有影响。COPM 具体评估步骤包含 4 步：①初评中确认作业表现方面的问题；②初评中确认问题的重要程度；③初评中对作业活动表现和满意度评分；④复评，在个体所确定的 5 个问题再次让个体自己进行作业活动表现和满意度评估。

COPM 在许多临床环境和研究中都是常用的评估工具。COPM 是一个半结构化的访谈评估工具，也是在 CMOP 应用时首选的评估量表，作业治疗师也可自由选择其他支持性的评估量表，但选择时也会受限于 CMOP 的应用。作业治疗师们将 COPM 公认为以个体为中心的评估方法，并认可其相对较快地实施、促进多学科团队中作业治疗的角色发展以及与其他评估工具的适配性。但在现实情况中，许多应用该评估量表的作业治疗师没有充足的 COPM 的评估培训和 CMOP 的背景知识，

这些情况都会削弱 COPM 的优势。

（马嘉吟）

第七节
人-环境-作业模式

一、人-环境-作业模式的理论发展

作业治疗学的核心内涵是：成功参与有意义的作业对个人的健康至关重要。虽然成功是由服务对象定义的，但是促进成功的因素包括人、环境和作业之间的相互作用。人-环境-作业模式（person-environment-occupation model，PEO 模式）第一次见于 MaryLaw 等于 1996 年在加拿大作业治疗杂志（*Canadian Journal of Occupational Therapy*）上发表的文章《人-环境-作业模式：一种作业表现的交互性方式》（*The Person-Environment-Occupation model: A transactive approach to occupational performance*），它提供一种系统的方法来分析作业治疗实践中复杂的作业表现问题。PEO 模式建立在许多关于人与环境之间关系研究的工作基础之上。

二、人-环境-作业模式的主要内容

PEO 模式描述了随着时间的推移人们在特定环境中从事作业时发生的动态交互关系。环境、作业和人相互之间都有赋能作用和限制作用；它们相互塑造，随着时间而改变，并在此过程中赋予意义。其中一个部分的改变会在多个层次上影响其他部分。构成群体的个体不同，加上特定的作业，可以产生不同的赋能效应和限制效应。而且，交互作用创建了一个整体，其效果高于任何单个个体的效果，是一种充满活力和复杂的体验。交互关系是相互交织和相互依存的，其结果大于单个因素的总和。

上述关系的结果将影响一个人即作业表现方面体验的质量。个人的体验塑造了作业表现，反之亦然，进而赋予了不断变化的意义。PEO 模式使治疗师能够对这些动态交互的关系进行概念化、分析和交流。

（一）人-环境-作业模式的要素

1. **人** 是"一个融合了精神、社会和文化经验的整体，具有可观察的作业表现成分"。其中作业表现成分是指人的感觉（情感）、思维（认知）和行为（身体），这有助于作业成功地开展。人的属性包括价值观、兴趣、技能、能力以及生活经历等。精神性是 PEO 相互作用的核心。个人的精神性包含信仰、价值观和目标。价值观和兴趣有助于决定什么对一个人来说是重要、有意义和愉悦的。技能和能力包括认知、社交、情感、感觉运动技能，以及阅读、收支平衡等能力。生活经历形成了人的历史和自我定义。人能影响环境，但也受环境的影响。所有这些都是指导选择并提供自我决定和自我控制的源泉。在以服务对象为中心的实践中，服务对象可以是个人、团体或组织。

2. **环境** 是"作业表现发生的场所"。环境包括当地情况，如家庭和社区，以及涉及社区、省市、国家和国际因素（如健康保险、交通系统、行业或就业机会等）的更广泛范围。环境要素分为文化、制度、物质和社会。文化环境包括信仰、风俗和传统等。制度环境由有组织的体系组成，如立法机构、医疗卫生系统和教育机构。物质环境由可以看到的事物组成，包括家具和炊具、建筑物以及自然风景等。社会环境包括朋友、家庭和与个人互动的更大的社会网络。分析作业表现时不能脱离环境。环境可以改善作业表现，也可能成为障碍影响作业表现的因素。

3. **作业** 是"人们在各种不同的角色中所参与的活动和任务的集合"。加拿大作业治疗师根据目的将作业分为 3 类：自理性作业、生产性作业和休闲作业。美国作业治疗师将作业分为日常生活活动（activities of daily living，ADLs）、工具性日常生活活动（instrumental activities of daily living，IADLs）、健康管理、休息与睡眠、教育、工作、娱乐、休闲和社会参与。加拿大作业治疗中的生产性作业与美国作业治疗中的工作有所不同。两种分类都包括自愿完成，作业会对从事作业个体的情感、认知和身体产生影响。

4. **作业表现** 是"人、环境与作业活动之间的动态关系的结果，这一动态关系贯穿人的一生，能够选择、组织和满意地开展有意义的作业，照顾自己及享受生活，为社区的社会和经济结构做出贡献"。作业表现既包括在特定环境中从事作业的客观体验，也包括主观体验。

图 10-6 中的圆柱体用来反映人（P）、环境（E）、作业（O）三维元素的时间和空间维度，以说明这些元素在人的一生中的交互性。从理论上讲，人们可以通过圆柱体的横截面来研究某一时间段的动态相互作用和作用力。通过研究该横截面上每一组元素在特定时空点的适应性来分析 P×O、O×E、P×E 的关系。因此，一个人生活中的离散时刻可以通过一系列不同时间点的横截面来捕捉；当人在时空中不断前行时，每个横截面都会有不同组成的 P-E-O 相互作用和不同的作业表现。图 10-6 中有 3 个横截面，每个横截面中的 P-E-O 3 个球体重叠的程度不同，也即作业表现不同。

如图 10-6 所示，3 个相互关联的球体分别代表人、环境、作业 3 个元素，在人的一生中，人、环境、作业的动态交互关系不断发生变化，而且三者又互相影响。人、环境、作业 3 个球体部分重叠的程度反映三者之间的一致性或适应性；而人、环境、作业 3 个球体中心的重叠部分（阴影部分）就是作业表现，也就是一个人随着时间的推移在一定环境中从事一项作业的动态体验。当环境和个人的技能和能力都符合作业（任务）的要求时，作业表现是最佳的。人、环境或作业任一方面的问题都会干扰作业表现。

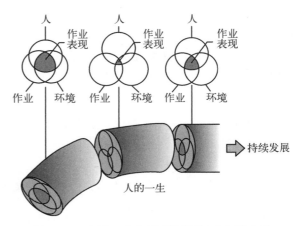

图 10-6　人的一生中不同阶段的 PEO 模式图

引自 Law 等，1996

（二）PEO 交互作用与作业表现

作业治疗的重点是改善 PEO 的适应，进而改善作业表现。PEO 模式使作业治疗师了解如何使适应最大化进而优化作业表现（图 10-7）。例如，为使精神病患者也能就业，就要针对人、环境或作业进行干预。具体来说，可以进行社交技能培训，以促进他（她）与同事和上级关系的良好发展。在环境层面，有专业人员进行就职培训，并在他（她）感到不知所措时可以提供一个安静的地方给他（她）。作业也是有针对性的，经过调整或修改以提高作业表现。如果 PEO 的适应受到高期望值、快节奏的工作环境和高度焦虑的个体的影响，那么上述方法可能不会有效果。

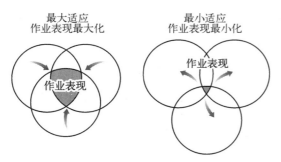

图 10-7　由人、环境、作业的变化而引起的作业表现变化

引自 Law 等，1996

应用 PEO 模式，作业治疗师可以分析和解释不同的 PEO 关系是如何影响作业表现的。治疗师可以反思一个人的能力和技能、作业需求以及完成作业的环境条件之间的适应性（或不适应）。通过这种方式，该模式可以说明针对特定的作业表现问题时的 PEO 关系，以及如何通过改变 PEO 元素来改善作业表现。

如图 10-8 所示，如果通过改变人的环境（例如消除时间压力）来改善 P×E 一致性和 O×E 一致性，则环境球体将向内移动进而增加它与人和作业球体的重叠，导致 3 个球体的中心重叠部分增加，

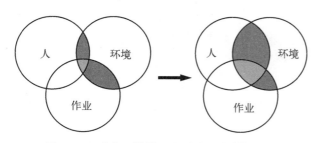

图 10-8　改变环境的干预对作业表现的影响

引自 Law 等，1996

也就意味着作业表现的改善。如果干预只影响 P×E 而不影响 O×E 交互关系，则环境球体不会向中心水平移动；相反，它会向代表人的球体（P）移动，增加 P-E 重叠而不是 P-O 重叠。同样，干预可以施加于人的元素或作业元素，以改善该元素与 PEO 模式中的某一元素或所有元素的一致性。

（三）作业表现分析

针对某一特定的作业表现问题，通过分析影响 PEO 模式的某一组成成分（P×O、O×E、P×E）或 PEO 整体的适应性（或不适应）的元素，PEO 要素的关系会得到系统地梳理。这种分析就是将不同层次的关系综合整理为一个整体，进而确定改善 PEO 适应的措施。

分析作业表现问题时，应考虑以下因素：①评估人、环境和作业 3 个要素中影响服务对象作业表现的重要因素；②通过 P×O、O×E 和 P×E 关系来评估 PEO 的交互作用；③确认作业赋予的意义；④考虑人、环境和作业 3 个要素及其交互关系，通过去除障碍/限制和提高 PEO 适应的质量来确定改善作业表现的策略。

通过应用 PEO 模式，作业治疗师能够根据一系列复杂的交互作用总结出存在的问题，这些问题限制服务对象满意度并影响他（她）的作业表现。治疗师用 PEO 模式图指出什么策略有助于改善 PEO 适应。PEO 模式图帮助服务对象重塑经验，重新掌控和参与规划策略，以消除或减少障碍并增加支持。总之，PEO 模式是一种实用的分析工具，用于分析作业表现问题、评估和制订干预计划，以及实践。

三、人-环境-作业模式的应用

充分了解 PEO 模式的构成有助于其在作业治疗中的应用。PEO 模式不仅可用于作业治疗的初期评估，而且可用于整个干预治疗中。治疗师可依据此模式向个人、团体或组织提供直接服务和咨询，PEO 模式可以体现使用的多样性。在作业治疗计划中，作业治疗师应用 PEO 模式这一工具来对作业表现问题进行系统分析。PEO 模式有广阔的用途，可用于为服务对象规划、评估、制订干预计划和作业治疗服务，还可以用于发现作业表现问题、研究设计、资料分析和建议的制定。

PEO 模式还用于以下方面：①循证实践研究；②阐明治疗师与其他部门合作来解决服务对象需求时的工作内容；③从社会学和地理学层面理解"地点"的含义，与空间相结合，来理解残疾对人一生的影响；④将厌倦与反思应用于心理健康的作业治疗；⑤研究 P-E-O 关系的交互性本质。

PEO 模式展示了作业治疗实践的原则，以及作业内外的作用和范围，并从服务对象的角度发现作业表现问题。这有助于反思、讨论并进一步发展作业治疗理论和实践。

（张培珍）

第八节
人-环境-作业-作业表现模式

一、人-环境-作业-作业表现模式的理论发展

（一）人-环境-作业-作业表现模式的起源

人-环境-作业-作业表现模式（person-environment-occupation-performance model，PEOP）于 1985 年开始发展。1991 年 Charles Christiansen 和 Carolyn Baum 在《作业治疗：克服人类表现的缺失》（*Occupational Therapy: Overcoming human performance deficits*）一书中首次提出该模式。随后，该理论在 1997 年进行更新，其后又经过多年的发展改进。2005 年出版的《作业治疗：表现，参与及良好状态》（*Occupational Therapy: Performance, participation, and well-being*）中针对 PEOP 进行了更详细和系统性的描述。

PEOP 的作者 Christiansen 和 Baum 受到 Kielhofner、Reilly、Law 等诸多作业治疗理论家的影响，着重强调环境对作业行为的作用及作业表现受人与环境关系的影响。在 PEOP 发展过程中，影响 Christiansen 和 Baum 的理论与研究还包括 Bronfenbrenner 的生态系统模式、Lawton 和 Nahemow 的老龄化生态理论，以及 Csikszentmihalyi 关于适应的观点。

此外，PEOP 的作者也深受加拿大《以服务对象为中心的实践指南》的影响。加拿大作业治疗师协会（Canadian Association of Occupational Therapists，CAOT）与卫生福利部（Department of Health and Welfare）在 1983 年发表了作业表现模式和以客户为中心的实践模式（the Model of Occupational Performance and Client-Centered Practice），这 2 种重要的模式显著影响 PEOP 模式。这 2 种实践模式都强调个人与他们所处的社会环境、文化环境和物理环境中的作业的互惠性。加拿大作业活动行为评估（Canadian occupational performance measure，COPM）于 1994 年出版，为 OT 实践提供了一个广为接受的评估工具。来自加拿大的概念结构不仅融入 Christiansen 和 Baum 的 PEOP 模式中，而且也融入 OT 指导性文件中。

PEOP 模式与 Law 等在 1996 年设计的"人-环境-作业模式"有很多相似之处，在 OT 早期教材中很难区分这 2 种模式。Christiansen 和 Baum 在 2005 年更新了他们的模型，使其更具有可扩展性，并且修改了自 1991 年以来的一些结构。模式的一个独特的组成部分是它代表一种自上而下的方法——个体对问题的看法是首要关注点。个体对作业表现问题的认知成为临床干预的基础。它是一个灵活的模式，允许作业治疗师扩展各种评估和策略，以适应临床实践。

同时，作者还补充了当前全球医疗卫生的观点，特别提到了修订后的国际功能、残疾和健康分类（international classification of functioning, disability and health，ICF），强调了健康和幸福的重要性。

（二）人-环境-作业-作业表现模式的特点

1. **重视协作** 作业治疗是基于一种合作的方式来照顾服务对象，因而 PEOP 模式用于促进与服务对象和其他专家合作干预计划的发展，不仅可以直接应用于服务对象、社区居住的儿童、成人或家庭，而且可以在磋商后应用于医生、社会工作者、学生、建筑师、职员、组织或整个社区。作业治疗师使用独特的知识和技能，为服务对象和医疗保健以及重要的社区服务之间搭建桥梁。

2. **强调作业表现** 作业表现已成为大多数作业治疗模式发展的重要基础，是一种将个人与角色

和社会文化环境联系起来的方式。PEOP 模式将作业表现定义为人与环境之间复杂的相互作用。

3. 以服务对象为中心 PEOP 模式是一个系统模型,认为人、环境和作业表现这几个要素之间存在动态和相互的作用,并且服务对象必须成为康复计划或干预过程的核心。只有服务对象(无论是个人、家庭、组织还是社区)能够确定哪些结果是最重要和必需的。

PEOP 模式为医学模式从生物医学模式到社会文化模式的转变搭建桥梁,并为医务人员的临床实践提供工具和证据支持。它承认残损限制服务对象的作业表现,但强调看待问题要全面,要考虑到整体,包括考虑服务对象可以提高作业表现的能力和优势,以及有利于作业表现改善的环境特征,包括地点、人力、政策或技术等。最终,对服务对象进行全面评估,了解服务对象需要什么和希望做什么以及服务对象居住的环境。共同决定干预措施,使服务对象能够承担重要的角色、参与活动和完成对生活至关重要的任务。

PEOP 模式用于指导创建服务对象全面的作业治疗方案。其中包括服务对象对现状的看法,并包括考虑服务对象的角色、兴趣、责任和(或)任务和价值观。PEOP 模式的中心主题是由服务对象最终决定作业治疗的内容和作业表现的目标。

二、人-环境-作业-作业表现模式的主要内容

(一)人-环境-作业-作业表现模式概述

PEOP 模式的主要内容包括个人因素、环境因素、作业和作业表现。与 PEO 模式不同的是,它有 4 个圆圈而非 3 个,人与环境的圆圈相互接触但没有重叠,作业和作业表现是 2 个独立的圆圈,它们覆盖在人与环境的圆圈之上,这些圆圈聚集在一起,形成了作业表现和参与,如图 10-9 所示。PEOP 模式图表达的信息是,作业表现不仅取决于活动、任务或角色,还取决于个人或服务对象的特征(描述为内在因素),并最终确定健康和生活质量。其中,活动是指可观察到的行为;任务指具有共同目标的活动的组合;作业是有目标导向的、有意义的,通常随着时间的推移而延续。

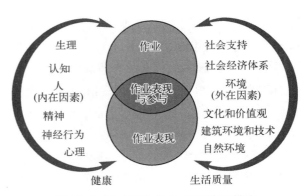

图 10-9 人-环境-作业-作业表现模式

引自 Christiansen 等,2005

(二)人-环境-作业-作业表现模式的要素

1. 人(内在因素) 在 PEOP 模式中认为,人包含一系列内在因素,这些内在因素组合起来就构成人的技能和能力。

(1)生理因素:是指身体是否健康和健壮,包括耐力、灵活性、运动和力量等能力。这些能力是许多任务表现的基础,同时亦是维持健康的关键因素。作业活动促使个体运用其各种生理技能,生理技能的状态又会影响作业活动的表现。

(2)认知因素:人体运用认识功能来达到学习、交流、运动和观察的目的的能力,内容包括语言的理解和产生、物体的辨认、任务的组织、推理能力、注意力和记忆力等。当这些功能处于正常水平时,它们支持个体完成学习、交流、移动和观察等活动。当这些功能存在缺陷时,它们会阻碍个体参与作业活动,给生活带来不便。针对认知功能障碍,作业治疗不但要考虑如何促进认知功能的恢复,还应思考如何通过特定的作业活动促进和维护认知功能的适应性。

(3)神经行为因素:神经行为学对作业表现具有潜在的支持或促进作用。躯体感觉、嗅觉、味觉、视觉、听觉、本体感觉和触觉,以及运动控制、运动制定(实践)和姿势控制是影响和支持所有作业活动表现的重要神经行为学因素。治疗性干预必须遵循基本神经行为原则,使个人可以从治疗中获得最佳效益。

(4)心理、情感和精神因素:包括情绪状态(情绪反应)、自我概念、自尊和认同感、自我效能及心理理论(社会意识)等,它们是活动的基础。经验对

情绪状态(或情绪反应)有影响,对自我概念、自尊以及个人的认同感有促进作用。自信心也是一个重要的因素,它能更顺利地实现整体康复。

2. 环境(外在因素) 环境因素始终影响着个体的作业表现,一个积极的环境可以促进康复的进程,环境因素的重要性在不断修正的《国际功能、残疾和健康分类》中也有所体现。作业治疗师可以通过环境促进个体的作业表现,让其能够更好地体会作业赋予的意义。

(1)建筑环境与技术因素:建筑环境包括物质特性、工具、辅助技术和设计等。其中,环境的物质特性是最明显的。因此,分析影响作业表现的因素时应考虑环境。利用环境来支持个人的作业表现,环境设计上应考虑可接近性、可管理性,以及安全和美观,以支持服务对象参与作业活动。作业工具在设计上,除了必须可以让服务对象有能力使用外,还必须与使用环境相适应,要合理地应用辅助技术。

(2)自然环境因素:自然环境包括地理、地形、气候和空气质量,可以在许多方面影响个人的作业表现。地理因素影响任务、所需的能力、舒适度或方便程度。山区和平原的地形、地貌差异,可能会影响某些作业活动的完成。对于有功能障碍者,自然环境的不同会造成作业活动的差异,在炎热的夏季或寒冷的冬天,可能会影响上学、工作或休闲活动。

(3)文化与价值观因素:文化包括价值观、信仰、习俗、时间利用等。文化影响着许多方面,包括时间和空间的使用规范,信仰决定各项工作任务的重要性,传递有关工作的态度和价值观。文化因素也影响预期的社会职责,如父亲、母亲、子女等社会角色的社会责任都会受到文化背景的影响。文化背景还会影响人们的选择,如人们要做什么、怎样做、以及它对人们如何重要。文化在作业活动表现方面影响知识和敏感度,这些影响通过人们对于干预的目的和重要性的认识,进而影响服务对象的合作和遵守。所以,服务对象的文化偏好在作业治疗师制订干预计划时应充分予以重视。

(4)社会支持因素:个体是否获得社会支持,影响其能否完成自己想做或是需要做的事情,且能够促进健康和康复。社会支持包括3种类型,即实际支持(仪器、援助和物质支持等)、信息支持(咨询、指导、知识或技能培训等)和情感支持(交流、使之产生自尊和归属感等)。作业治疗师需要了解社会支持的机制,帮助服务对象学习有效地使用社会资源。同时需要了解支持的类型和来源,以及评估服务对象所使用的社会支持模式。

(5)社会经济因素:包括人际关系(团体)、社会经济体系及其接受性(政策和实践)以支持参与、法律等。社会经济因素的可用性决定服务对象能否得到医师或其他专业人士的服务,以及拥有在环境中行动的能力,甚至是可调用的社会人际关系等。政府和就业政策往往决定潜在社会资源的分配,这些潜在资源包括个人援助、医疗保险、禁止歧视、就业机会、获得为残疾人设计的辅助技术以及参与政府决策的权利。作业治疗师可以参与改变那些限制作业表现的社会和经济政策,这将使我们国家大多数的健康者都能参与其中,并对国民经济做出贡献。

3. 作业 作业是人们维持日常生活需要完成的活动和任务;是一系列有意义的任务,通过完成这些任务,个体可以实现自己的角色需求;它们是目标导向的追求,具有时代性意义,可被他人识别,对人有意义,并涉及多项任务。例如,修饰、家务活动、运动和学习等。作业活动包括一系列作业交互的行为,以下顺序模式描述了构成作业活动的复杂程度。作业治疗从业者认为作业活动是由这些基本属性组成的。

(1)能力:能实现作业表现的一般特性和特征,包括上述内在因素。这些能力支持个体采取行动。例如,高于平均水平的智商可以支持个体胜任学术活动。

(2)动作:可观察到的行为。能力被应用到个人认为有意义的动作中,同样的动作可以用来完成许多不同的任务。例如,打字。

(3)任务:是由一系列有着共同目标的动作组合在一起。任务分析考验作业治疗师将动作分解为步骤的能力。例如,练习钢琴、开车去商店等。

(4)作业活动:当任务有明确的目标时,任务就变成了作业活动,在执行时需要考虑不同的结果,包括履行角色义务等社会方面,并具有时间性质。例如,为了成为作业治疗师而进行学习。

（5）社会和职业角色:定义一个人在社会中的地位和可识别的定位。这包括对行为的特定期望,并且是动态的。角色通常涉及许多作业活动的表现。例如,学生、父母、歌手等。

4. **作业表现** 作业是有目标导向的、有意义的,通常随着时间的推移而延续,作业表现是人与环境之间复杂的相互作用。作业有着复杂的层次,受社会、文化等多种因素的影响。作业表现和参与是通过作业活动的经历表现出来的。选定的任务和参与的作业活动的表现反映个人的个性、不同社会角色的期望,以及在生命过程的不同阶段或时期的挑战和角色。

三、人-环境-作业-作业表现模式的应用

（一）人-环境-作业-作业表现模式在个人中的应用

PEOP模式提倡作业治疗师和服务对象一起制订切合实际的康复计划。应用PEOP模式时采用的是"自上而下"的方法,它首先考虑个人的情况,确定服务对象的角色、作业和目标。该模式要求作业治疗师根据个体情况来确定个体表现能力以及个体表现能力受限程度,并确定对作业表现至关重要的环境帮助因素和限制因素。

图10-10是收集和分析服务对象相关信息所需的步骤。

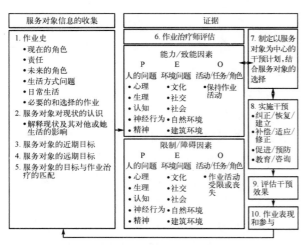

图10-10 现状分析:采用PEOP模式规划以人为中心的干预

引自Baum等,2011

1. **现状分析** 该分析通过访谈和评估从服务对象那里获得信息,使作业治疗师能够清楚地了解可能制约该服务对象的活动和参与的限制和(或)障碍。同时,作业治疗师将深入了解影响或支持服务对象完成他(她)想要和需要做的事情的环境赋能因素和限制因素。

应用PEOP模式制订康复治疗计划时有许多关键要素。这些以服务对象为中心的要素会根据服务对象是个人、组织还是社区而发生变化。在每个现状分析中,证据都成为作业治疗师决定采用何种方法手段以及干预措施的支持。所有作业治疗师都遵循一个标准:在作业治疗实践中使用客观有效的方法。因此,可以对评估类型以及支持服务对象实现其目标的干预措施做出临床决策。

对服务对象个人情况的收集包括以下几个方面:①作业史;②服务对象对现状的认识;③服务对象的近期和远期目标;④服务对象的目标与作业治疗之间的匹配。

2. **评估影响或支持作业表现的内在因素(人)和外在因素(环境)** 选择的评估方法将使作业治疗师了解个人的能力以及可能限制个人活动、任务或作业表现的因素,这是承担有价值的角色或达到期望目标的核心。

3. **制订以服务对象为中心的干预计划** 作业治疗师运用自己的技能帮助服务对象了解什么目标是可能实现的,并帮助服务对象了解实现目标过程中涉及的问题。制订的干预计划将能帮助服务对象以最有效的方式实现其目标。

4. **实施干预** 可以采用几种干预措施来实现服务对象的目标。这些干预措施的范围从恢复功能的治疗策略到补偿策略,包括促进健康、预防继发问题、教育服务对象及其支持网络以便实现自我管理。另一项干预措施是通过倡导改变来消除限制作业表现的社会障碍。

5. **评价干预效果** 在实施该计划后,服务对象希望能够实现其目标。通过干预后评价,不仅可以使服务对象了解进展,而且可以向转诊机构、其他利益相关者和公众显示作业治疗干预的有效性和效果。

6. **作业表现和参与** 通过上述过程使服务对

象实现康复目标,并帮助服务对象重新恢复日常生活,承担社会和家庭角色相应的责任和获得相关的利益,从而改善其作业表现。由于许多个体患有慢性病或残疾,需要有相应的自我管理策略。

(二) 人-环境-作业-作业表现模式在社区或人群的应用

1. 现状分析 作业治疗中关于社区和人群的问题是一个新兴的实践领域(图10-11)。理论上以人群为基础的康复受众很大,包括全世界范围内符合某种特征的人(例如,获得性免疫缺陷综合征患者、无家可归的孩子)或有共同问题的人群或社区(例如,因为家庭问题而影响工作的中年妇女或是因为交通问题而被限制在社区内的老年人)。有时,这些问题由某些相关组织机构提出,例如,社区团体、公司或政府管辖区内的某类人群。在不同情况下的现状分析可能也会不同。

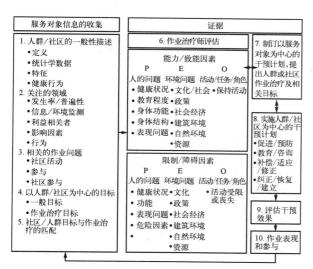

图10-11 现状分析:采用 PEOP 模式规划以人群/社区为中心的干预

引自 Baum 等,2011

一般现状分析要求了解:①人群/社区的一般性描述;②确定关注的领域;③相关的作业问题;④以人群/社区为中心的近期目标和远期目标;⑤社区/人群目标与作业治疗之间的匹配。

2. 评估影响或支持作业表现的内在因素(人)和外在因素(环境) 作业治疗师选择适当的工具来了解促进或限制社区/人群作业表现的内在因素或外在因素。人的因素(内在因素)包括生理、心理、认知、神经行为和精神特征。环境因素(外在因

素)包括文化、社交、自然环境、建筑环境和社会对作业表现的影响。临床理论支持作业治疗师将他们对人、环境和作业因素的知识应用于作为社区角色中心的活动和任务。在社区层面中环境因素最多。

3. 制订以服务对象为中心的干预计划 在获得服务对象的信息和作业治疗师对服务对象能力评估的基础上,制订以服务对象为中心的干预计划。服务对象有知情权,作业治疗师也有责任分享干预有助于服务对象实现已确定的目标的证据。这些证据将帮助作业治疗师了解已经尝试过的可以实现一般目标和(或)作业治疗目标的方法,以及不同干预措施的结果。

4. 实施以人群/社区为中心的干预计划 如果作业治疗师的工作涉及人群/社区的行动和责任(例如,公众健康、劳动、立法),他(她)可以将这些策略作为整体计划的一部分与其他人一起来执行。如果他(她)的工作涉及发展组织或机构的伙伴关系,这些总体策略可以作为以组织为中心的现状分析的基础。

5. 评价干预效果 通过干预后评价,不仅可以使服务对象了解进展,而且可以向转诊机构、其他利益相关者和公众显示作业治疗干预的有效性。作业治疗的有效性必须是公开的,以便为相关机构政策的制定提供依据。

6. 作业表现和参与 通过上述过程使服务对象实现康复目标,改善社区人群的作业表现。由于许多社区面临着老年人、慢性病患者和残疾人数量增加等新问题,需要提供基础设施从而使社区的所有成员都能充分参与。

(三) 人-环境-作业-作业表现模式在组织的应用

1. 现状分析 组织的现状分析始于对组织服务对象的分析(图10-12)。这一步能使组织信任作业治疗师,进而为其打开机遇之门。已经对特定人群进行过康复治疗的作业治疗师,可能不需要完成这一步,他们的专业知识中已经包括这些基本信息。但刚从业的作业治疗师应把了解该组织所服务的人群作为初始步骤。具体需要完成:①对组织的描述;②组织关注的领域;③以组织为中心的目

标;④组织目标与作业治疗之间的匹配。

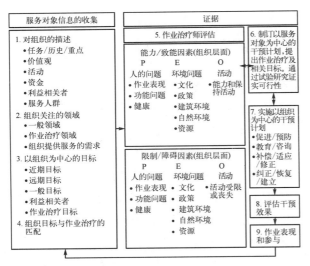

图 10-12　现状分析:采用 PEOP 模式规划以组织为中心的干预

引自 Baum 等,2011

2. 评估影响或支持作业表现的内在因素(人)和外在因素(环境)　作业治疗师选择适当的工具来了解促进或限制组织作业表现的内在因素或外在因素。人的因素(内在因素)包括生理、心理、认知、神经行为和精神因素对组织成员作业表现的影响。环境因素(外在因素)包括文化、社交、自然环境、建筑环境和社会对作业表现的影响。临床理论支持作业治疗师将他们对人、环境和作业因素的知识应用于作为组织角色中心的活动和任务。在组织层面中环境因素最多,一些组织上的问题也会影响人的因素或内在因素。例如,工作生活习惯导致不良姿势或重复性动作损伤。

3. 制订以服务对象为中心的干预计划　在获得服务对象的信息和作业治疗师对服务对象能力评估之后,可以在此基础上制订以服务对象为中心的干预计划。服务对象有知情权,作业治疗师也有责任分享干预有助于服务对象实现其目标的证据。

4. 实施以组织为中心的干预计划　实施干预计划以帮助组织实现其一般目标和作业治疗目标。作业治疗师需要考虑最初以人群/社区为中心的干预计划,通过现有的证据评估该计划是否适合组织。试验研究是一种与组织中的服务对象建立关系的方法,通过试验研究获得的成果可为后期工作

与资金支持创造条件。组织也可在此期间评估治疗师帮助他们实现目标的能力。当干预目标涉及一个组织及其服务对象时,促进/预防和教育/咨询策略可能是最常见和最有效的。

5. 评价干预效果　只有在评估干预的有效性的基础上,作业治疗师对组织实施的干预计划的成功与否才能得到证实并被记录下来。这一步对帮助作业治疗师巩固与组织的关系非常重要。它还将是作业治疗师与其他类似组织合作的基础。向广大社区宣传干预效果对扩大作业治疗实践到新的领域也很有必要。

6. 作业表现和参与　整个过程致力于实现组织确定的作业表现目标,并且可将这些成果扩展到他们所服务的其他对象。由于许多组织面临着老年人、慢性病患者和残疾人数量增加等新问题,需要提供基础设施从而使组织中的所有服务对象都能充分参与。如果有一些新的作业表现问题出现,则作业治疗师应可以提供额外的帮助。

总之,上述人-环境-作业-作业表现模式在个人、社区/人群、组织中的应用模板清晰地展示了如何有效和适当地应用 PEOP 模式。作业治疗师常因工作出色而享有广泛声誉。通过上述 3 种模板,作业治疗师可以在报告和建议中使用适当的语言,记录沟通复杂的过程和干预计划中采用的措施。上述 3 种模板为应用 PEOP 模式提供了便捷的方法,即使存在限制作业表现的因素,仍可以使个人、社区和组织改善健康状况和生活质量。

(张培珍　薛夏琰)

第九节
河流模式

一、河流模式的理论发展

河流模式(the Kawa model)是 2000 年由 Michael Iwama 博士基于东方文化背景提出的作业治疗模式,在 2006 年出版的《河流模式:文化相关性的作业治疗》(*The Kawa Model: Culturally Relevant Occupational Therapy*)中有详细的论述。

二、河流模式的主要内容

（一）河流模式的理论特点

河流模式根据东方哲学观而创立,尝试解释在特定的东方社会和文化背景下,针对个体的客观环境的作业治疗策略,并阐明基本原理和使用方法。该模式用"河流"隐喻人的生命旅程,描述人的一生不同阶段所遭遇的事情。多样性且具有时序性的生命经历就像一条河流,由高山顺流而下至海洋。河流的源头代表生命的起源,而入海口与大海相汇处代表生命的尽头。通过对河流的描述隐喻个体生命特征(图10-13)。

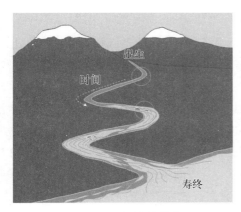

图 10-13　河流的状态

1. 生活的多样性　沿着河道曲径,水流的性质及特性会因地而异、因不同情形而变。流水、河岸床、岩石、浮木构成河流的要素。它们是一个整体,每一个要素的改变都可以使其他要素发生改变,这就造就了河流的多样性。河流的多样性可反映个体生活状态和整体日常生活的多样性,并受各种要素的影响。

2. 生命的时序性　河流从源头流到尽头如个体生活的过去、现在与未来。

河流模式阐述了人与社会环境之间的生命体验,把人生喻为一条流动的河流,所有的元素,包括环境、社会和人被形容成不可分割的整体。动态的流水正如在人与环境之间获得的和谐生活,生活幸福就如同河流强大平顺,生活不幸或身体不适时就像河水遇到弯道或是流水不畅,停止流动正如生命终结。

（二）河流模式的组成部分

在河流模式中,河流不同时间的横截面就代表个体相应时间的生活状况,借助河流截面进行分析,帮助个体解决相应时间点生活中出现的问题。河流模式运用原本具有象征性意义的河流观点,通过其潜在的4个相关概念来表达,即河流、河岸床、岩石和浮木(图10-14)。

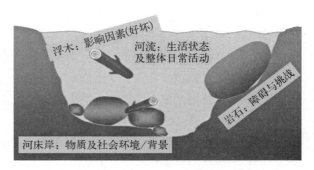

图 10-14　某一个时间的河流截面图

1. 河流　是生命本身与生命能量,代表个体的生活状态和整体日常活动,是指过去、现在、将来的生活状态、工作经历、患病历程、自我管理和体闲娱乐活动等。河流也可以像是有许多支流流入的状态。在必要或适当的时候,个体人生中的重要他人(看护者、配偶等)的河流也应被纳入考虑。

2. 河床　是环境因素,代表物质环境及社会环境/背景,包括家居环境、社会环境、文化环境、虚拟环境等,一般指家庭、学校或工作的环境。社会环境能够由朋友、家人、同学、同事、爱人、宠物、亲属、熟人等任何个体认为是重要的社会关系结构组成。

3. 岩石　是阻碍因素,是生命中的障碍与挑战,是阻挡生活状态的遭遇,也是造成个体生活崩解/身体失能的各种因素。可分为(但不限于)日常生活上的困难、害怕与担忧、在作业治疗服务范畴外的不便、身体缺陷或医疗相关问题等。如果个体的重要他人(如看护者、伴侣等)之岩石与个体的生命有直接的影响,就应被纳入治疗或评估的考虑当中。

4. 浮木　是支持因素,是生命中的优势长处,也是个性特性,如性格、价值观、信念、态度、技巧、技能、经验及社会资产等。具体来讲,包括:个人性格特质或"态度"、特别技巧、技能及经验,如个人拥有良好的运动能力;接受过专门的训练或交流、与人有良好沟通能力、社交能力良好;拥有一门手艺;具有艺术性等;信念、价值观及原则;物质和(或)社会资本,如财富及开源途径;以及与拥有权力/影响力人士有的社交关系。上述支持因素的好与坏,可对生活状态产生正面或负面的影响(漂流木可把岩石推出而滚动,也可被岩石挡住去路)。

上述4个组成部分都是相互影响的,需要通过分析这些因素之间的联系和相互影响来认识个案。

在河流模式的应用中,重要的是个体如何诠释组成其生命旅程的元素,而非治疗师是否认同个体所说的事物是否符合"岩石"或"浮木"的定义。个体用他自己的话,他自己的世界观、价值观,他用习惯的词来描述他的生活、遭遇、困难、心情和想法。重点是关于"个体的河流",是关于他的经验。个体找出他们的问题及困扰,并解释他们的意义。

三、河流模式的应用

正如人们的生命是有限的并且需要适应周围的环境一样,河流中的水在流动时也会触及岩石和河岸以及其他因素组成的环境。当生命能量或流动减弱时,服务对象(个人或集体)都可以被描述为不适或在一个不和谐的状态。当生命能量完全停止流动时,就像河流流进了一个巨大的海洋,标志着生命的终结。

周围社会的主体框架可以影响河流的整体流量(体积和流速)。和谐的人际关系,可以实现和补充生活的流动。流量的增加可以在出现问题或困难的情况下起到正面的作用,就像水的力量可以移走通道中的岩石一样,甚至通过流动创造新的路线。相反,当其他元素占用河道空间时,流量的减少会起到负面的影响。

用一条河流的比喻描绘出个体的生命流程和情况的目的是使描述更清晰,注意力可以集中在岩石、浮木、河堤和河床之间的空间。在确定对个体适用和直接的作业治疗时,这些空间与河的其他元素同样重要。在河流模式中,空间是个体的生命能量(水)明显流动通过的点。水通过这些空间自然地奔驰,可以侵蚀岩石和河流的堤岸和底部,并随着时间的推移,把它们转化为能容纳生命流动的更

大的通道。这种效应反映了自然特有的、不可分割的、潜在的愈合潜力。

自然设计、灵活和适应性强是河流模式的特点。在特定的时间和地点,每个服务对象的河流都有其重要的概念和配置。对于不同个体来说,在他们的世界里问题和情况的定义是广泛多样的。反过来看,这些关于个体特别的定义揭示了在特定的文化背景下广阔的视野和作业治疗的干涉范围。"这是什么作业? 作业治疗师做些什么?"在一些文化中,个体可能会理解和解释说:"作业是生命流动,而作业治疗师是人的生命流动的推动者。"作业治疗师帮助个体着眼于河流中的阻塞,寻求更大的拓展空间,最大限度地加强并提高个体生命的流动。

生命不可能十全十美,就算有一些问题也不会影响河水的流动,这时个体的生活还是可以顺利的运作。但是,当生活的问题和障碍越来越多、环境越来越差,那么河水的流动就会受到影响,生活就会出现不顺,包括生理、心理、社会层面的问题相继显现出来。在分析不利因素的同时还需要分析有利因素。一方面找到问题所在,最大程度消除问题的影响;另一方面根据有利因素开发治疗潜力,从而尽可能让河水顺畅流动。

(艾 坤)

参考文献

[1] AOTA. Occupational therapy practice framework: domain & process, The America Journal of Occupational Therapy, 2014, 68: S19, S21.

[2] ASHER I E. Occupational therapy assessment tools an annotated index. Bethesda, MD: The American Occupational Therapy Association, 2007.

[3] BAUM C, CHRISTIANSEN C. Occupational Therapy: Performance, participation and well-being. Slcak Inc, 2005.

[4] BROWN C, STOFFEL V C. Occupational Therapy in Mental Health: a vision for participation. F. A. Davis Company, 2011.

[5] BROWN C, STOFFEL V C. Occupational therapy in mental health a vision for participation. Phila-

delphia, PA: F. A. Davis Company, 2011.

［6］CHRISTIANSEN C, BAUM C. Occupational Therapy: Enabling function and well-being. Slcak Inc, 1997.

［7］CHRISTIANSEN C, BAUM C. Occupational Therapy: Overcoming Human Performance Deficits. Slcak Inc. , 1991.

［8］DUNCAN E A S. Foundations for Practice in Occupational Therapy. 5th Ed. Churchill Livingstone Elsevier, 2011.

［9］DUNCAN E A S. Foundations for Practice in Occupational Therapy. 5th ed. Edinburgh, London, New York, Oxford, Philadelphia, St Louis, Sydney, Toronto: ELSEVIER, 2011.

［10］LAW M, COOPER B, STRONG S, et al. The Person-Environment-Occupation model: A transactive approach to occupational performance. Canadian Journal of Occupational Therapy, 1996, 63(1): 9-23.

［11］LAW M, LAVER-FAWCETT A. Canadian Model of Occupational Performance: 30 years of impact. British Journal of Occupational Therapy, 2013, 76 (12): 519.

［12］RADOMSKI M V, TROMBLY LATHAM C A. Occupational Therapy for Physical Dysfunction. 7th ed. Baltimore: Lippincott Williams & Wilkins, 2014.

［13］PARKER D M, SYKES C H. A systematic review of the Canadian Occupational Performance Measure: a clinical practice perspective. British Journal of Occupational Therapy, 2006, 69(4): 150-160.

［14］SMITH J C, O'BRIEN J C. Occupational Therapy for Children. 6th Ed. Mosey Elsevier, 2010.

［15］TOWNSEND E A, POLATAJKO H J. Enabling Occupation Ⅱ: Advancing an Occupational Therapy Vision for Health, Well-being, & Justice Through Occupation. CAOT, 2007.

［16］胡军. 作业治疗学. 北京:人民卫生出版社,2012.

第十一章

作业治疗参考框架

第一节
应用行为理论

一、应用行为理论的发展

（一）行为主义：行为分析的起源

在 20 世纪以前，人们认为行为方式是由各种内部"力量"，比如驱动力、动机、冲突和性格等导致的。根据这一理论，每个人的个性发展都需经过一系列成熟的阶段，受到早期经验的强烈影响，并在童年时期变得根深蒂固。弗洛伊德认为，为了改变个体的问题行为，其必须与心理医师深入交谈，才能理解行为的潜在力量。

在 20 世纪初，行为主义开始出现，行为主义强调对可观察和可衡量的行为进行研究，心理学家 John B Watson 和 Skinner BF 是主要支持者。他们提出几乎所有行为都是经验的产物。因此，行为可以用学习理论来解释，尤其是操作性和应答性条件反射。

后来几十年的发展中有 4 个重要历史事件：心理学和哲学成为单独的学科；在许多不同的环境中，操作性和应答性条件反射的原理可以有效地应用于各种各样的行为；行为实验分析的研究领域出现，它用于研究学习过程中的基本理论过程，并不强调实际应用的问题；心理学家们寻求更多的科学证据来证明传统的疗法（如精神分析）在治疗行为问题方面是有效的。后来有研究指出接受传统心理治疗（尤其是精神分析）的人，比完全没有接受治疗的人更有可能表现出心理功能的改善，这一研究引导心理治疗学家在治疗心理社会问题中探究传统方法并寻找新方法，其中一些新方法涉及行为方法的运用。

（二）应用行为分析的产生与发展

20 世纪 50 年代和 20 世纪 60 年代初，出现一门以研究和应用学习理论作为改变人们行为方法的学科，即应用行为分析。到 20 世纪 60 年代末，应用行为分析已经成为一门正式的学科。它创立了期刊，发表研究文章，重点研究如何将行为方法应用于重要的社会问题。同时，行为矫正、行为治疗和自我管理的领域也已出现，并且正在迅速发展。改变行为的原则在今天得到广泛的应用。

二、应用行为理论的主要内容

（一）应用行为理论的定义

应用行为分析（applied behavior analysis）是侧重于使用操作性条件反射等学习理论，去理解和改善人们重要的社会行为的实践和研究领域（Reitman，2005）。在这个领域工作的人被称为行为分析师。从名称上看，该领域包括两个需要说明的部分："应用"被包含在反映行为分析师对改善人们生活的探索和实践方法的兴趣之内；"分析"是为了反映行为分析师对行为、行为的前提及行为的结果之间的功能关系及前因后果的重点的理解。

（二）应用行为分析的特点

1. 关注行为　因为应用行为分析侧重于行为，能够以某种方式测量行为，从行为的角度来定义人们的现状和进步。在任何可能的情况下，评估隐性行为，并依据显性行为做出客观和可靠地测量。在干预中被改变的行为称为目标行为（targetbehaviors），改变是通过增加或减少的方式。增加或减少的运用取决于要解决的问题是行为过度

(behavioral excess)还是行为缺陷(behavioral defi-cit)。行为缺陷指的是一个人不经常做的、不擅长熟悉的、做的不够尽善尽美的行为。行为过度是一种表现得过于频繁、过于强烈或过于长久的行为。

2. 学习和环境的重要性 在很大程度上,人类的行为是习得的。行为改变技术的应用通常需要假定行为是可以通过提供适当的新体验加以修改的。改变行为的新经验包括改变个人环境(主要是改变行为的前提和后果)。行为改变过程中所涉及的前提和后果通常在外部环境中。虽然提供新的学习经验在改变行为方面非常成功,但是疾病等因素限制这些影响。

3. 科学定位 应用行为分析具有很强的科学性,其核心的应用特点和本质特征是对行为仔细、精确测量。这使研究者能够发现学习和认知是影响行为的方法。

4. 实用和主动地改变行为的方法 应用行为分析在其用于改变行为的方法中采取了一种实用的方法。"实用"一词的意思是"实际的,而不是理论的或理想主义的"。因此,使用行为改变技术的专业人员强调发现并使用实用的方法来改变行为,不管这些技术是否符合特定的理论。

行为分析人员通常要求治疗对象在改变他们的行为过程中积极参与,会让他们做一些事情来帮助整个治疗过程的完成。例如,服务对象可以帮助决定使用哪些技术、如何实现它们、更改行为方法、作为"作业"应用于自己。

三、应用行为理论的实践

(一)要素

1. 目标行为的认定与评估

(1)基于目标的操作性行为:例如,"吃"就是一种操作性行为。要改变它,就需要改变它的前提和后果。对目标行为的定义应该有多少细节,取决于个体想要达到的目标。如果个体的行为目标暗示了行为的某些细节,那么个体对目标行为的定义必须反映这些细节。

(2)显性行为和隐性行为:行为可以是显性的,也可以是隐性的。衡量行为是一个非常主观的过程,行为分析者倾向于将注意力集中在改变显性

行为上。这是因为人们通常可以更清晰地定义显性行为,相比隐性行为而言能更客观地衡量它们。

(3)复杂行为:由顺序性的前提(刺激)和应答组成的活动被称为行为链,每一对前提-应答链被称为链接。学习执行一个链是非常困难的,特别是在任务极其复杂或个人的学习能力非常有限的情况下。一旦确定了复杂任务的链接,就可以制定一个计划来训练人员执行每个步骤,并将所有链接放在一起。

(4)应答性行为:人们通过应答性条件反射来学习两个以前不相关的事件(一个中性的刺激和一个应答),一个有获得条件反射能力的刺激,被反复地与一个非条件刺激匹配在一起引起应答性行为。这可以成为行为改变计划的目标。就像操作性行为一样,应答性行为可以是显性的,也可以是隐性的。

2. 有效应用领域

(1)教养方式和亲子关系:①研究表明,教授父母行为分析技巧可以帮助改变他们的行为,改进教养技巧,使他们能够处理各种各样的育儿问题,进而促进孩子行为的改善。②当孩子的行为出现问题但父母未寻求专业帮助时,训练父母的行为改变技巧是努力纠正孩子现有问题的有效手段。在这些研究基础下,在许多儿童问题的治疗过程中,对于给父母的训练是非常有效的,在家里应用行为方法的好处是广泛而持久的。

(2)教育

1)优化教育方法:计算机辅助教学(computer-assisted instruction,CAI),使用计算机来指导学生完成一系列的课程,其程序可以解释概念、举例、提问、反馈学生的答案,并在必要时提供额外的解释。

2)改善课堂行为:利用行为改变的原则来减少课堂失当行为,可以改善学校环境,并有其他积极的作用。使用行为方法的教师比其他教师能为学生提供更多的帮助和使学生受到更少的惩罚,他们的学生在学术成就方面表现更佳。

(3)健康与运动

1)健康心理学:人们已经意识到心理和行为模式也会影响人的健康及从疾病中康复的速度。健康和疾病是生物、心理和社会各方面相互作用的

结果。这种观点被称为健康与疾病的生物心理社会模式。

2）运动心理学：使用行为方法可以提高运动表现。

（4）职业和社区环境的自我管理

1）自我管理的益处：能够改变个人行为。通过学习自我管理的技巧，人们可以增强两种能力：一是自我控制，控制自我的情绪、冲动或欲望的能力；二是自我调节，可以指导人们调节自己的行为。

2）发育障碍类儿童的自我管理：训练有发育障碍的儿童在父母的监督下自我管理自己的行为。

（二）基础操作性原则

1. 强化、肯定与否定　强化意味着加强、增加或使之更加明显。在操作性条件反射中，强化是指行为的结果增强行为的过程，使其更有可能在未来发生。结果取决于行为。这意味着：如果行为发生，后果就会发生。因为强化了一种行为，所以在未来测量这种行为应增加频率、持续时间或幅度。

（1）自然强化和程序强化：自然强化自发地作为日常事件的一个正常部分而发生，并没有系统地计划和影响行为。生活中的其他强化因素是有意而为之的，结果是为了指导行为。人们会使用程序强化，其目的是增强或强化特定行为。

（2）正面强化和负面强化：在正面强化中，行为的后果包括增加或加强喜欢的刺激。反之，在负面强化中，行为的后果减少或消除厌恶的刺激。

（3）非条件强化和条件强化：一些结果是由先天过程导致的，因为它们促进了每个个体和物种的生存。这些结果被称为非条件强化物（或初级强化物）。相反，条件强化物（或二级强化物）是一种刺激物。在它们因学习而增强之前，它们没有能力加强行为。

2. 消退　是先前强化的反应不再受到强化后的过程或条件影响，在这个过程中，目标行为的速度和力度会降低。消退可以应用于已经得到正面强化或负面强化的行为，在这两种情况下，强化都被终止，强化的行为也会下降。

3. 惩罚　是一个行为结果的抑制过程，可降低其频率、持续时间或幅度。被惩罚者是受到刺激的人，他们会发现这个行为是不恰当、不受欢迎或

不愉快的。惩罚可以有 2 种方式：①在正面惩罚中，一个厌恶的刺激或条件被添加作为行为的结果。②在负面惩罚中，一个人在行为发生时已经拥有的刺激或条件被减去作为执行行为的结果。这种刺激或状态通常是"令人愉快的"或有价值的东西。正面惩罚和负面惩罚的关系见表11-1。

表 11-1　正面惩罚和负面惩罚的关系

	正面惩罚	负面惩罚
强化	"愉悦的"刺激或情况增加（增加目标行为）	厌恶的刺激或情况减少（增加目标行为）
惩罚	厌恶的刺激或情况增加（减少目标行为）	"愉悦的"刺激或情况减少（减少目标行为）

4. 前提及刺激控制　刺激控制是指前提能够影响某一特定行为表现的程度。当在一个前提下施加刺激时，行为倾向于主要或总是在提示出现的情况下发生；当有前提出现时，反应极有可能发生。

5. 动机　在传统观点中，动机被视为一种提升、指导和维持人类和其他生物的身体和心理活动的过程。心理学家经常将动机的概念分为两部分：①驱动力，主要是无条件的和基于生理的，如饥饿和口渴。②动机，至少在一定程度上是在学习和心理或社会基础上的，例如对金钱和它所购买的东西的渴望。

行为分析的观点主要集中在如何将动机作为前提来执行。这种关注与应用行为分析中的实际问题有关：治疗师想要干预个体的动机，以改变他们的行为。增强动机会增加行为改变的可能性。

（三）干预原则

1. 成形（shaping）　是一种过程，通过这种过程，特定行为的表现会得到改善。为了使目标行为不断得到强化，它必须通过一系列努力来达到行为目标。

2. 刺激控制方法的快捷方式

（1）提醒（prompting）与消退（fading）：提醒是一种刺激物，可以补充所需的或正常的可辨别的刺激，以获得正确的行为，增加反应发生和得到强化的可能性。

（2）行为链

1）形成和分析行为链：行为链是一种复杂的活动，其链接以某种顺序出现，通常包括运动反应。

2）做一个任务分析（task analysis）：识别前提和应答以及构成行为链的所有顺序的过程称为任务分析。这个过程的目标是确定链的成分的应答和它们应执行的顺序。应对这些信息进行记录，以便在分析中引用它。

四、应用行为理论的学术研究

近年来，越来越多的机构对应用行为分析法（applied behavior analysis，ABA）进行广泛的研究，在孤独症儿童的康复治疗领域取得了不少成绩。应用行为分析学也成为研究的热点。行为学家认为，应用行为理论把所有个体的复杂行为都分解成小单元行为，也就是简单行为，通过回合式教学的方法教会小单元行为，然后再通过训练慢慢把复杂的行为复原出来。例如，洗手、系扣子等复杂的生活自理行为即是通过这种程序进行训练。应用行为理论个体化差异。使用应用行为分析法时，对程度不同的孤独症患儿，从哪个小单元开始进行教授，从哪个起点开始也不同。

通过应用行为理论，使用应用行为治疗，教授的是功能性的课，也就是在课程的选择上选取在患儿社交上"重要"行为。通过应用行为理论，使用应用行为治疗是正面性干预的方法。在教学中注重较正确的行为而不是进行纠正错误的行为。因此，在训练过程中尽量不让患儿有出错的机会，可通过及时给予提示的方法实现。

（刘沙鑫）

第二节

生物力学参考框架

一、生物力学参考框架的发展

（一）生物力学参考框架的起源

生物力学参考框架在作业治疗发展的历史中一直处于重要的地位并流传至今。在不同的历史时期，该理论被冠以不一样的名字，最早在1919年被称为Baldwin重建策略（Baldwin's reconstruction approach），在1934年被称为Taylor矫形策略（Taylor's orthopedic approach），而后在1957年被称为Licht肌动学策略（Licht's kinetic approach）。如今，由生物力学理论衍生而来的生物力学参考架构还在继续沿用，但许多作业治疗师用了更多不同方式使用该参考架构。比如，Trombly将生物力学参考框架与作业功能模式（occupational functioning model，OFM）结合在一起应用。

生物力学参考框架是伴随作业治疗还原主义范式的形成而发展起来的，该理论范式起源于20世纪早期。当时，在医学理论模型下的干预方法主要是确定人体内在的问题，并通过手术、化学治疗和心理治疗来修复这些问题。然而，作业治疗学与医学理论模型的理论和干预方法大相径庭。因此，在20世纪40年代和50年代间，作业治疗学受到各种舆论压力，例如康复医学领域的资深医师认为作业治疗为患者带来的效益是无可厚非的，但其实践的理论基础非常薄弱。当下的作业治疗缺乏理论支持和循证科学的证据支撑。作业治疗学者们对临床实践的理论背景也存在疑问。许多作业治疗师们也同样认为原先依托于医学理论模型下的作业治疗理论无法完善地解释作业治疗的实践内容。因此，康复医学领域中医师和作业治疗师呼吁要将作业治疗学理论从原先的医学理论模型中独立出来，建立新的理论模型。

在建立新的理论模型时，作业活动的概念在不同学术领域有很多分歧。例如，一些心理医师首先提出对作业活动概念的精神分析层面的观点，认为精神动力学概念在精神健康领域中比作业活动这一概念更为重要，个体参与作业活动的唯一价值是作业活动是无意识地表达情感的一个载体；同样，躯体障碍治疗领域的学者们对作业活动概念的观点较着重于作业活动的神经肌肉层面。感觉统合理论的创始者、作业治疗师Ayres就曾提出：作业活动的情感价值是很重要的，但它不能为躯体障碍的作业治疗提供最基本和最关键的概念。由于神经生理学机制研究不断地发展，这些研究成果会为作业治疗中神经肌肉系统在有目的的功能活动中的运行带来坚实的理论基础。

随着神经学、解剖学、生理学、精神心理学等学科迅速发展，作业治疗学者们以这些学科的机制为基础,提出作业治疗的价值在于其影响人内在机制的能力。于是,他们推陈出新,提出了作业治疗新的理论范式——还原论的理论范式。作业治疗师们都相信新的理论范式会让作业治疗被认同为有效的医学服务,并且会使作业治疗的科学地位得到提高。从20世纪50年代末期起,关注还原论的转变显著地改变了作业治疗师看待他们自己的实践和他们所传递的服务情况。并且,作业治疗的流程也由此得到新的发展,其原理即是建立在不同学科的循证成果之上。

(二)生物力学参考框架的产生与发展

基于还原论的理论范式下诞生了作业治疗新的理论模式与参考框架,即生物力学参考框架。由此,作业治疗师重新界定了作业治疗的焦点、核心观点和价值。

1. 核心观点与焦点　生物力学参考框架的核心观点为:所有能力表现都直接取决于神经运动系统、骨骼肌肉系统和内在心理系统的整合程度;功能障碍或损伤都可以究因于神经运动系统、骨骼肌肉系统和内在心理系统受到的伤害或异常的发展;活动中的表现也可以通过解决神经运动系统、骨骼肌肉系统和内在心理系统的损伤来得到进步。

2. 应用价值　生物力学参考框架所带来的新的职业价值与其科学精度得到体现,作业治疗师在对个体问题的辨认和度量上一致强调其客观性和精准性。同时,作业治疗师也将他们的价值取向转为在治疗中个体所参与的活动。作业治疗师以前将作业活动视为一种自然的人类需求,但后来他们也意识到作业活动也可以是治疗性的,运用于治疗过程中。因此,他们将治疗性的作业活动作为改善骨骼肌肉系统、影响神经系统和表达无意识的情感需求的一种方式。

范式加深了对于躯体结构及其发展进程是如何促进或限制活动表现的理解。在新的理论产生与进步下,生物力学参考框架得以发展、建立和细化。

二、生物力学参考框架的主要内容

(一)生物力学参考框架的定义/概念

生物力学参考框架是基于动力学和运动学的原理,以骨骼肌肉系统的解剖学和生理学作为其理论基础,解释人体的骨骼、关节和肌肉的结构与功能、如何产生和维持运动以及相互协作完成功能活动的理论学说。同时,心肺系统对于骨骼肌肉系统的功能支持也被融合进入该理论。

生物力学参考框架最基本的关注点即功能性活动涉及的骨骼肌肉能力的障碍与问题。此理论解释了人体的组建和动作的产生。由于许多涉及生物力学的理论和研究都已在作业治疗领域之外快速发展,如解剖学、生理学和肌动学,生物力学参考框架在作业治疗学发展中已积累了比较坚实的基础。该理论的策略一度被称为"肌动学作业治疗",这样一个术语强调了恢复运动能力的治疗目标。

生物力学参考框架应用于长期有功能活动限制的个体。这些活动限制来自疾病和骨骼肌肉系统、周围神经系统、皮肤组织或心肺系统的损伤。由中枢神经系统损伤引起的动作协调性的问题基本上都是通过运动控制理论或感觉统合理论来考虑并解决,但这些问题中涉及生物力学的问题,例如如何维持正常的关节活动,也通常在生物力学参考框架中得到解决。

(二)生物力学参考框架的要素

1. 运动的基本概念　运动是一切功能活动的基础。不管是对物品的操作,在与人沟通交流中的手势,或是排队时与前面的人保持直线站在其后面,任何功能活动都涉及人体稳定并移动肢体的过程。生物力学参考框架关注个体为了进行功能活动产生必要的运动而稳定和移动肢体的能力。它必须有三个要素:关节活动度、力量和耐力。

(1)关节活动度:关节可活动的范围。理解各个关节可达到的关节活动度需了解关节的具体构造和功能。关节面的凸凹原则,关节周围的肌肉、韧带、关节囊等软组织都是决定关节活动度的重要因素。

(2)力量:是指肌肉力量,简称肌力。肌力决定个体能够参与何种功能性活动。在日常生活的功能活动中,肌群对关节的稳定性和造成的关节运动结合在一起而参与到一个任务中,每一个动作都是由许多肌群共同参与而产生。肌群的肌力决定个体能够完成任务时的程度大小。为在参与一个任务时有理想的表现,个体必须有足够的肌力以构建任务所需要的运动和动作。

（3）耐力：即维持肌肉活动的能力，是指肌肉的生理学功能，同时也指支持氧气和能量供应的心肺系统功能。耐力也决定个体完成任务以构建生活必需活动的程度。当一个作业活动需要一定时间内重复的运动或持续的活动，耐力是最重要的一个因素，事实上，所有作业活动都需要一定的耐力。

2. 运动动态学　运动的产生受多因素牵制，是关节及关节周围软组织解剖学上的功能。功能活动要求肌肉施加力作用于骨骼上以应对不同任务的需求，而耐力是在功能活动中供应能量和能量代谢的能力。

在理解运动构成作业活动时，需要更为复杂的方法来研究个体的运动，作业活动中的运动需以运动学的术语精确地进行阐述。不同的个体在同样的任务中也会有不同的运动模式，但万变不离其宗，活动所需的运动都依赖于骨骼肌肉系统作为基础以及3个要素来调控，因此以运动学的角度来研究和分析作业活动的组成要素在生物力学参考框架中是至关重要的。

3. 维持生物力学功能　生物力学参考框架中十分重要的一个观点是个体产生运动的能力（即关节活动度、肌力和耐力），不仅影响作业表现，同时也受作业表现的影响。在日常作业活动中，肌肉的肌力受日常作业活动的需求影响而得到增加或降低，相似地，骨骼也因承重的多少而受到影响，关节活动度受关节运动特点的影响，耐力则受个体活动水平的影响而增加或减少。

由于个体的生物力学三大要素会因骨骼肌肉系统的应用多少而增加或衰退，因此应用生物力学参考框架不仅要改善受限的功能活动，也要保证骨骼肌肉系统功能不因失用而消退。

三、生物力学参考框架的实践

作业治疗师在应用生物力学参考框架时应考虑以下因素：①关注个体的作业表现及角色；②通过在环境与角色设定下的作业活动来进行评估；③针对关节活动度、肌力和耐力用补偿、维持或代偿的方法以增进角色的作业表现；④作业治疗的结果输出是令人满意的、有意义的作业表现；⑤作业

治疗师在应用生物力学参考框架时应采用自上而下的策略（top-down approach）。

（一）生物力学参考框架的应用

生物力学参考框架的应用目标是改善作业活动中运动的质量。更具体地说，其目标是：①预防功能退化，维持作业活动表现中已有的运动；②弥补、恢复作业活动表现中缺失的运动；③代偿、改变作业活动表现中缺失的运动。

生物力学参考框架的应用领域不仅仅是骨骼肌肉系统功能方面，也涉及周围神经系统、皮肤系统、心肺呼吸系统功能方面的疾病或损伤导致的骨骼肌肉系统功能的衰减。按照表现的功能缺失的类型，应用的领域可分为以下3类。

1. 作业活动中关节活动受限　在以下情况中会出现：①肌肉、结缔组织、肌腱、韧带、纤维囊或皮肤等软组织的短缩；②存在炎症、水肿或血肿；③有定位的骨骼损害，如风湿性关节炎、骨性关节炎；④截肢；⑤先天异常、畸形；⑥急性或慢性的疼痛；⑦对环境适应不良。

2. 作业活动中不足的肌肉力量　临床中常见的情况有：①肌力不足而导致的活动受限；②肌肉失用或肌肉萎缩，例如骨折后制动；③肌肉病变，例如肌萎缩症；④前角细胞病变，例如运动神经元疾病；⑤周围神经病变，例如糖尿病；⑥周围神经损伤，例如正中神经的单一神经病变；⑦急性或慢性的疼痛；⑧对环境适应不良。

3. 作业活动中耐力不足　耐力不足会导致：①活动受限；②肌力不足；③心肺系统功能或呼吸系统功能受限；④急性或慢性的疼痛；⑤对环境适应不良。

（二）生物力学参考框架的实践方法/治疗策略

生物力学参考框架中主要有四大策略：①恢复或重建作业活动中缺失的运动或具体因素；②维持作业活动中所需的运动，作业治疗师可应用一些特定治疗的手法；③代偿和改变无法恢复的运动以参与作业活动，可配戴矫形器、使用辅具和环境改造；④工作强化策略，通常用于职业康复中，最常用的方法是机体再适应（physical reconditioning）和职业再适应（work reconditioning）。利用工作模拟器可以模拟特定工作任务中的动作进行训练，也能协助

作业治疗师对个体进行复杂运动、动作的评估。

（三）生物力学参考框架的应用流程

1. 生物力学参考框架中的评估　在该参考框架下的评估过程中，同样要遵循以服务对象为中心的原则，评估的目的是为了收集定量和定性的资料，为制订治疗目标和治疗计划提供依据，追踪治疗过程中评估指标的变化，为作业治疗有效性提供科学证据。评估同时也是对服务对象的一种治疗，在评估过程中，可以使服务对象了解作业治疗的中心是其自身，评估的过程增进服务对象的参与性、主动性，评估的结果能使服务对象增进对自己的了解。

生物力学参考框架中的评估策略有两类：自上而下的评估策略（top-down approach）和自下而上的评估策略（bottom-up approach）。自上而下的评估策略即从个体的作业活动表现着手评估，可以使用的量表有工作角色访谈（worker role Interview）、加拿大作业表现量表（Canadian occupational performance measure，COPM）等；自下而上的评估策略则从影响个体作业活动表现的因素着手评估，可以直接评估作业活动中缺失的运动，并从关节活动度、肌力和耐力三大要素进行评估。

生物力学参考框架最主要涉及的问题是个体在作业活动中骨骼肌肉系统的问题，也就是运动的问题，因此在该参考架构下运用自下而上的评估策略时，需要利用特定的工具与方法量化评估三大要素：①关节活动度；②肌力；③耐力。除了三大要素，还有一些影响个体骨骼肌肉系统功能的其他因素需要进行评估：①感觉；②疼痛；③水肿等。若在生物力学参考架构中运用自上而下的评估策略，则可运用一些功能测验量表来评估作业活动表现中的各个部分。

2. 生物力学参考框架中的治疗与介入　在评估后制定有依据的治疗目标，就可以制订具体的治疗与干预计划。生物力学参考框架的治疗与干预遵循的原理与原则应与生物力学理论保持一致，并反映作业治疗的价值与意义。在治疗与介入过程中所使用的技术和方法应与运动以及具体的作业表现有关。

（马嘉吟）

第三节

康复参考框架

一、康复参考框架的理论发展

（一）康复参考框架的起源

康复是指针对患病后的服务对象通过训练或治疗的方式使其恢复健康或正常的生活。在深入探讨康复参考架构之前，有必要了解康复的意义。Hopkins 认为康复就是一种能力的回归，重新获得对于个体来说必要的生理、心理、社会、职业以及经济的能力，更好地生活和工作。所以，在治疗计划中更加关注的是能力（abilities）而不是障碍（disabilities）。在康复的整个过程中，有许多的架构可以使用，比如临床上常用的生物力学参考架构、人体发育参考架构等，康复参考架构更多的是用于通过补偿那些无法被治愈而导致的缺陷或不足而影响日常生活活动、作业以及社会角色和能力，使其重新获得功能表现。

2002 年，Trombly 基于医学科学、生理科学和社会科学 3 个方面提出了康复参考架构（rehabilitative frame of reference），目的是当康复服务对象面临长久的躯体功能障碍时，依然可以使用一些康复策略尽可能地独立生活。康复参考架构认为服务对象必须是整个康复团队中的一员，康复计划的实施环境必须最接近于服务对象生活所处的自然环境。当治疗师实施调整、补偿策略和环境改造时必须遵循个体化有创新性的执行方式。

（二）康复参考架构的产生与发展

像其他的参考架构产生的过程一样，在康复参考架构明确定义之前，也会有许多假定观点（assumption）产生，并以此作为康复参考架构理论的来源及基础。其中一些比较著名的观点有：①通过一些补偿策略或技术可以使得原本面临无法治愈的失能个体重新获得一定程度的独立能力。②来自个体或服务对象的动机和积极性是重新获得独立能力的基本条件，与服务对象的价值观、角色和兴趣都相关。其程度的高低可以影响个体康复后获得独立能力的程度，可以在康复过程中获得更高的参与性。③执行日常生活活动时所处的环境会影响个体的动机和积极性，以及他们的独立性。④环境因素在个体重新获得独立能力的过程中也具有较大影响。⑤康复其实也是一个教育和学习的过程。因此在以生活独立为目标的康复过程中，一定的感知及认知能力是必要的前提条件。⑥临床推理能力同样可以被作业治疗师应用，最初先应用于分析服务对象的功能和能力，然后评估作业活动需要的环境，还可以分析指导如何运用补偿策略以提升功能表现。

对于功能来说，从失能转变为功能化机制是：服务对象的障碍已经趋于稳定，并且通过调整、补偿策略和辅助设备可以改变功能状态，治疗师教导服务对象以新的方式来执行生活任务。同时，服务对象需要有自主动机和积极性，具有能够使用辅具器具的躯体能力及认知能力；场景中有必要的设备及工具，且是支持性及具有反馈功能的系统。

二、康复参考架构的主要内容

（一）康复参考架构的定义/概念

康复参考架构利用一些替代性的干预策略，着重尽可能改善服务对象的能力，使其恢复最佳的生理、心理、社会、职业与经济能力，强调的是个体的能力及运用现有的能力，利用科技设备或辅具来完成作业或提高作业表现能力。

（二）康复参考架构的特点

在康复参考架构下，作业治疗师在考虑问题时更多地以整体的眼光看待服务对象，关注能够表现的领域。作业治疗关注的是如何将影响服务对象角色表现的障碍和阻碍最小化。从作业治疗的角度来看，日常生活活动（ADL）、工作（work）和休闲文娱（leisure）是需要关注的最基本也是最重要的三大领域，如果要成功地使一位服务对象独立，就必须关注这3个方面的康复内容。

三、康复参考架构的实践应用

（一）康复参考架构的应用对象及领域

康复参考架构的应用对象并没有明确限制。凡是功能障碍已经不能改善或恢复到达一定的上限，但仍可以通过一些补偿策略提高其功能表现

的，且具备一定的感知和认知功能的，有功能障碍者都可以适用。应用的领域及场景亦没有明确的局限，综合性医院、专科康复医院、养老机构、特殊学校、社区照护中心等都可以运用。

（二）康复参考架构的治疗原则

康复参考架构的哲学基础是，在一定的辅助下可以使面临躯体障碍、心理障碍或慢性疾病的个体在他们的日常生活活动中达到最大的功能表现。康复的过程其实就是帮助服务对象能够胜任其社会角色和日常生活。所以，康复参考架构的治疗原则最初主要是代偿策略、补偿策略和环境调整。后来 Trombly 又将轮椅适配、残疾人及老年人高科技适应代偿加入此架构内容中。

（三）康复参考框架的应用流程

1. 评估 2008 年 Trombly 建议在选择作业时必须基于服务对象的本愿。以角色作为出发点，然后分析服务对象选择的任务活动及这些任务活动所处的场景，完成作业活动来塑造角色。

在康复参考架构下，作业治疗师可以更加完整、全面地来看待分析服务对象的作业表现。作业治疗师需要评估服务对象的能力以决定以何种方式帮他们克服失能所造成的障碍。在康复参考架构下评估主要关注服务对象功能方面涉及的有自我照顾、工作及娱乐这几个方面。有许多方式可以运用到评估服务对象从事不同活动时所需要的辅助程度。所需辅助程度一般是为了方便交流记录，可以量化标记为少量帮助（minimum assistance）、中等帮助（moderate assistance）、大量帮助（maximum assistance）。辅助在自我照顾这方面更多发生，而在工作评估中，作业治疗师会用其他的词语来描述工作行为，如工作耐力、工作条件、抓握能力等；同样在文娱技能方面，治疗师会用不同的兴趣问卷等来进行评估。

评估的方式有观察法、访谈（获得服务对象日常生活中的优先关注点）、服务对象的自我报告（完成任务的能力）等，有标准化的量表，也有利用工具的测评方法，目的都是为了了解服务对象的强项和弱项、分析环境及社会场景，以期更好地提供干预方法，减少障碍限制。具体相关的评估量表可分为两大类。①基于作业的评估（occupation-based assessment)：加拿大作业表现量表(Canadian occupational performance measure，COPM)、功能独立量表(functional independence measure，FIM)、Klein-Bell日常生活活动量表(Klein-Bell activities of daily living scale)、Kohlman生活评估量表(Kohlman evaluation of living scale，KELS)。②服务对象因素评估(client factor assessment)：Bells测试(Bells test)、简易智力状态评估量表(mini mental state exam，MMSE)、使用量角器测试关节活动度、单丝感觉测试(semmes-weinstein for sensation)等。

在实施评估时，治疗师还需要关注其他几个方面的因素，如服务对象所处环境的特征、装备及服务对象的经济来源，他们所需要辅助的等级或是否需要监督关系，对服务对象表现的发展期待，分析缺失或限制的表现成分等。

2. 干预与介入　在治疗的过程中，服务对象必须将关注重点放在自己现有的功能和能力方面，而不是一直遗憾失去的功能。通过治疗获得个人方面可以达到的能力上限，获得理想的作业表现。同时，作业治疗师必须考虑服务对象的潜在能力、学习的动机，以及他们最能够接受的宣教方式。

治疗策略的内容包括很多目标性的活动，涉及的范围依然是日常生活活动、工作、文娱活动，具体的内容有①活动调整(activity adaptation)：改变活动的要求，降低或提高活动中涉及的生物力学、认知、感觉和社交等的要求，以提高服务对象的作业表现；②工作强化/整理计划(work hardening/reconditioning programs)：面对长时间重复性强的工作时，促进身体素质以提高工作耐力；③省力技术(energy conservation techniques)：包括减少不必要的任务、整合相关任务、重新排布任务的顺序、简化任务等；④辅助技术(assistive technology)：包括ADL辅具如穿衣勾、移动辅具如助行器和轮椅等，帮助功能障碍服务对象提高认识的信息辅具、相关硬件及软件等；⑤环境改造(environmental modification)：对家居环境、建筑、产品等进行改造，以保障功能障碍人士能够更加便捷、安全、可频繁地出入及居住。其他策略还有家政活动及照顾孩子训练、矫形器或假肢使用及养护训练、社区内交通培

训、安全宣教等。

与服务对象合作，利用这些策略来完成任务并反复练习趋于熟练。因个体都具有其特殊化，所以对方必须是可合作的。面对服务对象的问题，作业治疗师必须要有创新性的问题解决能力。这些治疗的最终目标都是用现有的能力以期达到最大的功能独立能力。

四、康复参考架构的思考

康复参考架构是一个很好的指导理论，使用至今已经积累了很多的资料及数据。在临床和机构中有很多成功的例子，确实为无数的功能障碍人士提升了独立能力及作业表现。优点：在评估时充分考虑服务对象的兴趣、角色、资源、环境和支持系统；关注服务对象的能力，围绕对他们来说重要的日常生活活动开展治疗工作；始终以服务对象为核心；以整体的视角来关注服务对象。缺点：许多日常生活活动的工具缺少信度、效度调查及使用结果研究；没有关注那些缺少动机及积极性的服务对象；如果补偿策略失效或服务对象无法习得新的做事方式，那么在此参考架构指导下无法提供替代性选择；没有关注服务对象的社会心理需求。

（周欢霞）

第四节
认知行为参考框架

一、认知行为参考框架的理论发展

很多古老的哲学理论家都是认知行为疗法(cognitive behavior therapy，CBT)的先驱者。斯多各哲学派哲学家埃皮克提图认为逻辑可以识别和抛弃导致破坏性情绪的错误信念，这个理念影响了现代认知行为理论应用过程中如何识别导致抑郁和焦虑中认知扭曲的方式。例如，认知疗法之父亚伦·贝克在最初抑郁症治疗手册中说"认知治疗的哲学起源可以追溯到斯多各哲学派"。埃皮克提图的哲学理论也影响了美国心理学家阿尔伯特·艾利斯对认知行为疗法的定义。英国功利主义和自

由派哲学家约翰·斯图尔特·密尔也同样影响了认知行为理论的发展。

现代认知行为理论的起源可以追溯到 20 世纪早期的行为疗法理论的发展和 20 世纪 90 年代认知疗法理论的发展，认知行为疗法被认为是二者后来的结合。

行为疗法理论的开创性工作始于 1920 年约翰·B·沃森和罗莎莉·雷纳对条件的研究。以行为为中心的理论方法出现于 1924 年。诸多心理学家的研究，如英国心理学家汉斯·埃森克和南非心理学家阿诺德·拉扎勒斯对于基于经典条件反射（classical conditioning）的新行为疗法技术的发展，以及埃森克的同事格兰·威尔森经典的恐惧条件反射等的研究，拓展了行为疗法理论基础的研究领域。在 20 世纪 50 年代和 60 年代，行为疗法理论在美国、英国和南非广泛应用。斯金纳研究了行为分析背后的哲学。强调可观察到的行为应与方法论的行为主义区别开来。朱利安·罗特在 1954 年，阿尔伯特·班杜拉在 1969 年都展示了认知对学习和行为改变的影响，在社会学习理论中对行为疗法各自做出了贡献。

阿尔弗雷德·阿德勒是最早提出认知在心理疗法领域的治疗师之一，他提出了基础性错误导致不健康和无用的行为和生活目标。阿德勒的研究影响了阿尔伯特·艾利斯，艾利斯开发了最早的认知基础心理疗法，即今天被称为理性情绪行为疗法（rational emotive behavior therapy，REBT）。基于思想并非无意识、某些类型的思维可能是情绪困扰的罪魁祸首的观点，阿罗·T·贝克开发了认知疗法并命名这种思维叫做自动思维（automatic thoughts）。

由此，理性情绪行为疗法和认知疗法也成为认知行为疗法的基础。在最初的研究中，认知疗法经常与行为疗法做对比，比较两者哪个疗效最好。在 20 世纪 80 年代和 90 年代期间，认知和行为技术开始合并为认知行为疗法（CBT）。随着时间的推移，认知行为疗法由被认为是一种单一疗法，逐渐发展为所有以认知为基础的心理治疗的总称。这些疗法包括但不限于理性情绪疗法、认知疗法、接受与承诺疗法（acceptance and commitment thera-

py，ACT）、辩证行为疗法（dialectical behavior therapy，DBT）、显示疗法/选择理论、认知处理疗法（cognitive processing therapy，CPT）、眼动脱敏与再处理（eye movement desensitization and reprocessing，EMDR）和多重模式治疗（multimodal therapy）等。所有这些治疗都是以认知和行为元素作为基础的混合应用。这种混合的应用成为当前认知行为治疗理论发展的主要现象。

二、认知行为理论的主要内容

（一）认知行为参考框架的概念

认知行为架构主要集中于发展成功的处理技能，改变个人在具有挑战性处境时的思维方式，从而能够拥有恰当的行为和处理方式：①建立在个人过去创立的行为原则基础上。②在导致行为发生改变的思想中加上某些观点以使其改变。③强调个人的处理能力和对处境的恰当反应能力之间的相互作用。

图 11-1 描述了情感、思想、行为彼此互相影响。中间的三角形表示认知行为理论的宗旨，即所有人的核心信念可以归纳为三类：自我、他人和未来。一个人的核心信念无法改变，但可以通过改变情感、思想或行为其中之一使其互相影响，从而发生改变。

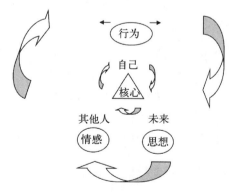

图 11-1 情感、思想、行为的相互影响

（二）认知行为参考框架与作业治疗的关系

1. 认知行为理论与作业治疗的关系　认知行为疗法理论的目标不是诊断一个人是否患有某一种特殊的疾病，而是把一个人视为一个整体，找到需要修复的问题，这个问题影响这个人的功能（function），阻碍个人的作业（occupation）能力，在这个理论中，作业治疗师通过改变服务对象在生活中不同处境的思维方式,从而使其有动力和积极性完成作业活动。

作业治疗师需要:①确定决定性的行为。②确定这个行为是过度还是不足。③评估这个行为的频率、持续时间或强度,以确定基本情况。④如果行为过度,则尝试降低频率、持续时间或强度;如果不足,则尝试增加这个行为。

根据作业治疗实践框架(OTPF),认知行为理论强调服务对象因素中的精神和心理功能。认知行为理论还强调 OTPF 中的表现技能,比如情绪管理和认知技能等。例如,一些服务对象可能在管理自己情绪方面有困难,作业治疗师会交给他们适当的技术来管理自己的情感。

2. 认知行为理论与人类作业模式(MOHO)的关系 人类作业模式是作业治疗的基础模式之一,可以作为运用行为认知理论的基础。MOHO 强调作业参与源于个人和环境中意志、习惯和表现的相互作用。个人可能对于他们的个人能力或者在他们环境中的错误信仰产生不合理的想法。这些想法会与意志、习惯和表现这三点相互作用影响个人功能,从而阻碍个人在有意义的作业活动中的表现。作业治疗师通过认知行为理论和 MOHO 的应用,帮助服务对象控制自己的思维和行为,找到动力和积极性,从而更好地管理自己,并参与到有意义的作业活动中。

作业治疗师在干预过程中要以服务对象为中心,与服务对象共同合作,同时鼓励服务对象在实践过程中学习并发现自我,作业治疗师通过不断给予服务对象反馈和宣教使服务对象处理问题和思考问题的角度发生改变。

三、认知行为参考框架的实践

(一)认知行为参考框架的治疗范围

认知行为疗法是一种社会心理学的疗法,是最广泛使用的用于改善心理健康的循证措施。在实证研究的指导下,CBT 侧重于个人应对策略的发展,目标是解决当前问题,改变在认知(例如,思想、信仰和态度)、行为和情绪管理中没有帮助的模式。认知行为理论最初用于治疗抑郁症,现在应用范围越来越广。

(1)人类遗传疾病和发育障碍:胎儿酒精综合征(fetal alcohol syndrome)、学习障碍(learning disabilities)等。

(2)神经系统疾病:阿尔茨海默病、卒中、创伤性脑损伤(TBI)、帕金森病等。

(3)精神疾病:精神分裂症(schizophrenia)、抑郁症(depression)、躁郁症(bipolar disorder)、药物滥用(substance abuse)、人格障碍(personality disorders)、进食障碍(eating disorders)、精神错乱(psychosis)等。

(4)儿童的孤独症谱系障碍(autism spectrum disorder)等。

(5)最广泛应用于心境障碍(mood disorders)、抑郁症、焦虑症、性功能障碍(sexual problems)等。

认知行为理论可以以个人、团体或夫妻的形式进行。对每个人来说,认知行为理论并不是最好的方法。一些患有慢性疾病或易复发性疾病的服务对象可能需要重复干预,或可能需要改用认知行为理论之外的方法解决早期的生活经历、个性、人际关系和身份问题。认知行为理论倾向于注重个人的思维而不是情绪,对于那些有强烈和直接情绪反应的服务对象,认知行为理论可能不是最好的治疗方法。因为当服务对象过于情绪化时,注重认知和行为不会产生很有效的改变。对于适用年龄,认知行为理论对 14 岁以上的儿童来说最有效,因为在这个年龄段,儿童的认知能力充分发展。年龄较小的儿童,或有认知障碍的青少年或成年人,通常对行为的策略和建构的环境的应答较好。

(二)认知行为参考框架的实践方法

1. 认知行为理论与抑郁症的实践 认知行为理论对于抑郁症,通常开始于有关于抑郁症的宣教工作并帮助服务对象了解自己的症状。治疗策略包括作业治疗师可以帮助服务对象建立日常活动的程序,让服务对象注意控制情绪并挑战自己的负面思想,鼓励服务对象参与到积极的活动中。作业治疗师可以与服务对象共同面对服务对象对自己、对世界、对未来的消极的态度,这些态度可能会导致服务对象的绝望情绪,作业治疗师用积极情绪构建积极的环境感染服务对象,共同构建遇事的积极的思维方式。

2. 认知行为理论与焦虑症的实践　一些认知行为疗法会使用现场暴露法(in vivo exposure)，意思是让服务对象直接对抗害怕的对象，例如一名恐蛇症(ophidiophobia)的服务对象，作业治疗师会先让服务对象接受一张静态的有关于蛇的图片，然后过渡到视频中的动态蛇，最后去动物园看真实的蛇。作业治疗师首先要确定服务对象消极的思想，作业治疗师可以通过询问当服务对象焦虑时通常在想什么以获得问题的核心；然后作业治疗师可以教服务对象评估自己引发焦虑的想法，这包括质疑消极想法的证据，分析没有帮助的信念，验证消极结果的现实性；最后使服务对象用现实的想法代替消极的想法。作业治疗师要根据服务对象的情况预知未来可能遇到的困难，使服务对象能够在未来的困难境遇下也能保持平静。

（胡玉明　马　可）

第五节
动态互动策略

一、动态互动策略的理论发展

（一）动态互动策略的起源

1980 年，Toglia 和 Abreu 创立了用于创伤性脑损伤的认知康复策略(cognitive rehabilitation)。随着 Toglia 对泛化学习(generalization of learning)研究的深入，1990 年 Toglia 将认知康复策略重新定义为多情境策略(multi-contextual)并扩大策略的使用人群。2004 年 Kielhofner 称其为认知知觉策略(cognitive perceptual)，而 Bruce 和 Borg 则在 2002 年称其为动态互动模式(dynamic interaction model)。

（二）动态互动策略的产生与发展

1. 核心观点　该策略是基于神经科学发展而来，并且基于作业治疗理论的应用指导。其认为认知影响个人获得信息运用及对活动需求做出反应的能力。包括信息获取过程、学习和泛化。信息获取过程始于感觉输入，之后进一步组织、吸收并和以前的知识整合的过程。过程发生在以下 3 个阶段：①感受外界刺激(感觉接收器)；②分析(融合并组织新的感觉信息)；③假说形成(与长期记忆中的经验刺激相比较并将刺激与目标相关联)。

动态互动策略的系统策略认为认知是一套独立的系统而不是某种技能，并且认为大脑是具有可塑性的。在创伤后，大脑形成新的神经通路再学习日常生活技能。换句话说，大脑有多种方法完成同样的任务，随着外界环境的改变以及治疗的介入，认知功能也会随之改变。同时由于大脑的容纳能力有限，只能接受一定量的信息，因此大脑运用有限的信息完成尽可能多任务的能力是大脑功能能力的体现。

2. 应用价值　动态互动策略是一个以作业为基础的参考架构，整合了人、活动和环境。它认为作业的表现是基于感觉信息的接收和处理的能力，以及形成计划和执行目标性活动的能力。

二、动态互动策略的主要内容

（一）动态互动策略的定义

动态互动策略是用于增强认知障碍人群的功能表现的、具有重塑性的认知康复方法。它强调认知是人、任务以及环境之间动态互动的产物。

（二）动态互动的基本要素

1. 个人情境　包括个人应对方式、情绪状态、期待、动力、信仰、价值以及生活方式。这些可以显著影响信息处理过程。

自我知识是一个可以相对稳定的体现个人认知、优点和缺点的能力。这是自我概念的一部分，同时也是一种自我感觉。线性意识是一种元认知，例如，判断任务需求的能力，预先处理问题的能力、监测、调节以及评估个人表现。和自我知识不一样，线性意识会随着作业表现的改变而改变。处理策略是行为的一个小的组成部分，可以作为一种介入的方法去提高作业表现的有效性。

2. 活动　认知知觉的活动需求体现在运用认知能力和技巧完成任务。越复杂的任务需要越多的时间和花费更多的精力，并运用更为复杂的策略。任务如果是相似的以及可预测，并且是在熟悉的环境中完成，那么服务对象的表现就会更加有效，速度也会更快。活动需要在表现情境中进行分析,并根据分析结果将活动分成一个个小的部分。学习的能力是通过在不同环境中使用认知策略来提高的。

3. 环境　通过将学习环境结构化,社会环境可以通过促进认知功能来提高学习能力。

近端发育区域是实际表现能力和正常表现能力的区间,也称作学习潜能,潜在功能重建区域以及潜在康复区域。它强调了家庭成员、照顾人员以及教师在康复过程中的重要性。文化环境通过情绪表达态度、角色期待值以及服务对象功能上的支持来影响认知康复过程。物理环境提供潜在的康复能力或阻碍作业表现能力。环境情况、物体、工具以及资源都可以被重新组成一个对服务对象任务表现有益的提示。

4. 功能以及残障　认知功能需要接收、处理和运用信息的能力。

在动态互动策略中,作业活动所需要的高层次的认知功能也被称为认知技巧或执行能力。这其中包括由服务对象预估问题并形成策略去解决问题的、提前感知的能力;体现一个人实际的知识水平,也被称为内在的智力意识;形成做某事的想法、动机以及执行的意向;定义和组织步骤去完成目标;维持注意力的能力以及控制冲动情绪的计划能力;在目标性活动中持续判断个人表现的监测能力;自我矫正,调整强度和速度以及其他能提高表现有效性的方面等。执行功能的表现包括解决新问题、在变化的环境中调整行为、泛化策略以及对复杂问题进行排序。

在动态互动策略中,认知障碍往往会影响以下几个方面:①选择有效的处理策略去组织和构建信息;②预测调整表现的准确性;③在不同的情况下灵活运用知识和技能。

三、动态互动策略的实践

(一)动态互动策略的应用领域

动态互动策略应用于各种获得性脑损伤以及一些精神疾病和发育障碍人群。该策略的目标是重建认知障碍人群的功能表现。核心领域则是定向、注意力、视觉过程、动作计划、认知、作业行为以及参与等。任务可以是多种多样的,但必须是作业

治疗师经过系统化分析之后选择出来的。

(二)动态互动策略的研究对象

1. 个人　个人的介入治疗主要集中在对特殊环境(例如家、学校或工作场所)有着认知障碍的服务对象。服务对象通常通过单独治疗来设定个人目标和计划,以此建立其基本作业表现及个性化的介入方式。

2. 团队　在团队治疗中,服务对象通常在团队中训练以团队为基础且具有个性化的认知方法,活动包括团队问题解决能力,在以现实生活为基础的角色扮演。例如,学习在各种环境中学习能力的泛化(transfer);具有团队协调、计划以及组织等特点的任务;能够提高自我理解以及自我检测的任务。

(三)动态互动策略的实践方法

认知是基于个人学习和概念化的能力。自我意识(self-awareness)和进行性策略(processing strategies)决定服务对象受作业治疗的影响程度。在评估时,作业治疗师观察服务对象的学习能力,并观测服务对象完成熟悉任务和不熟悉任务时的作业表现。

1. 自我意识　介入治疗包括帮助服务对象调整其认知变化。脑损伤的服务对象通常很难意识到自己认知能力的下降,因此他们很难去对一个任务的难易程度进行判断。通过对自己反应的判断以及自我观察的学习能够提高自我意识。

2. 学习泛化(transfer of learning)　通过在各种不同的环境中进行练习可以提高学习的泛化能力。当治疗师在某种环境下教会服务对象某种技能之后,服务对象也许还不能将这个技能应用在其他的现实环境中。泛化的方式可以包括内容的数量、大小、形状、精细程度、规则及标准的变化。

(四)动态互动策略的应用流程

1. 评估　认知损伤是不易被观察到的,为了能够更好地观察到服务对象的认知问题,作业治疗师需要结合日常生活活动、工具性日常生活活动和社交状态下的问题解决能力,学习自我意识及处理策略,这些通常是在作业表现中体现的。因此,使用心理学评估及标准化测试可以评估认知的能力,但不能评估潜在的认知发展空间。动态的评估并

不是用具体的过程或技术,而是描述一个大范围的内容。与标准化评估相比较,动态评估更能指导和促进表现的提高。

Toglia 认为作业评估是从观察服务对象参与实际任务的表现开始的,它包括:①对表现的自我认知,在完成任务的前序表现(服务对象要体现预测任务中的困难以及预测自己的表现的能力)。②通过使用暗示、变化策略、改变任务或环境来促进任务表现的提升。③对任务中、任务后的表现有自我认知(总结问题、预估及策略应用)。以认知互动理论基础的标准化评估有情境记忆测试(contextual memory test,CMT)、用于评估分类和演绎推理能力的认知互动分类评估(toglia category assessment,TCA)和视觉动态物体追踪测试。

2. 治疗　在认知互动理论基础中,评估和介入是不可分开的。自我意识是在参与作业活动的过程中发展的。服务对象通过治疗师的暗示和所应用的策略来学习和提高任务表现能力。

介入通常开始于服务对象能够完成的任务部分,也就是基本线。用于提高自我意识的认知策略有:①在目标性活动中预知问题和障碍;②对任务的困难度和自我能力的自知;③通过清单及内在监测来进行自我检查和自我评估;④自我提问一些关键问题,如"我明白了这些问题吗?"或"我是否加入了一些不相关的步骤?"⑤监测时间;⑥角色反转,主要体现在作业治疗师指明服务对象在任务表现中的功能障碍和服务对象自己发现问题。

用于提高任务表现的策略有①语言暗示:自己告诉自己任务的步骤;②下画线,画圈,用荧光笔标记说明中的重点部分;③降低刺激,例如在阅读时把已经读过的部分遮住;④视觉想象:想象自己完成任务的表现;⑤在行动前,口头表达物体的特征;⑥分类:例如将物体按着意义来分类,分成杂货类、画笔类、衣服类;⑦任务分组:通过把任务分成小的部分,可以将复杂问题简单化,例如打扫房间、举行派对;⑧重组物体,例如将化妆品按照使用顺序摆放;⑨在关注细节前先看下整体,例如阅读时先看目录再读书。

(胡玉明　周　萍)

第六节
艾伦认知等级理论

一、艾伦认知等级理论的理论发展

20 世纪 60 年代,Claudia Allen 在西宾夕法尼精神机构开始研究认知水平。其认识水平的定义是通过观察慢性精神疾病的服务对象在 Piaget 理论下的智力发育水平以及神经系统发育网络而得出的。从 1980 年起,Allen 认知等级理论已经开始广泛地应用在精神健康领域。随着科学研究的进展,Allen 的认知残障参考框架(Allen's cognitive disabilities frame of reference)在 2005 年由 Levy 和 Burn 重新命名为认知思考残障模式(cognitive disabilities reconsiders model),也就是现在广泛使用的艾伦认知等级理论。

Allen 定义了 6 个认知等级和 52 个在不同等级下的状态。在一级水平以下的个体被定义为处于昏迷状态。在六级以上的个体被定义为拥有正常功能活动能力的个体。ACL 4.6 是 Allen 定义的个体能在危险因素移除以及有监督的情况下能过相对独立的生活所需要达到的最低等级。

二、艾伦认知等级理论的主要内容

(一)艾伦认知等级理论的意义

艾伦认知等级理论将认知功能分为 6 个等级,用于指导作业治疗师对服务对象的认知能力进行初步评估。

(二)艾伦认知等级理论的认知等级

1. 一级:无意识的行为活动(automatic actions)　处于这一等级的个体只对潜意识的感官信号的提示(sensory cues)有所反应。潜意识的感觉信号通常指来自自身身体器官内部的感觉信号,比如饥饿、口渴、疼痛或体温。个体所持有的动作反应(motor actions)停留在反射性动作和眨眼等这些不需要过多的信息处理的行为动作。在这一阶段,治疗师可以用一些感官刺激,有目的性地提高强化他们的唤醒意识水平。比如颜色明艳的气球可以吸引个体的注意,从而提高他们集中注意力的时间；戳破气球可以引出个体对突然的响声的惊吓反应。一级是在认知障碍量表中最低的一个等级。

2. 二级：姿势性的行为活动（postural actions）处于二级的个体能对本体感觉信号的提示（proprioceptive cues）做出最好的反应。本体感觉信号的提示可以是移动个体的手臂去触碰栏杆，也可以是牵着个体的手带其到餐厅。虽然在这个阶段的个体通常不会出现身体上的缺陷，但是身体的舒适度和稳定性是他们存在的主要问题。处于二级中期的个体有能力模仿不同的动作，但他们只能模仿动作的大概，并不能具体到细节，缺乏精准度。当干预一个处于二级的个体进食时，在本体感觉信号的提示下，其能用勺子舀起盘子里的食物，送到唇边并重复这一动作直到吃完盘子里的食物。因为这一自我喂食的动作是储存在程序性的记忆（procedure memory）中，所以他们在本体感觉信号的提示下能够完成这一系列的连续性动作。但只有这一个步骤不足以让他们独立地吃完一顿饭。每个包含在吃饭这个活动的小步骤都需要治疗师或照顾者做好前期的准备，例如碗筷的摆放、食物的位置，并提供相应的本体感觉提示。

相较于一级的个体每次注意力只能集中几秒，二级的个体每次活动时可集中注意力达到好几分钟。同样以吃饭为例，他们可以完成吃饭这个活动，但不能在整个过程中一直处于静止坐着的状态。他们以舒适为动力，所以他们可能会更喜欢坐在能给他们带来动态感觉的摇椅上。处在二级开始阶段的个体需要很多的物理/生理上的直接帮助（physical assistance）和指引。在他们向三级发展的过程中，作业治疗的活动可以侧重于改变姿势动作，简单的动作训练活动，运动型的游戏比如拍球、踢球或跟着音乐学一些简单的舞蹈动作。

3. 三级：操作/使用性的行为活动（manual actions）许多自我照顾的活动都要能使用不同的物品。三级的个体和二级的个体的区别在于，二级的个体只能完成活动的某一部分，而三级的个体能够独立、完整地完成一些自我照顾（self-care）的活动。除了使用本体感觉信号的提示外，治疗师还可以使用触觉信号的提示（tactile cue）来获得个体的注意。在这一阶段，提供触觉信号的提示来引出储存在程序性记忆中所需的动作来完成不同的自我照顾活动是十分重要的。日常的活动都具有一定的文化特殊性，例如个体在之前会有自己的一套完成日常活动的流程，使用类似的提示可以帮助个体回忆起这一系列程序。

在这一阶段的个体对使用喜欢的物品和材料时，进行简单的手工兴趣活动。在参与手工活动中，需要向个体每次示范一个步骤。三级的个体能够集中注意力达到30分钟。他们会不断地重复一个步骤直到他们用完所有的材料或做到不能够再继续。

4. 四级：目的性的行为活动（goal-directed actions）四级的个体和三级的个体有着巨大的差别，最显著的差异性就是有目标的行为。个体从依赖别人转变到现在可以有目的性的自我指导进行各项日常活动。工作记忆（working memory）能够记住相对长时间的当前活动内容。这个功能的发展让个体有能力回想起一个有目的性活动的步骤和顺序。除去本体感觉信号和触感信号的提示，视觉信号提示（visual cues）是最适合用来帮助个体完成活动的提示。例如在手工活动中使用一个样品作为视觉信号的提示，让个体用来对比自己的成品可以让他们发现自己的错误所在。示范也是必须在这个阶段，但作业治疗师可以一次示范多个步骤。个体的注意力可延长到1个小时。

视野是一个很重要的影响因素。处于四级的个体能够意识到许多在三级时意识不到的事物，所以这导致在一个嘈杂的工作环境下，四级的个体十分容易受到影响。他们依旧缺乏选择相关的和必须的事物去完成他们需要完成任务的能力。这也导致他们的表现缓慢且效率差。最佳功能表现出现在个体视野内除了必须的事物没有其他的影响因素。在家中，治疗师会建议照顾者简化室内的环境，把需要用来完成活动的物品放在容易看到的位置来提高个体完成活动的能力。

5. 五级：探索性的行为活动（exploratory actions）犹如这阶段的名字，个体在这阶段会尝试从错误中找到正确方法。可见的试错法（overt tri-

al and error)指个体在这阶段没有预判性和提前计划的能力,他们必须去尝试才能知道这个方法是否可行。他们有归纳总结的能力(inductive)。处于五级的个体喜欢尝试新的事物,并创造不同于样品的独特的个性化的成品。这个阶段的个体可以通过不同的信息提示来学习并能够遵循口头的指示,有能力完成需要多个阶段在不同时间完成的复杂任务。治疗师可以通过制定长期任务并将其分成不同的部分来训练个体的预判能力。这个阶段的个体缺乏安全意识和自我控制能力,所以在活动前的安全指导尤为重要。

6. 六级:计划性的行为活动(planned actions) 处在六级的个体虽说他们不是天才,但他们没有任何认知上的缺陷。正常来说,这个阶段的个体有能力进行推论和推理(deductive),并且有泛化和在抽象层面上思考的能力。隐蔽的试错法(covert trial and error)指个体可以通过想象来预测他们所想用的办法是否会成功。这让他们能用预判存在的问题和提前采取行动来避免问题的发生。这个阶段的个体可以遵从象征信号的提示(symbolic cues),包括书面的文字。因在六级以下的个体都不具备阅读能力。他们有做出正确决定和判断的能力,能够理解别人提出的意见与建议并运用到生活中。

三、艾伦认知等级理论的实践

(一)艾伦认知等级理论的应用领域

ACL 应用于所有作业治疗参考架构中涉及的领域,包括日常生活、工具性日常生活能力、学习教育领域、工作、玩耍、休闲娱乐以及社会参与度。这一理论的重点在认知的作用、习惯和日常例行活动的作用、物理环境和社会环境对个体的影响,以及活动需求的分析。适用于各种涉及认知障碍的诊断,如阿尔茨海默病、头部创伤、慢性精神疾病、影响神经系统的慢性疾病及发育障碍。认知能力的缺陷会在许多日常生活中产生安全隐患。这一理论同样可以用于决定个体是否有生活自理的能力。

(二)艾伦认知等级理论的治疗策略

1. 改变和动机 认知的改变是因为大脑的化学机制、生理结构和可塑性导致的。ACL 和不同

的参考框架能够帮助作业治疗师通过观察个体参与日常生活的不同表现来追踪个体的认知变化。作业治疗师通过提供不同的信号提示,指示、帮助及改善环境来影响个体参与日常生活的行为表现。

2. 辅助 来自他人的认知辅助可以促进个体在任务中的表现。辅助有以下几种类型。

(1)观察(observing):寻找个体信息处理和解决问题的能力,从而了解哪种信号提示。

(2)信号提示(cueing):提供感觉信号提示,帮助个体开始下一个步骤,检查错误或改变现用的方法。

(3)探询(probing):用提问的方式引导个体完成整个过程。

(4)解救(rescue):在个体不知所措、变得焦虑时,最好的办法是帮他纠正错误并完成下一步。

3. 任务环境的适应性 改变物理环境和社会环境在很大程度上可以在个体的认知水平内影响个体的表现。艾伦定义了不同的可用的活动环境对每一个认知水平个体的影响。

(三)艾伦认知等级理论的应用流程

1. 评估 低认知等级水平测试(the lower cognitive levels test)是一个非标准化的测试,用于区别二级和三级的特征。方法如下:获得个体的注意。给出指令,"看我现在做的动作,之后你要做出一样的动作,明白吗?"在水平位置响亮地拍3次手后给出指令,"现在轮到你做。"如果个体能够模仿拍响3次手后并停止动作,可以认为个体可能处于三级;处于二级的个体可以大概地模仿类似的动作,比如他们没有拍出声音,只是有拍手的动作,或是拍手的次数少于或多于3次。这个简单的测试可以很好地帮助作业治疗师判断个体是否适合参加集体小组治疗,例如手工小组。该测试也帮助治疗师判断个体是否适合用 ACLs 测试。ACLs 测试适用于三级以上的个体。

艾伦认知等级筛查(Allen cognitive level screen,ACLS)是一个标准化水平测试,用皮革和系带来测试个体的学习能力。日行活动调查表(the routine task inventory,RTI-2)通过个体的自我评估报告、治疗师的评估以及照顾者对个体的评

估报告来评估个体在日常活动中的认知水平等级。认知表现测试(cognitive performance test,CPT)使用日常生活中的任务,如穿着打扮、购物、做饭、打电话、洗漱、旅游,来评估个体的能力表现。

2. 治疗与介入　ACL在评估和干预之间没有一个明确的差别。两者的过程几乎同时发生,是一个动态的关系,很大程度上依赖于治疗师和个体之间的相互影响。不同等级的个体应采用不同的干预方法,以及对于活动和环境的准备。

(1) 创造安全的作业环境:改善和创造一个安全的环境十分重要。个体所处的环境应是能够在个体的认知范围内不会产生安全隐患并最大程度促进个体表现能力的地方。

(2) 健康水平:对于六级没有认知障碍的个体,ACL的基本理论依旧适用于他们的日常生活。让他们能够在日常生活中最大程度地发挥并使用他们的认知能力。

(胡玉明　王映闹)

第七节
四通道策略

一、四通道策略的理论发展

四通道策略(quadraphonic approach)由 Betty Abreu 博士及其同事于 1990 年提出,是专为显示出认知功能受损的人所设计,目的为用于创伤性脑损伤后认知受到损伤、功能整体性下降的服务对象,是一个同时应用代偿与修复策略的方法。

二、四通道策略的主要内容

(一)四通道策略的概念

四通道策略注重以过程为导向和姿势控制,强调意识与身体间的联系(如认知系统与运动系统的关系)和由认知问题产生的人生经历背景。该策略认为身体损伤或存在的问题扰乱了认知系统和运动系统,对人生造成影响。

四通道策略基于三项猜测:①认知-知觉和姿势控制分析的整合对认知康复至关重要;②有效的

康复需要从微观和宏观两个方面对作业表现进行持续不断的分析;③康复过程需要故事陈述和故事编造的过程。

(二)四通道策略的理论基础

四通道策略强调将微观和宏观的看法整合并应用于治疗。着眼于修复,注重身体功能(如注意力、排序、问题解决、动作计划)和姿势控制。

1. 微观视角　微观视角融合了以下 4 种理论。

(1) 教学-学习理论:描述服务对象如何用线索提高认知知觉和控制。

(2) 信息处理理论:描述服务对象如何接收环境信息,并与环境互动。该理论描述了 3 个连续的处理策略:①发觉刺激;②分辨与分析刺激;③选取和确定反应。

(3) 生物力学理论:用于解释服务对象的动作,强调中枢神经系统、肌肉骨骼系统、知觉-运动系统的整合。

(4) 神经发育理论:用于分析服务对象涉及动作的质量。

2. 宏观视角　宏观视角注重于功能性技能(如日常生活活动、工作、娱乐活动)、理解服务对象优先考虑的事、服务对象的活动动力和健康。它以人的整体为基础,使用了基于 4 项会影响整体独立状况的个人因素的功能分析。4 项个人因素为:①与日常活动表现有关的生活方式状况或个人特征;②生命阶段状况(如儿童、青少年、成人、婚后);③健康状况(如病前状况);④生理损伤导致的劣势状况或功能受限程度。

这样的功能分析被用于指导服务对象的意愿、目标、动作需求和动作的能力之间的交互。

(三)四通道策略的评估策略

1. 微观视角　从微观角度来说,应使用认知和运动控制策略,进行认知过程的评估(例如,注意力、记忆、问题解决、运动计划)。常用的评估量表有:①明尼苏达认知评定(cognitive assessment of Minnesota,CAM),用于评估多种认知功能;②洛文斯顿认知功能评定测验(Loewenstein occupational therapy cognitive assessment,LOTCA),用于评估神经损伤的老年人的认知和视知觉技能;③无运动视知觉测验(motor-free visual perception

test，MVPT)，用于评估视知觉功能；④日常注意力测验(test of everyday attention，TEA)，用于评估选择性注意力、注意力保持和注意力切换。

2. 宏观视角 从宏观角度来说，应注意服务对象对满足感和适应度的主观感觉，评定服务对象功能性表现的 7 级别评定。功能级别是由多来源的信息决定的，并被用于确定目标和确定治疗策略。常使用的评估量表有：①运动和处理技能评定(assessment of motor and process skills，AMPS)，用于评估动作处理技能；②认知表现测试(cognitive performance test，CPT)，用于评估认知表现；③执行功能测试(executive function test)，用于评估影响执行功能的言语技能；④Arnadottir 作业治疗日常生活活动神经行为学评估(Arnadottir OT-ADL neurobehavioral assessment，A-ONE)，用于评估神经学损伤对日常生活活动的影响。

(四)四通道策略的介入思路

该策略的介入思路将服务对象作为学习者，治疗师作为老师，训练作为补偿的环境。干预的强调点以服务对象的功能表现为基础，整合了认知、动作和服务对象的个人陈述。干预策略应取决于服务对象的功能水平。

总的来说，此策略需要治疗师在治疗时在微观和宏观的思路间切换，并能注重提供功能整体性的治疗。此外，此策略为服务对象意识提出了一种访谈协定，还为注意力、视觉意识、记忆、问题解决、动作计划、动作起始和安全要素提供了 4 种评估测试，并对补偿和修复分别提出了治疗策略。

三、四通道策略的应用

(一)四通道策略的应用对象

四通道策略最初是为中度到重度脑损伤的介入而设计。截至 2012 年，还没有研究将此策略应用到轻度脑外伤或工具性日常生活活动的介入中，因此此策略对将复杂的工具性日常生活活动作为目标的轻度脑外伤的服务对象的治疗效果尚不明确。

(二)四通道策略的应用方向

1. 在定向中的应用 四通道理论主张重复信息或练习传达信息能够使信息"粘"在大脑里，特别

是对经历脑外伤后正在恢复过程中的人。定向的训练通常需要服务对象多次重复基础的、与人生经历相关的定向信息，如与谁、在哪里、做什么、什么时候发生等。

2. 在注意力中的应用 注意力对完成许多日常任务都是必要的。在完成相对难的任务时更加需要集中注意力，完成相对自动的任务则需要相对少的注意力。四通道策略中，治疗师可应用闹钟、日程表等作为提示物，规划集中注意的时间和休息的时间，并将服务对象注意力重新导向任务。此外，可通过重复训练增加服务对象对任务的自动程度，以减少对注意力的需求，使服务对象能以现有条件完成任务。

3. 在记忆力中的应用 四通道策略既包含以操练的形式重建训练技能，又包含以代偿的方式重建功能，如使用记忆辅助设备等。

对中度至重度脑外伤者来说，四通道策略是两个最常用的策略之一(另一个为动态交互模型)。它为治疗创伤性脑外伤的服务对象提供了思路。在策略指导下，一系列的补偿和恢复的治疗被应用在包括但不限于任务计划和组织，日程表作为提示物的应用，思考问题后得出结论和训练自我意识上。

4. 在执行力中的应用 执行技能是一种高级的认知技能，包含计划、问题解决、认知灵活性和洞察力，这些高级认知功能在脑损伤后易于受损。提升执行力需要重复多次参与认知活动训练。认知活动训练应设置为挑战服务对象思考能力的水平。只有经过严格、重复的练习，才有可能出现进步。

5. 在元认知/自我意识的应用 自我意识包括自我监控和评估自身强项及弱项的能力，这对在作业活动中实现功能是必要的。研究表明，随着干预后服务对象自我意识的提升，焦虑的情况也会随之出现。四通道策略将服务对象情感考虑在内，应从情感和认知两个方面进行调节，以达到平衡和进步。

(胡玉明 喻欣然)

神经功能性策略

一、神经功能性策略的理论发展

（一）神经功能性策略的起源

神经功能性策略于 20 世纪 80 年代被提出，它是主要为创伤后脑外伤后的严重缺损设计的少数介入方法之一。它是特别为那些难以解决新问题、难以泛化技能、洞察力的受限限制康复过程参与度的人所设计。

（二）神经功能性策略的发展

多个整体性策略（global strategies）为帮助服务对象发展思考程序而被设计出来，使服务对象能够在日常生活中找到解决新问题的方法。如日常作业表现认知定向策略（cognitive orientation to occupational performance，CO-OP）将目标、计划、执行、检查整合在一起。长期应用的结果显示，学习整体性策略对帮助服务对象在全新的状况中独立使用思考程序有效，但同时也显示一些整体性策略对有严重认知损伤，如创伤性脑外伤的服务对象并不那么有效。因为许多思考程序需要决策能力，有严重洞察力及神经行为损伤的服务对象应用这些思考程序的有效性会受到质疑。神经功能性策略是以服务对象为中心、以目标为动力的策略。基于此策略的治疗计划是根据服务对象独特的需求来制订的，它对决策能力、洞察力、神经行为有严重损伤的服务对象更为适合。

对有中度至重度创伤性脑外伤、有日常生活活动困难的服务对象来说，神经功能性策略比认知训练更有效。神经功能性策略与住在社区内、需要案例管理人来指导整体的康复计划或需提供结构性长期技能输入的服务对象高度相关联。部分其他策略适用于被训练的活动和服务对象日常需要做的活动间联系密切的康复，如特种范畴策略（domain-specific strategies）和功能植入认知再训练（function-embedded cognitive retraining）。这些策略都在于泛化或"转化距离"的概念中，与策略或训练任务和日常生活中需要执行的活动之间的不足

有关。而神经功能性策略是需要转化量最少的策略，因而在此类人群中被广泛应用。

二、神经功能性策略的主要内容

（一）神经功能性策略的概念

神经功能性策略是一个以服务对象为中心，以目标为动力的策略。它强调"以做为学"（learning by doing），促进日常事务的发展和日常生活需要的实践活动的能力。以神经功能性策略为基础发展的康复计划是为了满足服务对象独一无二的需求而制订的。

（二）神经功能性策略的要素

神经功能性策略表现为一个结构性的、多维的、八阶段的康复过程。其特征并不特殊，但是独一无二的。其要素在应用学习原则的背景下的结合方式。

神经功能性策略分为 8 个阶段。

1. 积极的治疗关系 着眼于服务对象的观点、价值观和期待目标。

神经功能性策略的第一步是要从创建一个让服务对象觉得心理上安全的积极的治疗关系。作业治疗师试着透过症状看到"人格"，尝试理解而不是判断服务对象的观点和目标。作业治疗师将服务对象事故前和事故后的文化和社会价值观考虑在内。应避免对质或公然挑战服务对象的态度，因为这将削弱服务对象与治疗师的关系，会对服务对象继续参与康复治疗制造障碍。

服务对象保持自我效能的能力是改变的重要条件。治疗师需要了解服务对象在心理上的威胁，以避免产生使服务对象退出治疗的冲突。"拒绝"的行为和洞察力的缺乏可能是服务对象在生活中遭遇惨重变化的表现。治疗师需要保持高度的自我意识，避免在言语或非言语交流中流露消极的态度。

有动力的访谈是一种被证明对部分服务对象对参与治疗过程态度摇摆不定时有效的无对抗（non-confrontational）的策略。有动力的访谈的原则包括同理心、协作（"引出"而非强迫服务对象观点）以及发展差异等。此访谈方式认为变化的力量在于服务对象，并支持自我效能。此访谈方式促进

服务对象对伤后改变了自我的接受度,包含目标设定和促进动机。

2. 收集和吸收相关信息　以此理解服务对象在他们的环境中的现有功能,并找出他们对干预可能出现的反应。

为了设计出有效的康复计划,治疗师需要商议服务对象生命中的关键人物。如服务对象的家庭成员、朋友和同事提供独特的观点,并找出导致服务对象无益行为的可能诱因,以及预测服务对象对不同情况的反应。家庭和其他相关人物的态度和文化信仰需要被考虑。因为他们的行为会显著影响脑外伤服务对象的康复效果。家庭成员对服务对象和服务对象需求的观点对建立一个稳定、切实可行的生活例行程序至关重要,尤其是在社区之中。为了理解脑外伤的服务对象在环境中的功能,照料者的支持需求和与照料者及家庭成员的互动方式必须被建立。

3. 观察分析　根据任务性质、服务对象个性、环境资源和限制,在日常情况下观察服务对象的表现。对神经功能性策略来说,至关重要的是探索和分析服务对象在真实情境下的表现。建立积极的治疗关系和征得观察的同意后,治疗师更可能作为观察者和教导者被服务对象接受。

治疗师应考虑一系列影响表现的因素,包括环境因素(如器材、温度、时间)、人物特征、任务要求(如活动时长)和这三者之间的动态联系,并注意如何通过提示、鼓励、物理帮助和信号影响服务对象的表现。

当治疗师理解服务对象表现背后的因素和限制后,应将注意力转移到表现的微观层面,如动作、目光扫描、注意力、记忆力、行为。任务的组成应被仔细分析,以此理解一个成功的表现需要什么样的生理、认知和行为技能,并理解它们如何影响服务对象的概况(profile)。这个阶段中,不同领域内详细的标准量表将起到很大帮助。如经历/行为/结果图表(antecedent/behavior/consequence(ABC)charts)能帮助精确地记录适应不良行为和出现这种行为的情况。

4. 康复规划　对服务对象的目标、对于可用资源和现有限制的调解进行案例规划。

从专业人士、家人和朋友处获取服务对象曾经的信息,用以进行案例规划,并决定专业性康复计划。规划包括对案例的简要总结,其中整合更高级的抽象概念,做推论和找出帮助理解服务对象的方式。案例规划代表着专业人员、家人和服务对象间共享的理解,指导康复过程,形成合理的、有效的治疗计划的基础。

5. 可行性目标制定　确定可以被转换为再训练计划的可行性表现目标(如用行为明确的术语陈述的目标)。

可行的目标代表高顺位的生活目标,构成康复的中心。模糊或抽象的目标被分解并转换为更加具体的、功能性的、可能被达成的活动和表现目标。当服务对象或其家人的目标与专业性的目标存在错配,尤其是当服务对象的言语、记忆、洞察力问题较为严重时,这个谈判目标的过程可能是艰难的。治疗关系和治疗师的协商技巧在这个阶段至关重要。有动力的访谈对促进服务对象的参与度有作用,并能影响服务对象的行为改变。

对于有严重认知损伤的服务对象,建立友好关系和简要重复活动或策略在康复的互动中是必要的,能促进服务对象的参与度。书面的或听觉的提示装置、图解、图片和照片能帮助服务对象保持康复任务和个人目标间的联系,因此能保持服务对象参与其中。对于能预测参与某项活动会遇到障碍的服务对象,提前讨论特定的对策能减少服务对象的恐慌并可能提高其自我效能的感受。

6. 再训练计划　创建重新训练技能的计划(包含辅具和环境支持的应用)。

将任何功能性活动或技能看作一系列按顺序发生的刺激-反应的小单元,这些小单元以锁链的形式发生,一个动作的完成刺激下一个步骤的起始。经过一次重大的创伤性脑外伤后,服务对象对自然发生的线索和提示做出反应的能力受到影响,日常的线索无法引出和指导他们的行为,这会让他们变得被刺激所限制和冲动。因此,治疗师需要提供额外的线索来诱发想要的反应。随着学习的进行,线索应被逐渐合并或减少。使用无错误的学习(errorlesslearning)等方法,只要服务对象的经历被适当地安排,错误的反应被尽量减少,即使没有先前学习尝试的知觉,受伤最严重的人也能重新学习有效的习惯顺序。对于有遗忘症和严重执行功能损伤的服务对象,安排学习经验特别重要。

技能再训练计划融合了对人物的了解(人物分析)、认知、行为、感觉和肌肉运动需求(活动分析)和活动发生的特定环境(环境分析)。目标任务以这几种步骤进行分析,以让服务对象成功并持续地完成该任务(任务分析)。对表现失败的原因进行分析,能帮助制订治疗计划和提供提示、调整辅助设备的时机和顺序。

7. 发展自动性　在服务对象日常生活中发展自动性、技能的泛化。

当一个技能变得自动,它就变成了一系列可能的行为中最容易开始的行为,干扰误差被减少,动作毫不费力。自动性的发展不仅需要重复练习,联系顺序的、功能的和行为的单元,还需要将同种刺激配置与同种反应进行耦合。这是指一个前后一致的映射,是自动性的核心。反之,当一种或多种刺激引发一系列不同的反应,则称为多变的映射。在多变的映射的情况下,任务无法变得自动,练习后表现几乎没有进步。

8. 恰当反馈　为服务对象提供合适的反馈,以促进其进步和参与度。

一个含有客观的、具体的、有建设性的成功、反馈的环境能促进服务对象的进步和参与度。根据服务对象的喜好,许多不同种类的反馈可以被应用,如简图、进步图表、图画。最重要的是,随着服务对象发展新的能力,新获得的技能应带来更多有意义的选择,拓宽服务对象的生活方式,促进康复参与度。如果目标是可实现的,一个自我永存的强化周期应被建立。

尽管8个阶段似乎线性发生,但这个过程是动态的,新的信息或情况改变可能导致观点和优先次序的改变,从而需要对每一阶段进行重新评估,并修改案件的拟订、服务对象目标和技能重训练方案。如果服务对象未表现进步,则该策略的各个阶段需要被重审。服务对象对自身进步的看法是保持协作的、以服务对象为中心的策略的核心。

三、神经功能性策略的实践

(一)神经功能性策略的应用对象

神经功能性策略适用于中度至重度脑损伤、有日常生活活动困难的服务对象,包括创伤性脑外伤、缺氧性脑损伤、糖尿病昏迷、一氧化碳中毒、脑炎感染、脑膜炎感染、动脉瘤等血管意外的服务对象。

(二)神经功能性策略的应用流程

1. 动机式访谈　在脑外伤人群中,动机式访谈曾被用于解决有认知缺陷人群的物质滥用(substance abuse)和焦虑症,以及促进与康复过程的参与度。

2. 技能重训练计划　对于有失忆症和完好肌肉运动技能的人,针对个人卫生的技能重训练计划可能只需要5个步骤;相反,有极度身体缺陷的服务对象可能需要超过100个步骤,每一个步骤都详细制定位置和顺序。对于有视觉失认症的患者,工作人员可能需要提供足够的信息来促进所用物品的意义。当其他策略失败时,对于有挑战性行为的服务对象,应改变环境,建立先行刺激控制。

3. 案例规划　案例规划可以在微观或宏观的层面上创建。由于创伤性脑外伤康复的复杂情况和参与的专业人员人数多,如果有人能够担任整合信息和联络家庭的责任是较有利的。当家人与专业人员对服务对象预后的期望值之间有较大的差距时,先就下一步康复达成共识是明智的选择,而不是在最终的目标上无法达成一致,陷入让家属"实际一点"的对抗。

4. 发展任务自动性　在神经损伤的人群中,训练次数越多,严重脑外伤的服务对象的表现越接近那些受控服务对象中的表现。

不同的练习日程表会产生不同的效果:区块练习促进技能的获得。随即练习促进技能的转化。将服务对象的注意力转移到外在的焦点和动作的结果而不是放在动作本身能减少注意力的需求,促进更强的自我组织和自主能力的发展。

一旦可靠地建立了足够的表现,在一系列不同的日常环境中练习目标技能能降低学习的"过特异性"(hyper-specificity)。例如,为了达成言语,好的姿势和合适的呼吸方式应全天被鼓励。相似的,还应在任何机会下促进记忆辅助工具的应用。所有的专业人员和相关家庭成员应被训练,来促进自动性和鼓励服务对象保持一个使用康复策略的精神状态。

(胡玉明　喻欣然)

第九节
认知重建策略

一、认知重建策略的理论发展

改变人的认识观念的思想最早起源于古希腊哲学家苏格拉底的"辩证法"。20世纪,哲学家维特根斯坦提出了语言分析哲学,目的是要改变当时哲学领域中词语不清、概念混乱的局面。实际上,这是一种更为严谨的揭示并纠正错误思想的方法。

心理学从哲学范畴中独立出来后,心理学理论有了飞速的发展,先后经历了精神分析和行为主义心理学占统治地位的时期;20世纪60~70年代,人本主义心理学和认知心理学开始兴起。认知疗法正是在这种背景下发展起来的。它与人本主义心理学和认知心理学在理论上有着密切的联系。"认知"是指一个人对一件事或某个对象的认知和看法。认知疗法的策略在于重新构建认知结构。

二、认知重建策略的主要内容

(一)认知重建策略的概念

认知重建策略是一种认知再训练的治疗策略,旨在改善或恢复个人在关注、记忆、组织、推理和理解、解决问题、决策以及更高水平的认知能力等方面的技能。认知重建策略主要的治疗性目的是加强服务对象处理信息的能力并能够将这个能力泛化(generalize)或转化(transfer)到功能领域。例如,治疗师帮助服务对象重新认识苹果,服务对象能够将对苹果的认知泛化到认识各个品种的苹果,同时将学到的如何认识苹果的方法应用到生活的其他方面中,从而认识更多的食物。这个方法在于提高服务对象对能力的评估和意识,避免遇到能力范围之外的情况,并使用代偿或更有效的认知策略。

(二)认知重建策略的特点

认知重建策略也可以称为认知再训练,它包括大量的针对性重复练习,重复练习对于使新训练的技能成为自动化是必不可少的。定期反馈是另一个十分重要的元素,当服务对象达到目标或做出积极的反应时,治疗师给予正面的反馈是非常重要的。这个正面的反馈就像是一次奖励,让服务对象在潜意识里知道正确的方向。再训练过程一般从较为简单的技能开始,然后进入更复杂的技能。

治疗师可以在现实生活中训练服务对象的认知技能,这样更能改善服务对象对任务的表现。认知训练的时间长短根据受伤的类型和程度而定。目前,使用计算机进行认知重建已经成为一个日益普遍的做法。

(三)认知重建策略与作业治疗的关系

认知是指信息处理能力,包括注意力、记忆力和执行能力(即规划、解决问题、自我管理和自知能力)。功能认知是认知能力和自我照顾、社区生活能力的作用。它涉及完成复杂日常生活所需要的思考和处理技能,如家务管理、财务管理、驾驶和工作。作业治疗师集中于服务对象的认知技能与功能表现、环境之间的关系,以加强服务对象的日常生活活动能力。作业治疗师解决认知障碍对日常生活的影响,采用以服务对象为中心的观点,对服务对象进行再教育,让服务对象在不断实践的过程中进行再学习,与服务对象以及他们的家庭共同设定目标并干预优先的目标,找到导致生活质量下降的关键问题所在,重新建立影响该问题的认知能力。

三、认知重建策略的应用

(一)认知重建策略的应用对象

认知重建是一个适用于卒中和创伤性脑损伤服务对象的方法,同时它也被用于治疗痴呆(dementia)、精神分裂症(schizophrenia)、注意力缺陷障碍(attention-deficit disorders)、学习障碍(learning disabilities)和衰老相关的认知改变。

（二）认知重建策略的治疗策略

1. **注意力再训练**　这种认知重建目的是改善注意力,包括集中注意力(focusing attention)、分配注意力(divided attention)、持续性注意力(maintaining attention)。注意力被认为是完成其他更复杂的认知技能的基础,因此是认知重建中一项重要的技能。治疗师可以使用较明显的颜色标记需要集中注意力的部分或在读书时遮住其他行的文字,只露出需要阅读的文字。对于分配注意力困难的服务对象抄写时,治疗师可以将需要抄写的文件放置于离抄写本近的位置,减少服务对象抬头张望所导致的注意力不集中。对于持续性注意力困难的服务对象,治疗师可设置特定的任务时间,并逐渐延长持续完成任务的时间。这一领域的认知再训练已被广泛研究,并已被证明可以提高服务对象的各种与注意力相关任务的能力。

2. **记忆力再训练**　记忆力再训练涉及教会服务对象回忆各种信息的方法,例如教会服务对象通过回忆有关联的场景或记忆数字时,教会服务对象将一串数字分解成几个小组,可以通过重复训练一个同样的技能或一个任务中的一部分,"AAAA"的形式,在不断地练习中,服务对象将这个重复过程从短期记忆逐渐存为长期记忆,在长期记忆中重建成模糊的信息体系,当服务对象应用这个过程时,从长期记忆中取回部分记忆完成;若记忆不完整,重复完整过程,更加丰富长期记忆中的模糊信息体系,使长期记忆中的信息体系更加具体和明确。根据任务的复杂程度,治疗师也可以让服务对象练习整个过程,"ABCD"的形式,然后分解出不足的部分,集中重复,然后再合为整体。随机的训练方法是进一步加强记忆力,"ACEQ"的形式,加强服务对象从记忆系统中摘取不同的片段应用。

3. **组织能力再训练**　组织能力再训练是当服务对象对于寻找物品、按照顺序完成任务或按时做某件事有困难的情况下使用。方法包括使用标签等固定物品位置并分类,或将经常使用的物品放置在离服务对象较近的位置,经常一起使用的物品放置在一起,或教服务对象使用时间表,设置闹铃提醒等。

4. **推理能力再训练**　推理是指以有逻辑的、合理的方式关联和组织信息的能力,推理能力再训练技术包括:列举出实施或现实的情况;排出不相关的实施和细节;按照逻辑顺序步骤解决问题并避免不合理的想法,例如关注消极方面的情况而忽略积极的方面。当一个人能够用逻辑的方式连接相关信息时,他就能更好地理解或解决问题。

5. **问题解决能力再训练**　解决问题再训练是为了教会服务对象确定问题,想出可能解决问题的方案,与他人讨论问题解决的办法并听从他人意见,从多个角度回顾各种可能的解决方案,并在完成这些步骤之后评估问题是否能够解决,这个顺序可能会重复多次,直到问题解决。这个过程称为"SOLVE","S"代表指定,"O"代表选择,"L"代表聆听,"V"代表变化,"E"代表评估。"SOLVE"技术更适用于功能较高的服务对象使用。

6. **决定能力再训练**　决定能力再训练是当一个人必须在若干个选项中进行选择时使用。这个训练的目标是帮助服务对象在做出行动的同时进行全面的思考。这个思考的范围可能从人物、规则、策略到人格问题。

7. **执行技能再训练**　执行技能再训练涉及教会个人如何管理自我、控制思想和行动、提前思考、设定目标、规划时间、以社会可接受的方式行事,并将技能转化到新的情况中。这些是更高层次的认知技能。图表和录像带可用于监控行为和各种问题、人物,有些也可用于执行技能的再训练过程中。

（三）认知重建策略的应用流程

1. **评估**　评估工具有 Rivermead 行为记忆功能评定(Rivermead behavioral memory, RBMT)、简易智力状态检查量表(mini-mental state examination, MMSE)、蒙特利尔认知评估量表(Montreal cognitive assessment, MoCA)等。

2. **治疗与介入**　通常认知重建训练在安静的房间进行,同时让服务对象处于一个放松的环境。当服务对象处于情绪低落时,不建议参与训练,例如服务对象最近失去了亲人。治疗师通常会在开始前评估服务对象的认知能力水平和认知问题的程度,比较再训练期间和再训练后的认知能力水平,进行监测和改善方法。治疗师要努力将认知再训练学到的技术转化到服务对象日常生活的环境和日常生活的需要中,认知重建训练需要参与者的耐心和坚持。

(胡玉明　马　可)

第十节
强制性运动疗法策略

一、强制性运动疗法策略的理论发展概述

(一)强制性运动疗法策略的起源

强制性运动疗法策略(constraint induced movement therapy,CIMT)是一种基于现代运动控制与运动学习理论、科学循证支持较完善、最新的用于脑卒中或其他中枢神经系统损伤的服务对象中的康复治疗手段,其目的是促进患侧上肢功能提高,提高患侧上肢在作业活动中的参与与表现。

CIMT于20世纪80年代由美国著名神经学家Edward Taub开发。Taub在对脑卒中后的偏瘫服务对象进行观察、研究中,发现脑卒中服务对象存在习得失用症。习得失用症是由于服务对象尝试使用患侧上肢的失败而造成负性反馈。偏瘫服务对象意识到患侧肢体无法像从前如同健侧肢体一样用于功能活动,这样的结果使服务对象几乎不去使用其患肢参与,而使健侧肢体代偿地参与并完成一切功能活动。这也就是CIMT发展的缘由。

(二)强制性运动疗法策略的产生与发展

强制性运动疗法策略被开发之后,应用于有患侧上肢功能缺损的脑卒中服务对象中,除此以外,还被广泛地应用于脑瘫、脑外伤和多发性硬化等众多领域中。

但是,强制性运动疗法策略因其对个体要求的限制、耗时长、一对一的治疗模式和高昂的费用等因素,在实际应用时有一定局限性。其后,Page等于2004年发展了改良强制性运动疗法策略(modified constraint induced movement therapy,m-CIMT),该策略以门诊形式,在实施方案上与CIMT有很大不同。Page等在之后的临床研究中证明,m-CIMT与CIMT在偏瘫侧上肢功能提高上效果相当。

CIMT从中枢神经系统受损的成人康复衍生到儿童作业治疗领域,称为儿童强制性运动疗法策略(pediatric constraint-induced movement therapy,p-CIMT)。该策略也已研究成熟并广泛应用于脑性瘫痪儿童。自2000年起,在世界多地已有大量关于p-CIMT的文献,基本上所有的研究都能认可强制性运动疗法策略在儿童单侧脑性瘫痪中对于促进上肢功能、手功能提高的显著效果。最近,CIMT已经开始应用于年龄更小的服务对象,以减缓、预防患侧肢体对婴儿运动发育的阻碍,即婴儿强制性运动疗法策略(baby constraint-induced movement therapy,baby-CIMT)。

CIMT最常应用于脑卒中和其他中枢神经系统损伤个体的肢体功能康复中,这一应用领域是CIMT发展的起源和一直以来的研究热点。其中,关于CIMT在脑卒中个体中的最佳介入时间点、对个体带来的肢体功能的长期效果和对其回归生活的影响是两大研究热点。CIMT的具体临床应用有着其他很重要的实际意义,如脑卒中导致的其他功能障碍、下肢功能障碍、认知功能障碍(比如单侧忽略)、失语症等也开始应用CIMT进行研究。目前对CIMT的研究还拓展至其他适用的医学诊断和功能障碍。

二、强制性运动疗法策略的主要内容

(一)强制性运动疗法策略的概念

CIMT是一种促进脑卒中和其他中枢神经系统损伤的个体患侧上肢功能的康复治疗手段,其主要方法即增加患侧上肢在功能活动中的利用。

CIMT的基本原理为克服习得性失用和大脑可塑性。CIMT产生的效应为大脑皮质重组(cortical reorganization)、产生新的树突(dendrite branching)、超额学习(redundancy learned)和突触信号增强(synaptic strength)。在患侧肢体不断参与的活动中,基于大脑的可塑性理论,会产生新的神经通路。近几年磁共振、脑血流灌注断层显像等影像学技术的研究均证明了CIMT干预后可使大脑皮质发生重组。

目前文献报道,CIMT介入后参加皮质功能重组的主要部分有可能为对侧大脑的感觉运动区和

同侧大脑的小脑部分。

（二）强制性运动疗法策略的要素

CIMT有三大要素：①重复的任务训练；②以提高日常生活能力为目的的适应性任务训练；③对健侧肢体的持续限制。

三、强制性运动疗法策略的实践

（一）强制性运动疗法策略的应用领域及场景

传统CIMT由于其应用时耗时长、治疗频繁，实际上很难真正运用于临床中。在美国，由于传统CIMT所需治疗时间太长，因此无法在大多数临床场所中得到医疗报销。

然而，m-CIMT在传统CIMT的基础上进行改良并在循证中得到相同疗效时，m-CIMT开始应用于门诊临床实践中，并得到很好的反响。

应用于儿童的p-CIMT主要在医院场景和门诊临床场景中开展，但一些学者建议作业治疗师在儿童的家居环境及其其熟悉的自然环境中应用，并认为会有更好的效果。

（二）强制性运动疗法策略的应用对象

CIMT的应用对象可以是成人、儿童，甚至是婴儿。根据不同的应用对象，其治疗策略也有所不同，应用于成人的CIMT的治疗策略主要是传统CIMT和m-CIMT，应用于18月龄至20岁的婴儿、儿童和青少年的治疗策略主要是p-CIMT。最新的CIMT循证实践用于出生至18月龄之内的婴儿个体中，该治疗策略为baby-CIMT。

（三）强制性运动疗法策略的适用障碍

CIMT主要应用于中枢神经系统损伤的个体，主要的应用对象为脑卒中亚急性期和恢复期的服务对象、偏瘫型小儿脑性瘫痪等。随着CIMT的不断发展，其可应用的医学疾病诊断与功能障碍也得以扩展：①其他中枢神经系统疾病，例如帕金森病、多发性硬化；②由中枢神经系统疾病导致的认知功能问题，例如单侧忽略；③由中枢神经系统疾病导致的失语症；④周围神经系统损伤，例如新生儿臂丛神经损伤。

（四）强制性运动疗法策略的治疗策略

1. 未经改良的强制性运动疗法策略

（1）参与CIMT需满足的前提为：①至少有20°的腕伸主动活动角度；②至少有10°的拇指外展主动活动角度；③至少两个手指的10°的伸展主动活动角度。

在CIMT中需要限制健侧上肢和手，常用的限制健侧上肢/健手的用具有三角吊带、辅具、手休息位的吊带、连指手套等。选择何种限制用具取决于所要保证的安全性和所要求的活动强度之间的平衡。安全和所要达到的活动强度之间需要作业治疗师进行权衡。

（2）CIMT的应用流程：具体治疗方案为参与的个体在一天90%的清醒时间内穿戴所选的限制健侧上肢或健手的用具，在连续2周的10天内参与密集型训练项目，即用患侧上肢、患手参与一些作业治疗师监督的、结构化的功能任务。

（3）CIMT的应用优势：与其他康复治疗策略相比，CIMT在上肢功能进步上有更显著的提高，并增进个体的社会参与性，有效减轻个体的医疗费用，并获得在大脑的运动皮质区和海马体有大脑活动和灰质重组的影像学证据。

（4）CIMT的应用局限性：在应用过程中发现了一些问题，如①能参与CIMT的个体需要已有一些远端的运动，但大致只有20%～25%的脑卒中服务对象可以参与并受益；②参与个体很难完全以CIMT的标准穿戴限制健侧上肢/健手的用具；③少数机构、资源提供密集型训练项目，原因主要是未经改良的CIMT耗时，并且需要治疗师以一对一的模式而耗费人力，所需的花费也相应较高；④虽然CIMT已经在临床领域广泛应用与研究，但至今仍未能作为一种标准化治疗方案被推广；⑤CIMT治疗方案无量化标准，治疗过程中的诸多因素难以实现统一控制；⑥目前针对CIMT的研究，多采用为期2周的训练方案，2周即为治疗的终点。

2. 改良强制性运动疗法策略（m-CIMT）

（1）m-CIMT的应用原则：同"CIMT"。

（2）m-CIMT的应用流程：m-CIMT在活动时长、活动强度方面进行了调整，只选择适合服务对象的2～3个塑形动作训练（shaping exercise），每次2小时，每周3次，患肢每周限制3天，每天限制5个小时，连续训练10周；除此之外，其他的训练内容如进食、梳妆、洗漱、如厕、穿衣等都在日常生活中进行,最佳训练时间为进行日常生活时,每天至少有 5 小时使用患侧上肢进行活动。

(3) m-CIMT 相比未经改良 CIMT 的应用优势:m-CIMT 给予个体在治疗项目的每天有健、患侧双手共同参与日常生活、功能活动的时间和机会,相比未经改良的 CIMT 更强调个体双上肢、双手的协调运动、

有临床研究表明,m-CIMT 疗效与未经改良的 CIMT 相当,都能显著改善患侧上肢的功能和日常活动参与;并且有文献表明,m-CIMT 在脑卒中急性期表现出更好的疗效。

3. 儿童强制性运动疗法策略(p-CIMT)

(1) 应用原则:p-CIMT 即应用于儿童的强制性运动疗法策略,最初发展于在偏瘫型脑性瘫痪儿童中的应用。研究表明,p-CIMT 应用的年龄范围较广,可在 18 月龄至 20 岁的幼儿、儿童、青少年中应用,年龄因素并不影响 p-CIMT 的疗效。

p-CIMT 应用的意义在于预防患儿的发育性忽略(developmental disregard),p-CIMT 除应用于中枢神经系统受损的患儿外,也开始应用于周围神经损伤的患儿,如新生儿臂丛神经损伤。

(2) 应用流程:p-CIMT 具体治疗方案为持续 2～4 周的每天 3～6 小时密集型训练项目,治疗的目标设定为患儿、患儿家庭所关注的特定的功能性活动目标,治疗的目的为通过目标导向性的任务训练使患儿日常生活活动表现得到提高。在 p-CIMT 应用中,作业治疗师应同时结合运动学习理论和塑形动作训练的应用。

p-CIMT 的基本流程包括:①限制健侧上肢(或受疾病影响较少的一侧上肢),用于限制的用具可以是连指手套、有手套的辅木、吊带和全手臂外固定;②选择合适的活动和技术来诱发患侧上肢和手的特定动作;③目标动作重复练习的密集型训练模块;④训练模块需在患儿的自然环境中进行(诊所、医院或学校);⑤运用系统性激励引导患儿尝试更高层次的运动技能或增加肌力和耐力水平;⑥将训练项目转移给患儿的照顾者实施,并安排进患儿的日常惯行活动中。

(3) p-CIMT 的优势与局限性:p-CIMT 能改善偏瘫型脑性瘫痪患儿肢体粗大运动和精细运动功能,也能改善患儿的日常生活活动能力及认知状态。p-CIMT 也有一定的局限性,密集型训练所需要的周期、持续时间非常难以达到;家庭环境下的 p-CIMT 是比较理想的训练项目,但如此作业治疗师需要耗费大量的时间、精力,患儿家庭所需要负担的治疗费用也相对较高。

4. 婴儿强制性运动疗法策略(baby-CIMT)

(1) 应用原则:p-CIMT 常应用于年龄＞18 个月的人群中,而针对年龄＜18 个月、有偏瘫型脑性瘫痪风险的婴儿也有特殊的 CIMT 策略,即婴儿强制性运动疗法策略(baby constraint induced movement therapy,baby-CIMT)。

baby-CIMT 的应用原理同样是大脑的可塑性,而 baby-CIMT 更是利用婴儿时期大脑发育旺盛的可塑性以及依赖于活动的大脑皮质重组能力。在 baby-CIMT 应用的两个运动学习的原则为重复和正性反馈。婴儿对父母给予的正性反馈和鼓励会更加敏感。

(2) 应用流程:目前 baby-CIMT 还没有标准的活动强度、活动持续时间和介入的时间点。baby-CIMT 的主要目的是通过给婴儿创造大量能使患侧手参与、重复特定任务的机会,使患侧手能与健侧手的发育水平相持平。

其应用流程从 p-CIMT 发展而来,有以下 4 个部分:①限制更为强壮一侧的上肢和手;②患侧手进行重复的、密集性的结构化训练;③参与对婴儿有挑战性的、但能够达到的以任务为中心的活动中;④给予正性反馈(positive feedback)和鼓励以促进运动学习。

(马嘉吟)

第十一节

感觉统合

一、感觉统合参考框架的理论发展

(一)感觉统合参考框架的起源

感觉统合理论由 A. Jean Ayres 博士在 1972

年撰写的《感觉统合和学习障碍》一书中首次提出。Ayres博士是一名教育心理学家及作业治疗师。她结合当时神经科学（hierarchical approach of brain function）和教育心理学的理论研究提出了感觉统合理论，设计了南加利福尼亚州大学感觉统合测试（Southern California sensory integration test，SCSIT）和南加利福尼亚州大学旋转后眼震测试（Southern California postrotatory nystagmus test，SCPNT），随着逐步发展成为目前被人所熟知的标准化评估工具——感觉统合及运用能力测试。

（二）感觉统合参考框架的产生和发展

Ayres博士在实践及研究过程中发现，在学习障碍的儿童及青少年中，有一部分人存在解读感觉信息能力的缺失。他们不是因为其他原因，比如中枢及外周感觉传导损失，而是因为感觉统合能力不佳导致了学习障碍。这类人群已在随后的研究中证实，10%~55%的无障碍及诊断的儿童和青少年可能有感觉统合及处理的问题，而在各类有儿科障碍诊断的群体中出现此类问题的比例为40%~80%。应对这类情况和问题，Ayres博士建立了感觉统合理论体系。

在Ayres博士带领下，她的学生、同事及其他作业治疗研究者一直致力于使用不同的研究方式证实感觉统合的科学性、可行性及应用价值。随着时代的变化，作业治疗学已逐步将核心思维牢牢定在帮助提升作业表现的科学体系中，感觉统合理论的发展也不断与时俱进。研究表明，美国95%的儿科作业治疗师将感觉统合理论（ayres sensory integration，ASI）作为必备的基础技能。经历感觉统合评估和处理问题的儿童和青少年反映可接受感觉统合评估和治疗。近期的系统性回顾研究也提出使用不同的评估工具评估感觉统合对孤独症障碍谱系治疗效果有中度及以上的证据等级。感觉统合理论及应用研究已普遍运用于儿科作业治疗师的理论及实践体系中。

二、感觉统合参考框架主要内容

（一）经典感觉统合理论的认识

传统的感觉统合理论创造了一个关于身体环境之间的感觉信息系统与动作学习困难的关联体系，简而言之，感觉统合是有关大脑和行为之间关系的理论。Ayres博士提及的感觉系统包括听觉、视觉、触觉、前庭觉及本体感觉，后三者是理论关注的核心，是引导中枢神经系统统合形成适应性反应（adaptive response）的关键。

（二）感觉统合及处理的假设

Ayres博士的学生在2002年出版的《感觉统合：理论与实践》第2版中，结合作业治疗的核心理念，进一步完善感觉统合理论假设的以下5个方面。

1. 中枢神经系统有可塑性　大脑可塑性是所有使用非介入性治疗导致大脑结构和功能改变的理论基础。

2. 感觉统合的能力有序发展　虽然大脑的发展顺序被认为是人的生物性所决定的，但同时也决定在不同阶段感觉体验与大脑之间交互作用下促进大脑发展的潜力值。反之，当感觉统合及处理出现障碍时，正常发展会被中断。

3. 大脑以一个整体在运作　Ayres博士在早期使用的层进性神经科学观点已逐渐被系统性神经科学观点所取代。而在20世纪80年代对作业治疗学核心理论的反思，也促进感觉统合理论的发展。研究者将整体观（holistic approach）正式纳入假设中，认为中枢神经系统相互之间的反应都对感觉统合有所影响。

4. 适应性反应对于感觉统合是重要的　适应性反应提升感觉统合，而这种促进适应性反应的能力也反映出感觉统合的能力。

5. 人皆有通过参与运动感觉活动发展感觉统合的内在驱动力　在孩子运动及玩耍时这样的驱动力被表现出来。大脑有自我发展的趋向，掌握及探索的主观冲动需要感觉信息处理。研究为了使大脑能够适当地接收和组织感觉信息，孩子需要更积极使用身体的体验。

结合感觉统合理论及人类作业模式，研究者进一步加入了作业治疗学的核心理念，并命名为自我实现的螺旋过程（spiral process of self-actualization）。

（三）感觉统合及处理障碍的分类

对于感觉统合及处理障碍的描述，一直伴随着感觉统合理论的发展而重新定义。在最早期，Ayres博士将感觉统合及处理障碍分为6类；在2002年出版的《感觉统合：理论与实践》第2版中将感觉统合障碍分为运用能力障碍（dyspraxia）及调节障碍（poor modulation）2类；而在2007年，Ayres博士的学生们又将分类重新定义，分为感觉调节障碍（sensory modulation disorders，SMD）、感觉为基础的运动障碍（sensory-based motor disorders）及感觉辨别障碍（sensory discrimination disorders）。

1. **感觉调节障碍** 感觉调节发生于中枢系统对于感觉输入传递出的感觉信息的调节。感觉调节障碍表现为感觉信息的程度、内容和强度有分级的反应出现困难。在日常生活中可以观察到反应和情境要求不一致、反应不灵活。常出现不能完成或维持一段适当情绪和注意力下的反应。SMD可分为3个亚型。

（1）感觉反应过度（sensory over responsivity，SOR）：表现为反应过快，强度过高及维持时间过长，可以表现为单一感觉系统的反应过度，比如触觉，也可表现为多感觉系统的反应过度。感觉反应过度常受个人及环境因素的影响，导致无法有效反应，当需适应新环境或环境转换时出现明显的反应困难，表现为任性、无逻辑性及不一致的行为。

（2）感觉反应不足（sensory under responsivity，SUR）：表现为在原环境内无反应，似乎没有检测到感觉信息的输入。这种意识的缺乏可能导致冷漠、懒散，缺乏社会参与及探索的内在动力。事实上，感觉反应不足并非缺乏动力，而是出现反应的可能性变小，直至无反应，是一个失败的反应。常见情况有对疼痛（撞击、跌倒、切割）或极端温度改变（烫、冰冻）无反应等，表现为孤僻、不积极参与，无法专心甚至拖延的行为。

（3）感觉寻求（sensory seeking，SS）：表现为对感觉异常数量及类型的渴求，似乎对感觉的需求无穷尽。需要通过不同的运动增加身体感觉的输入，常见情况有吃辛辣的食物、大声喧哗、寻求强烈的光线刺激、不停地旋转俯冲等，表现为社会无法接受和不安全的行为，冲动、粗心、躁动和过度情绪表达。

2. **感觉为基础的运动障碍（sensory-based motor disorders）** 感觉为基础的运动障碍是因一系列感觉问题而产生姿势性及有目的性的运动障碍。

（1）姿势障碍（postural deficits，PD）：表现在运动中或完成某个特定运动任务的其他时间内稳定身体的困难。姿势障碍表现为不合适的肌张力，张力过高或张力过低、无足够的能力控制运动、无足够的肌肉收缩应对阻力；身体节段的屈曲伸展之间平衡差、翻正平衡反应差、躯干旋转及重心转移差、眼肌控制差等。姿势控制是稳定的基石，提供头、眼及上肢更灵活的运动空间，这些都依赖于视觉、前庭觉及本体觉的感觉统合。

（2）运用能力障碍（dyspraxia）：运用能力是想象、计划、执行新的动作时的能力缺失，表现为粗大运动、精细运动及口肌运动上的笨拙及不协调。运用能力障碍常与感觉反应过度或感觉反应不足一同出现，最常见的模式是与触觉、前庭觉及本体感觉系统的感觉反应过度或感觉辨别障碍一同出现。

3. **感觉辨别障碍（sensory discrimination disorders，SDD）** 表现为无法产生高质量的适应性反应；无法理解感觉输入的差异性和相似性；可以接受到感觉信息，却无法辨别出在哪里，是什么。感觉辨别障碍可以出现在任意感觉系统中，比如听觉、视觉辨别障碍，而其他感觉系统良好。传统意义上认识的感觉辨别障碍出现在听觉、视觉及触觉，而如今更看重体感对运动的影响。触觉、前庭觉及本体感觉的有效辨别使得运动流畅、省力及协调。当以上3个系统的感觉辨别障碍共同出现时，产生笨拙的运动。听觉及视觉出现感觉辨别障碍时，产生学习及语言障碍。感觉辨别障碍的孩子需要花额外多的时间处理感觉输入，因而表现为"慢半拍"、信心不足、脾气坏的行为。

（四）感觉统合参考框架的治疗原则

感觉统合理论并非单纯的理论框架，它包括3个构成元素：一是关于发展及常见感觉统合功能的描述，二是定义感觉统合及处理障碍，三是治疗方法的引导。感觉统合理论包括理论本身、评估方法及特定治疗技巧。三者为彼此相关联的3个临床应用元素。

感觉统合参考框架的实践原则/治疗策略：感觉统合治疗是一个动态、以任务为导向的干预方式。在感觉统合的作业治疗实践中，作业治疗师通过设计有意义的活动情境，使用不同感觉的适当挑战（just right challenge），对中枢系统的感觉整合和动作能力的计划起到改善作用，进而产生更好的行为输入-适应性反应（adaptive response）-促进反馈，并形成良好的学习模式。和其他儿童治疗参考框架一样，感觉统合治疗不仅对服务对象进行直接治疗，也包括家庭教育和支持。感觉统合理论所面对的受众是一切存在感觉统合及处理问题的儿童及青少年，包括其他神经、发育及运动障碍的对象。作为儿科作业治疗师处理实践中遇到的个案时需分辨、选择及组织各理论体系下的评估及介入治疗方式。感觉统合理论作为儿科作业治疗师工作的参考框架之一，单独应用无法带来最好的治疗效果。当经验不断积累，治疗师会更善于识别服务对象的情况并结合其他策略解决复杂的问题。

（施晓畅）

第十二节
运动控制与运动学习

一、运动控制与运动学习的理论发展

（一）运动控制与运动学习的起源

运动控制与运动学习两词经常一起出现，成为一个完整的理论体系和参考构架，是两个不可分割的概念。在作业治疗中，该理论参考架构被称为动作能力学习参考架构（motor skill acquisition frame of reference）。运动控制的含义为有效地调节和引导机体产生运动；运动学习的含义为人类学习、获取或改变运动、动作能力的过程。

针对运动控制损伤的治疗策略是随着对运动控制的机制研究而发展的。这些机制研究通过对神经生理学、神经心理学、人类发展学、心理学和人类行为科学等诸多学科方面进行研究人类是如何控制自己的运动、动作和行为。早期作业治疗中的运动控制与运动学习治疗策略反映当时人们对于神经系统已知的领域。随着运动控制机制研究的拓展与深入，该理论体系也不断在旧理论的基础和局限性上发展出新的理论。作业治疗中针对异常运动模式的运动控制与运动学习的治疗策略也得到逐步发展。

（二）运动控制与运动学习的产生与发展

20 世纪 60 年代，学者们对运动控制提出"反射分级化"学说（reflex-hierarchical assumption），从而衍生出一些传统运动控制与运动学习治疗策略，主要包括 Rood 感觉运动方法（Rood sensorimotor approach）、Bobath 神经发育学治疗（neuro-developmental treatment，NDT）、Brunnstrom 动作治疗策略（Brunnstrom movement therapy）及 Knott 和 Voss 提出的神经肌肉本体感觉促进策略（proprioceptive neuromuscular facilitation，PNF）。这 4 个策略的共同点是：都以神经系统的发育顺序为基本应用原理，以传统运动控制理论为理论背景，以发展运动控制能力、学习正常的动作模式为目标。

然而，传统的理论逐渐遭到挑战。传统运动控制理论的"反射分级化"学说中认为粗大运动是精细运动的发展前提，因此在作业治疗中遵循由近端及远端的治疗原则。但是，近几十年学者们提出运动控制的"系统化"学说（system-oriented assumption），他们认为运动控制受控于中枢神经系统中相互联系并平行发展的子系统，并受活动、环境因素的影响。新理论下的作业治疗由此应用环境化或系统化的策略。现代运动控制与运动学习策略具有代表性的是以任务为中心的运动学习策略（task-oriented approach）、动作再学习策略（motor relearning approach），以及其他还在发展及研究中的治疗策略。

二、运动控制与运动学习的主要内容

（一）传统运动控制理论

1. 从反射学说到分级化控制学说　传统运动控制理论最早于 20 世纪初主张运动是由反射控制的，而反射是由感觉刺激引起的。在神经系统正常发育过程中，不同反射会相继出现。脊髓和低级神经中枢控制的运动模式会先出现，比如反射。随后再发展更高级的神经中枢控制的运动模式。有一种学说认为复杂的运动是这些反射交联在一起的

结果,传统运动控制理论因此认为复杂的运动是通过对多反射的共同作用而得到的。

但后来的研究表明反射学说不足以解释运动控制,比如,很多的复杂运动是通过自主控制的,而不是像反射一样通过感觉刺激来控制。当认识到反射学说的局限性,分级化控制(hierarchical control)学说被提出,认为运动是自上而下控制的,即更高级的神经中枢控制比其低级的神经中枢。更高级的神经中枢可以学习并储存有指令的运动程序(motor program),运动程序即中枢整合的运动模式。

新的理论是建立在旧的理论的局限性上而发展起来的。分级化控制学说认为反射会出现、发展,最后被整合成更复杂的运动,受更高级神经中枢的控制,复杂的运动也是反射最终的发展结果。中枢神经系统是最高级的神经中枢。因此推断:所有运动控制的问题都起源于中枢神经系统。

2. 神经发育学观点 在传统运动控制理论中,神经发育学观点也是一个重要的概念。其认为,神经发育顺序是遵循一定、不变的规律的,运动控制发育顺序原则包括头尾原则(cephalocaudal principle)和近远原则(proximodistal principle)。运动控制的发育与运动学习是与中枢神经系统的发育与成熟相伴的。在这个观点里,中枢神经系统决定运动控制的发展,并且不受环境影响。

3. 神经可塑性(neuroplasticity) 神经发育学理论认为中枢神经系统是一个可进行组织和重组、可灵活变化的系统,这是基于大脑的神经可塑性,即大脑可以被环境和经验所修正,具有在外界环境和经验的作用下塑造大脑结构和功能的能力,可分为结构可塑和功能可塑。结构可塑是指大脑内部的突触、神经元之间的连接可以由于学习和经验的影响建立新的连接,从而影响个体的行为;功能可塑是指通过学习和训练,大脑某一代表区的功能可以由邻近的脑功能区代替。由此理论发展而来的神经发育学之运动控制策略主张运用运动控制理论来引导大脑中神经元的组建过程。

(二)现代运动控制理论

现代运动控制理论在传统运动控制理论的基础和局限性上而建立,其不能与传统理论割裂开来看待,它是传统理论的延续和发展。

传统运动控制理论最大的局限是分级化运动控制理论中的运动程序观点。在该观点中,哪怕是执行一个很小而简单的任务,都需要不计其数的运动程序的参与。在一个动作中,肌肉、关节会以很多不同方式组合产生运动,而运动又因关节活动度的变化而表现不同。同样的动作不会有一模一样的表现,比如用笔签名、穿衣服、打字等。因此,大脑储存的运动程序并不能解释这些活动表现的多样性;运动程序观点还局限于没有考虑到中枢神经系统所传出指令会受其他因素影响,从而产生非常不同的运动结果。比如,对于同一个活动,不同体位会由于重力作用不同而影响动作的产生。又比如,对于同一个活动,肌肉处于放松状态和处于疲劳状态而启动运动会产生不同的表现。可见,分级化运动控制理论并不能非常完善地解释运动在活动中是怎么达到的。因此,现代运动控制理论产生了若干新的概念来更完善地解释运动控制。

现代运动控制理论否认了传统运动控制理论提出的分级化控制学说,提出了新的概念,即结构差异化控制学说(heterarchical control),主张运动不是单一因素决定的,是多因素交互作用的结果,这一结果被称为集成(emergence)。在多因素的动态交互作用中,每个因素的改变都对结果产生影响,对这样的改变称为控制参数(control parameter)。这些因素主要有3类,分别是个体因素(包括中枢神经系统和骨骼肌肉系统)、活动、任务因素及环境因素。运动控制发育或运动学习与其说是运动和动作是按照固定顺序变化的,不如说是个体在不同任务、不同环境中摸索出其最理想的动作模式。

现代运动控制理论不仅用于解释正常的运动控制,也易化了对异常运动控制的理解。传统运动控制理论认为运动功能障碍是分级化控制失常和原始反射再出现的结果,而现代运动控制理论认为异常的运动归因于多个因素,并不单单归因于中枢神经系统的损伤。运动控制的异常是个体、环境、任务之间的动态失衡,这使得作业治疗师将目光放在影响运动控制的多个因素以考虑介入方案。

（三）运动学习理论

运动学习理论是作业治疗中现代运动控制与运动学习治疗策略的基础，运动学习是个体在任务、环境中寻找任务解决方式的过程。这个过程除了运动功能还有认知、知觉的参与，中枢神经系统受损的个体在运动的恢复中需要联系特定的任务、环境，整合个体认知、知觉与运动功能而进行运动学习。运动的恢复指回到疾病或创伤前相同的功能水平。恢复分为两类：自然恢复（spontaneous recovering）和非自然恢复（forced recovering）。自然恢复即没有治疗参与的个体自身的机体恢复；非自然恢复是被介入的恢复，即通过治疗获得功能的再建，也就是作业治疗的工作领域，在这个过程中可以针对个体、任务、环境的动态交互系统，可以应用运动学习理论及其策略。

不同学者对运动学习提出了各种观点。

1. 运动学习三阶段理论　Fitts 和 Posner 于 1967 年提出运动学习三阶段理论。指出运动学习的 3 个阶段：①认知阶段（cognitive stage）：个体需要理解任务的目标、要求和所需能力与策略；②联合阶段（associative Stage）：练习和纠错；③自动阶段（Autonomous Stage）：完成任务不需持续的注意力。

2. 联合型学习（associative learning）　Shumway-Cook 和 Woollacott 在其关于运动控制的书中提到联合型学习，即让个体从将一个活动中的各个任务联合在一起学习。用于重建运动能力的 2 种联合型学习方法分别为程序性学习（procedural learning）和陈述性学习（declarative learning）。

程序性学习是注意力和意识参与水平较低时完成一个学习的任务。其学习进程缓慢，需要大量的重复，最终将学习的任务习惯化。经过学习与重复，熟练的动作模式会最终储存在长期记忆里成为运动图式。学习蛙泳就是程序性学习的一个例子。

与程序性学习相反，陈述性学习是需要意识参与的、将运动学习的记忆召回的过程，需要注意力、记忆功能的参与。个体在实际完成一个任务前，要在精神心理层面先演练一遍其中的动作顺序。学习滑雪，学习上肢操纵滑雪杆、滑雪中的姿势控制和肢体协调就是一个陈述性学习过程。

3. 非联合型学习（non-associative learning）是意识参与较少的运动学习方式。有两类非联合型学习：习惯（habituation）和敏感化（sensitization）。

习惯是由于重复受到非伤害性刺激而导致反应性减少，也称去敏化（desensitization）。在作业治疗中，治疗师通过一些特定的感觉刺激去敏化而避免激发异常的动作反应。

敏感化是对有伤害性的感觉刺激的反应性增加。作业治疗师在治疗中会使个体增加对一些环境因素的敏感性从而避免危险，这些环境因素如地上的水和走道中的障碍物。

4. 图式学习理论（schema theory）　Schmidt 于 1975 年提出运动学习的图式理论，认为运动学习的方式是图式，图式即经过学习、储存于大脑中应用于不同环境的运动方案。图式是一套大脑整合的运动程序，包括 4 个部分：①运动起始，例如体位、动作要求；②使用的运动参数，例如肌群、重量转移、手眼协调等；③输出、结果；④运动是如何被感知的感觉输出。

5. 生态理论（ecological theory）　Newell 于 1991 年提出的生态理论，理论中阐明了知觉在运动学习中的作用。在对特定任务训练时，相协调的知觉和运动对环境因素的反应性增加，也会促进理想运动策略的发展。知觉在运动学习中主要有以下作用：①识别任务或任务的目标；②识别控制因素；③对运动表现的认识和反馈；④对结果的认识和达到目标、输出和结果的反馈。

所有的运动学习理论都需要认识到练习的重要性。研究表明，在不同情况中的练习会引导学习的泛化（generalization）。运动学习需要环境干扰来进行随机练习（random practice），研究显示，随机练习会显著增加运动学习的迁移（transfer）。运动学习的迁移是动作再学习策略中非常重要的概念。在相似的情况中，新任务的完成较为容易。因此在作业治疗中，临床环境若能模拟个体熟悉的环境，比如家居环境，那么运动学习也就更能适应个体回家后的生活和环境。在运动学习策略中，个体因素，如不同的个人经历、经验或智力等，也都会影响随机练习的有效性。

三、运动控制与运动学习的实践

（一）传统运动控制策略

1. Bobath 神经发育学策略

（1）应用对象、原理与原则：Bobath 夫妇针对脑性瘫痪的人群开发了神经发育学治疗策略，即NDT。这个策略可以用于任何中枢神经系统受损的人群。NDT 策略中认为大脑的损伤带来的运动问题包括异常肌张力、异常的姿势和动作。这些运动问题又会向中枢神经系统传输异常的感觉输入，个体因此而不能再学习正常的动作模式，从而影响功能活动的参与。

应用原则有如下3点：①运动控制涉及运动的感觉学习；②姿势控制是一切活动的基础；③首先学习基本的姿势动作，而后结合到功能中。

（2）应用流程：应用 NDT 策略前对个体的评估是要确定个体目前的最高发展水平及对感觉刺激的肌张力变化。应用 NDT 策略介入时，基本流程为先抑制异常肌张力，通过正确的感觉输入，促进正常的动作模式。

（3）关键技术：手法（handling）是 NDT 策略中常用的技术，治疗师通过在个体关键控制点（key points of control）的手法，抑制异常的肌张力、姿势和动作。手法可以和个体的主动运动相结合，以引导正常的动作模式。正确的动作被引出后要结合到有目的的活动和具体的作业活动中去，提高作业活动表现。

2. Brunnstrom 动作治疗策略

（1）应用对象、原理与原则：物理治疗师 Brunnstrom 发展的动作治疗策略主要针对脑卒中后偏瘫服务对象的运动控制问题。其策略中认为正常的运动发展是反射的发展和大脑对反射的整合，脑卒中服务对象会表现出低级运动模式，比如反射。她将脑卒中服务对象的动作恢复整理出特定的规律，即 Brunnstrom 动作恢复进程（Brunnstrom motor recovery stages）。她将该规律中反射性动作模式称为协同运动模式（synergy pattern），协同运动是脊髓水平的原始粗大运动，是脊髓中支配屈肌的神经元和支配伸肌的神经元之间的交互抑制关系失衡的表现，脑卒中服务对象患侧的上下肢可以表现为屈曲协同运动模式和伸展协同运动模式。Brunnstrom 认为协同模式的出现在中枢神经系统损伤的服务对象中是如同人体发育过程一样正常经历的恢复过程。

（2）应用流程：应用 Brunnstrom 动作治疗策略前对个体的评估即是在 Brunnstrom 动作恢复6阶段进程中确定个体所处的阶段、确定个体对运动的感觉状况及可以引出的反射。Brunnstrom 动作治疗策略有其特定的评估量表，即 Fugl-Meyer 运动功能评估量表（Fugl-Meyer motor function assessment，FMA）。针对脑卒中后的上肢、下肢运动功能以及平衡能力进行分级打分，在应用 Brunnstrom 动作治疗策略制订治疗计划时具有指导意义。

在应用 Brunnstrom 动作治疗策略时，主要依据其动作恢复进程，在没有主动运动时通过感觉刺激、反射引起运动及协同运动模式。之后引导自主运动、分离运动，脱离协同运动模式，将自主运动运用于功能活动中。

（3）关键技术：根据 Brunnstrom 动作恢复6阶段，每一阶段所应用的治疗方法各有不同。①Brunnstrom 阶段Ⅰ：利用联合反应（association reaction），诱发协同动作模式；②Brunnstrom 阶段Ⅱ～Ⅲ：促进分离运动，提高肌力；③Brunnstrom 阶段Ⅳ～Ⅵ：脱离协同动作模式，促进分离运动的多关节活动协调性，促进精细、协调功能提高。

3. Rood 感觉运动策略

（1）应用对象、原理与原则：Rood 既是一名作业治疗师也是物理治疗师，其开发的感觉运动策略最初运用于脑性瘫痪的个体中，之后运用于有运动控制问题的广泛群体。

Rood 认为正常的运动控制是从出生后出现的反射发展而来的。反射是非意识的（皮质下）的运动控制，而功能性活动受大脑皮质控制是有意识的运动控制。运动控制要从引起反射而来，再发展为有目的的活动。Rood 将人体的肌肉分为两类：主要负责运动的轻作业肌肉（light-work）和主要负责稳定的重作业肌肉（heavy-work）。两种肌肉所受中枢控制不同，因此对感觉刺激也反应不同。

（2）应用流程：在 Rood 感觉运动策略中，中枢神经系统损伤后造成异常肌张力是最主要关注的问题。异常肌张力可表现为肌张力过低（hypotonic）或肌张力过高（hypertonic）。应用时的流程为先运用感觉技术使肌张力正常化，而后运用感觉技术发展个体的自主运动、引导有目的的活动中的主动参与。

（3）关键技术：该策略中应用的感觉技术包括促进（facilitation）技术和抑制（inhibition）技术，主要是运用各种感觉刺激、本体感觉刺激来促进或抑制肌张力。

4. 神经肌肉本体感觉促进策略（proprioceptive neuromuscular facilitation，PNF）

（1）应用对象、原理与原则：神经肌肉本体感觉促进策略由 Knott 和 Voss 提出，是一种通过刺激肌肉本体感觉感受器来促进或抑制神经对肌肉支配的方法技术，最初应用于脑性瘫痪和多发性硬化的服务对象的运动控制损伤中，但也广泛应用于非中枢神经系统损伤、有运动受限的个体中，在临床上的主要应用目标为增加关节活动度和改变肌肉张力。

该策略的基本原理如下：①正常、有目的的动作是由反转运动（reversing movement）组成，该运动中强调主动肌和拮抗肌之间的平衡；②动作的发展遵循总运动模式（total movement pattern）的发展顺序；③全身所有肌肉排列都具有螺旋性（spiral）和按照对角线排列的模式，其运动模式都是螺旋对角线的模式（diagnol movement pattern），肌力大的肌肉会影响对角线上肌力弱的肌肉；④肌肉对角线运动模式涵盖主要空间面上（矢状面、冠状面、横断面）的运动方向。

（2）关键技术：该策略中应用的技术包括受控制的感觉输入（controlled sensory input）和多感觉输入（multi-sensory stimulation）、反射运动模式、对角线螺旋运动模式（diagonal and spiral movement pattern）、建立于对角线螺旋运动上的牵伸技术（stretch techniques）。

（二）新的运动控制与运动学习策略

不同于传统运动控制理论强调固定的发育和运动学习顺序，新的运动控制理论认为其规律取决于个体自身的特点、环境的变化。同时，学习取决于个体本身、环境和所要完成的任务。当特定环境下，任务的动作模式不断得到练习，就形成运动倾向。而当运动倾向在不同情况下得到练习，任务表现稳定性会提高，学习还可以得到泛化和迁移。

1. 以任务为中心的运动学习策略

（1）应用对象、原理与原则：以任务为中心的运动学习策略是由作业治疗师 Mathiowetz 和 Bass-Haugen 于 1994 年开发的运动学习策略，其主要应用对象为脑卒中的个体。

现代运动控制与运动学习理论中最具代表性的策略为以任务为中心的运动学习策略，该策略目标主要为：①使个体在自身能力范围内以最高效的方式完成必要和需要完成的任务；②使个体在不同自然环境中练习，以使运动学习的结果趋于稳定；③最大化可以提高表现的个体和环境因素；④鼓励、促进个体发展解决困难的能力（problem-solving abilities），以备个体需要在治疗性环境以外的新环境中遇到问题时找到解决方案。

Bass-Haugen 等曾列出了作业治疗师应用该策略的一系列原则：①在介入时运用功能性任务为主；②选择对个体的角色有意义而重要的任务；③分析所选任务的特点；④描述任务表现所需的运动、动作；⑤观察个体完成任务时动作模式是否稳定；⑥分析任务表现中的动作模式和功能输出。

（2）应用流程：在制定介入方案前，作业治疗师需对个体、环境、任务所需要的运动、动作进行评估，首先要确定个体难以完成的任务，并与个体倾向的、正常的动作模式做对比，在个体-环境-任务的动态系统中确定影响个体任务表现的支持性因素和限制性因素。

在具体介入时，现代运动控制与运动学习理论的应用要点为：①强调整个任务的学习，而非任务中单独部分的学习；②使个体在完成任务中找到他们自己的理想解决方案而非依赖于治疗师的指令和不断的反馈；③在给予反馈方面，要在任务整体表现、结果给予反馈，这样的反馈会优于任务中独立部分表现的反馈。

制订目标导向训练的治疗计划要注意以下要素：①选择功能性动作进行训练；②设立明确的功能活动目标；③设立以个体为中心的功能活动目

标；④保证活动有一定的负荷和重复性；⑤操作现实生活中的物件；⑥在自然、真实的作业环境中进行活动；⑦增进活动难度、复杂性；⑧增进活动种类，保证其多样化；⑨给予活动反馈；⑩确保在不同、多个运动平面上进行活动；⑪根据个体的能力来设定训练所需负荷；⑫强调完整活动的训练；⑬设置活动中的任务随机训练；⑭设置有间歇的活动训练；⑮设置双上肢、双手活动训练。

2. 运动再学习策略

（1）应用对象、原理与原则：运动再学习策略由 Carr 和 Shepherd 于 20 世纪 80 年代提出并发展，该策略描述 6 个部分，涵盖日常生活的基本功能：上肢功能、口面部运动功能、从仰卧到坐起、站起、站立、行走。

该策略应用的基本原理为：①运动控制是各部分表现的基础；②任务中运动能力的再习得需要一个学习的过程；③学习需要一个特定的目标，练习和反馈；④中枢神经系统在动作发生前已有预设的姿势调整的过程；⑤运用感觉输入调节任务表现。

（2）应用流程：在具体介入前的评估中，治疗师会对个体在特定的任务中进行观察，并分析完成任务所缺失的运动、动作元素。在具体的介入时，治疗师会针对这些缺失元素进行有程序的训练。在训练中，治疗师需给予提示和言语或视觉反馈。该策略的目标是使个体重新习得动作中的缺失元素，完成整个任务，并将新学习的任务用于不同的环境、境况中，促进运动学习的泛化、迁移。

3. 强制性运动疗法策略　这是从现代运动控制与运动学习理论发展的较新的治疗策略，详见本章第十节"强制性运动疗法策略"。

4. 目标导向的训练策略（goal-directed training approach）　目标导向的训练策略是目前最新的运动学习策略，其主要应用对象是中枢神经系统受损而导致运动功能损伤的个体，由 Mastos 等于 2007 年提出，目标设定是该策略的关键，策略主要运用改变任务和环境的方式来促进个体解决问题的能力发展。

5. 任务选择与丰富环境介入策略（task selection and environmental intervention）　由 Davis 于 2006 年提出，任务与环境是该策略的要点，任务的

选择上要选择真实生活中的任务来给予个体动作的动机，环境需要设置成能促进个体产生需要的动作，增加功能活动。

（马嘉吟）

第十三节
精神动力理论

一、精神动力理论的理论发展

（一）精神动力理论的起源

精神动力学是 19 世纪末维也纳精神病医师、心理学家弗洛伊德（Sigmund Freud）及相关学者发展出的一系列理论。不断被质疑及发展的精神动力学理论发展了许多分支，衍生出了许多理论框架，比如新弗洛伊德理论（Neo-Freudian theories）、分析心理学（analytical psychology）、自我心理学（ego psychology）、客体关系理论（object-relations-theory）、精神病理学（psychopathology）等。作为心理学四大理论之一，精神动力理论对西方文化有举足轻重的影响，包括教育、人文、艺术领域，其也深刻地影响着精神心理健康领域的专业人士，其中也包括扎根于此的作业治疗师。

（二）精神动力理论参考框架的产生与发展

Gail. S. Fidler 夫妇最早将精神动力学理论正式用于作业治疗实践。20 世纪 50 年代，这两位心理学家及精神病学家在加拿大精神科作业治疗的调查中发现，当时的作业治疗太过于关注活动中的娱乐及职业元素，而忽略了服务对象精神动力方面的问题。后来，他们一起完成了著作《作业治疗学：精神科中交流过程》，文中较为系统地阐述了如何将精神动力理论运用于作业治疗实践中。

在 20 世纪 50～70 年代，精神动力理论是当时极为重要的治疗相关理论之一。其中的投射技术（projective techniques）、客体关系（object relations）最为常用。经过 20 世纪 80 年代理论发展的低迷期，2000 年后，精神动力理论中的不同元素又被作业治疗学的研究者及实践者带入新的实践思维中。其中较为重要的有治疗性的自我使用（therapeutic use of self)、团队动力学(group dynamics)、创意治疗(creative therapies)等。

二、精神动力理论参考框架的主要内容

(一)经典精神动力理论

精神动力学者研究心智、个性或心理的各个部分与精神、情感或动机力量的相互关系,特别是在无意识层面——前意识及潜意识。简而言之,精神动力学理论是研究心理能量(psychicenergy)或者说,力比多①(libido)与人格(personality)之间的交互转换过程,将人们的焦点放在早期儿童期的发展历程和目前情绪状态及人格理论之间的联系上。人格理论分为人格结构及人格发展理论。

1. **人格结构** 基于对意识层次的理解。意识的地形模式(topographicmodel)阐述了Freud对精神活动如何进入意识不同层面的理解:①意识层面,是个体立刻能够意识到的;②前意识层面,是能够进入意识中的心理能量,是不常意识到但可以立刻想起的部分;③潜意识层面,是指不能进入或很难进入意识中的心理能量,因为内容包括原始的本能冲动和欲望而需保持现实中的无意识状态。

从1923年Freud的著作《自我与本我》(*The Ego and the Id*)开始,精神动力学理论正式提出了人格结构中的自我(ego)、本我(id)及超我(super-ego)概念。

(1)**本我**:是情绪和人格最原始的潜意识结构。其中蕴藏着本能冲动,为一切精神活动提供非理性的心理能力,按照"快乐原则"行事,只有能去需求及及时满足。

本我的主要作用是:①生的本能,包括本我本能和性本能,表现为生存的、发展的本能力量,目的在于保持宗族繁衍和个体生存。②死亡和攻击的本能,包括人类心理的攻击、破坏、自毁等成分,及其衍生的贪婪、野心、暴虐等。

(2)**自我**:意识的结构部分,是来自本我经环境影响而形成的知识系统,代表理性调控本我与环境和超我之间的关系。

自我的主要作用是:①根据"现实原则"行事,监督、调控、压抑本我,使之适当满足。②自我使个人精神活动保持与环境的联系。③客体关系是指个人在生长发育过程中,形成与发展同他人关系的能力。

(3)**超我**:道德、人格的最高层面,处于意识层面,代表良心。根据"至善"原则指导自我、限制本我,以图达到自我示范或理想自我的实现。

2. **人格发展理论** 精神动力学认为,力比多(libido)是本能的能量或动力。个体有自然寻求快乐的本能动力,当本能得到满足时才能得到人格的发展成熟,特别是在发育早期的前3个阶段,为成人后的人格模式奠定了基础。性感带(erogenouszone)是身体上较为敏感及可以带给人本能满足的区域。个体通过刺激个体的性感带可以得到满足。按照性感带的阶段性不同,个体的成长可以划分为5个阶段。

(1)**口唇期**(oralstage):从出生到出生的第2年,这一阶段对个体口腔的刺激,如吮吸、咬和吞咽等,是性满足的主要来源。母亲是最为重要的角色。

(2)**肛门期**(analstage):从1岁到3岁,这一阶段性敏感区转到肛门。这个阶段相关的活动与排泄,特别是过度掌握控制粪便得以满足。个体试图获得自主意识。

(3)**性器期**(phallicstage):从3岁到5岁,这个阶段生殖器成为性敏感区。这一阶段的性满足涉及对异性父母的性幻想以及玩弄和展示生殖器。恋父情结和恋母情结正是在这一阶段产生,开始在识别性别的过程中模仿他们的行为。个体亦开始从情感上与父母分离,这一进步被称为分离个性化的过程。

(4)**潜伏期**(latentstage):5～12岁,这一阶段没有明显的敏感带表现。力比多被压抑和引导投入表现技能的发展及友谊的建立中。

(5)**生殖期**(genitalstage):从12岁到20岁,这一阶段个体的性器官开始发育成熟,力比多压抑逐渐解除,生殖器成为主导的性敏感区。个体的任务主要是获得成熟的能力,成为社会中的一员。

(二)当代精神动力理论——客体关系理论

当代精神动力理论最为看重社会环境对个体

---

① 力比多:libido,是一种有别于物理能、化学能的,不能进行测量和量化的,而又同样服从化学和物理学规律的特殊心理功能。

发展的影响,分析心理学相比过去,对两人理论的认识多于一人理论。学者认识到,个体的人格是由于他人的影响而发生改变,而不仅仅是单纯为了满足自身本能的需求。这样的两人理论被称为客体关系(object relations)。比如,个人发展中客观存在的母亲角色在口唇期形成个体对世界的观感,引导个体的人格发展。它是环境的一部分,不可以被分割开的。同样的,当个体进入随后的人格发展期,与母亲关系的分离。进而与他人产生联系,形成关系,同时也被他人所影响,加入不同的人格发展元素。可以说,这些关系对个人自我的形成、对他人认识的形成都是至关重要的。

三、精神动力理论参考框架的实践

Gail. S. Fidler 鼓励作业治疗师在小组活动中研究并使用投射技术引导组员的非语言性交流(nonverbal communication)。她认为,个体在环境中与客观存在的事物之间的关系是可以全面发展自我的。因为作业治疗需要个体与客观存在的人及客观存在的非人的事物都有互动联系。通过这样丰富的媒介,可以表现出个体的感受和需求,引导个体进入潜意识中,便于作业治疗师及个体自己理解其中的冲突,调控自我开始解决问题。Fidler认为作业治疗师对有意义的活动以及与活动相关联的活动流程、活动媒介的相关思考应可以探索得更深,因为"每个活动有其独特的代表、思考,暗示社会、文化及个人的意义,等待传递出身体性、情绪性和知识性反馈",对于无意识下的世界"打开门,充分理解一个层面是如何影响另一个层面的"。

Anne Cronin Mosey 深受 Gail. S. Fidler 的影响,她认为"作业治疗将无意识的内容带到意识层面来,并与意识相结合"。这一想法在之后的作业治疗实践中常被使用,作业治疗师在接受心理学家及精神病学家的专业培训后,开始将投射技术至治疗活动。当服务对象开始描述他们的作品、绘画、粘土、拼接画等时,无意识层面与意识层面发生联系。在作业治疗核心思维的指导下,精神动力理论的运用作为治疗策略之一,使得治疗师可以了解服务对象的自我效能。潜在的冲突(愤怒如何控制或表达),也可以使用这些信息来了解什么对服务对

象而言是有意义的、什么作业活动是令人满意的。Mosey 在 1971 年将以上的治疗策略写入《心理健康的 3 个参照体系》,这本书是 20 世纪 70 年代北美作业治疗师学习心理健康方面的基础教科书。

在进入 2000 年之后,该理论的拓展使得治疗师能够通过活动增强理解人与人之间关系,从而提升任何治疗方法。这样的策略称为治疗性的自我使用(therapeutic use of self)。2013 年,Nicholls 在其著作《精神分析思维下的作业治疗》中描述的自我使用(use of self)是治疗师可以向服务对象发展的一种敏感的接受能力。对于作业治疗实践来说,治疗师与服务对象关系的重要性等同于活动本身。受 Fidler 早年论著的影响,Nicholls 认为治疗关系可以被用作理想的治疗剂。精神动力理论认为,在客观的交往中,无意识下的沟通包括期待、思维和情绪;影响个体的体验,包括治疗师及服务对象双方在内都融合到其中,明晰地改变了人际关系;明白治疗性的自我使用包括转移、投射及容纳(transference, projection, and containment)。

透过精神动力理论的视角,作业治疗师必须常常将自己带入有意识的深度反思中,去帮助自己理解服务对象及自身在互动关系中每个行动背后的含义,去思考无意识层面,双方都如何传达、表达了什么;也可以透过这样的反思过程理解个体不同的人生经历及感受,以及个体如何面对目前的情境——为何采取这样的行动。这些行动中的反思(reflection in action)及行动后的反思(reflection on action)都是作业治疗师将自己参与进精神动力理论为导向的精神心理治疗中的策略。

（施晓畅）

第十四节
社会参与理论

一、社会参与理论的理论发展

（一）社会参与理论的起源

参与(participation)或者说社会参与(social participation)是一个广泛的概念,比较明确的出现

是在国际功能、残障及健康分类（ICF）和儿童及青少年版（ICF-CY）中。参与被定义为"对生活事件的投入"。参与也被认为是一个多维度综合的概念。它对所有人的整个生命历程，无论功能水平、社会经济水平、性别、年龄、种族、道德信仰或国籍，都是同等重要的。更好的参与是教育、康复及社区为本的治疗及项目中明确需要达到的目标。无论年轻或年长，所有残障人士都渴望投入重要的事件中去，那就是社会参与的价值。

（二）社会参与理论的产生与发展

1801 年，法国精神科医师 Phillipe Pinel 开始将工作疗法用作精神障碍人士的治疗。自此以后，作业治疗学的核心思维便定位在帮助生活出现困难的人更多投入他们想做、要做的事情中去，并从中获得意义及价值。社会参与一直以来作为作业治疗师所关注的作业活动之一出现在历史上不同文献中。1986 年 Mosey 在美国作业治疗师协会出版的书籍《健康专业人士的系统性应用要求：一个认识论上的定位》第 2 版中描述的社会参与是"在一个现有的社会体系下个体或与其相关的人士所做的符合一定行为模式的特有活动"。随后，美国作业治疗实践框架首版沿用了她的解释，并将社会参与分类为社区参与、家庭参与及同辈参与 3 类。经过对第 2 版的延续，第 3 版的作业治疗实践框架重新定义了社会参与："互相交织的作业活动使得人有机会参与社区、家庭及朋辈间的活动，包括与他人共同投入、支持社会互赖（social interdependence）的系列活动"。社会参与可以发生在个人或通过远程技术达成，如电话、计算机交互和视频会议。有作业治疗学研究者提出，在作业治疗沿着自我专业核心发展的过程中，其实一直与社会参与理论走在平行的道路上。随着不断重新被定位，作业治疗学理论与当代社区价值及社会融合的被重视的背景下所倡导的方针不谋而合。

二、社会参与理论的主要内容

在 2010 年 Marilyn B. Cole 参与撰写的《作业情境下的社会参与：学校、诊所、社区》中，她将作业治疗师最关注的生活与社会参与概念相结合，总结了社群、文化及社会角色、社交技能、冲突解决、团队合作及带领技能等概念。

1. **社群** 身为社群中一份子的意识提供了个体投入活动的动力，比如，孩子投入学习的生活事件，在教室里思考及发言是为了得到家长及同辈的尊重及鼓励。生活中几乎所有事件都需要与他人连接，或者说总是在一个团体里表现出来，比如家庭聚餐。在一些个体参与的生活事件里，比如洗漱、着衣也隐藏着社会性的元素——穿职业装。因为个体需要思考日间有哪些场合会需要搭配合适的衣着去迎合特定文化背景下的社会规范（social norms）。

2. **文化及社会角色** 社会角色是社会参与中另一个重要的概念。社会角色深刻影响了一些事件投入时的意义。比如，一位患病的女士希望能够重新回到家中，进厨房给她的孩子准备上学前的早餐，因为在这一过程中她可以感知到作为母亲的角色。对社会角色的要求，或者说社会规范在每个文化中都是不同的，比如在家中，父亲和母亲的角色并没有规定是怎样的才算合情理，每个家庭、每种文化中可以是不同的；在工作中，职员跟雇主沟通工作也是可变的。文化不仅是语言及信仰的载体，也是在处于两难情境下的一个共性解决策略。因此，作业治疗师在探查各文化差异的同时，也需要明白：在目前多文化融合的环境下，帮助个体发展适用于现状的社会参与行为是必要的。

3. **社交技能** 投入与他人连接的事件需要稳定的社交技能。社交技能非常复杂，不同文化情境下、不同社群里、不同事件中需要的社交技能都不同，主要有自我意识、倾听及同理、对情境细微差别的敏感（nuances in social situations），还有有效的沟通。

4. **冲突解决** 在一些社会参与情境下，冲突不可避免，因此需要有面对困难、解决冲突、处理情绪反应（emotional discord）的技能，这些都需要对自己和他人有清晰的认识，明白各类社会和文化因素共同影响社会参与事件的道理。

5. **团队合作** 团队合作最早开始在少年期参与的体育运动中。成功的团队合作需要明确的沟通、队友之间的互信关系、愿意合作的态度及善用对方的长处达到共同的目的等。团队合作经常发生在教室里。如学生们为了完成一份作业,会组成小组完成任务。对于作业治疗师而言,更多的情况是团队合作发生在不同生活及专业背景的人士之间,比如医疗机构或社区服务中的多专业合作。

三、社会参与理论的实践

社会参与是一个多维度、环境依赖性的现象,因此作业治疗师若要了解服务对象是否参与及参与到社会中的程度,这一信息收集的过程从多维度综合考虑是最佳的选择。

使用自上而下的策略,作业治疗师首先明确服务对象想做、需要做及期待做的社会参与档案,然后在特定社会环境的背景下,理解残障、功能受限还是社会因素影响了社会参与,界定服务的类别。信息收集可以通过面谈及问卷的形式。不同年龄段使用不同的社会参与评估:①儿童使用的可以有学龄前儿童活动分类卡(preschooler activity card sort)、基于日常流程的面谈(routines-based interview)、基于价值的情境矩阵(asset-based context matrix)等;②儿童及青少年使用的可以有儿童活动分类卡(pediatric activity card sort)、儿童参与及享受评估(children's assessment of participation and enjoyment,CAPE)、学校功能评估(school function assessment)等;③成人及长者使用的可以有意义的活动参与评估(meaningful activity participation assessment)、有意义的活动参与指数(engagement in meaningful activity scale)、活动分类卡(the activity card sort,ACS)。

将社会参与理论纳入治疗考量中,作业治疗师可以从两个方面进行考虑:社会参与是治疗的最终目标,也是治疗方案多方面考虑的一部分。前者包括设计赋能课程、减少歧视、消除投入社会事件的阻碍或促进在慢性疾病的状态下社会角色的重建等。后者在健康促进的课程及同辈支持、小组治疗中都有体现。通过一系列科学的设计,均可以达到提高社会参与的价值。这一策略是作业治疗使用社会参与理论常用的思路。

(施晓畅)

参考文献

[1] AOTA. In memorial A. Jean Ayres 1920-1988: therapist, scholar, scientist and teacher. American Journal of Occupational Therapy, 1989, 43(7): 479-480.

[2] AOTA. Occupational therapy practice framework: Domain and processes. American Journal of Occupational Therapy, 2002, 56: 609-639.

[3] AOTA. Occupational therapy practice framework: Domain and processes (3 rd). American Journal of Occupational Therapy, 2014, 68: S1-S68.

[4] ATKINSON K, WELLS C. Creative Therapies: A Psychodynamic Approach Within Occupational Therapy. Stanley Thornes, Cheltenham, 2000.

[5] AYRES A J. Sensory integration and learning disorders. Los Angeles: Western Psychological Services, 1972.

[6] AYRES A J. Sensory Integration and Praxis Tests. Los Angeles: Western Psychological Services, 1989.

[7] AYRES A J. Sensory integration and the child. Los Angeles: Western Psychological Services, 1979.

[8] AZIMA H, AZIMA F. Outline of a dynamic theory of occupational therapy. American Journal of Occupational Therapy, 1959, 8(5): 215-221.

[9] AZIMA H, WITTKOWER, A partial field survey of psychiatric occupational therapy. Am. J. Occup. Ther, 1957, 11(1): 1-7.

[10] BARRIS R, KIELHOFNER G, WATTS J H. Bodies of knowledge in psychosocial practice. Thorofare, NJ: SLACK Incorporated, 1988.

[11] BAUM C, EDWARDS D. Activity Card Sort (2nd ed.). Bethesda, MD: American Occupational Therapy Association Press, 2008.

[12] BEDELL G M. Measurement of social participation. In: ANDERSON V, BEAUCHAMP M H (Eds.), Developmental social neuroscience and childhood brain insult: Theory and practice. New York: Guilford Press, 2012: 184-206.

[13] BEN-SASSON, A, CARTER A S, BRIGGSS-

GOWAN M J. Sensory over-responsivity in elementary school: Prevalence and social-emotional correlates. Journal of Abnormal Child Psychology, 2009, 37: 705 - 716. https://doi. org/10. 1007/s10802-008-9295-8

[14] BERG C, LAVESSER P. The Preschool Activity Card Sort. OTJR: Occupation, Participation and Health, 2006, 26: 143-151.

第十二章
作业治疗介入形式与治疗关系

第一节
治疗性活动

活动是作业治疗的核心,治疗性作业活动是作业治疗常用的基本活动,它直接来自于生活、工作和休闲,是作业治疗实用性和灵活性的具体体现,也是作业治疗师创造性和开拓性的直接体现。

一、概述

(一)概念和特点

治疗性作业活动(therapeutic activities)是指经过精心选择的、具有针对性的作业活动,其目的是维持和提高服务对象的功能、预防功能障碍或残疾的加重、提高服务对象的生活质量。一般来说,治疗性作业活动具有如下特点。

1. 每一种活动都必须有其目的,能达到一定的目标。

2. 选择活动对服务对象来说是很重要的,其重要程度可随服务对象治疗的不同阶段而改变,但其作用不可忽视,有时只在治疗的后期才能体现出其价值。

3. 每种作业活动都符合服务对象的需求并能被服务对象所接受,服务对象能积极主动地参加具体的活动。

4. 作业活动不仅能维持和(或)提高功能,而且还能防止功能障碍或残疾的加重,提高服务对象的生活质量。

5. 大多数的作业活动与服务对象的日常生活和工作有关,有助于服务对象恢复维持基本生活和提高必要的工作技能。

6. 服务对象主动参与有趣的作业活动,这有助于服务对象本人和作业治疗师共同达到他们的目标。

7. 可调节活动量。可根据服务对象的功能情况和治疗需要而进行活动量的调整。

8. 作业活动是由作业治疗师根据其专业知识和判断力选择的,因此从某种意义上说这种活动能满足服务对象的需要。

(二)治疗作用

治疗性作业活动的目的在于帮助那些在身体、精神、社会适应能力以及情感等方面有障碍的人,恢复、养成并保持一种恰当的、能体现自身价值和改善生活质量的生活方式,并从中得到身心上的满足。其治疗作用归纳如下。

1. **躯体方面治疗作用** 根据所选择的活动不同,可以改善服务对象的运动功能、感觉功能和ADL能力,包括:①增强肌力;②增强身体耐力;③改善ROM;④减轻疼痛和缓解症状;⑤改善灵活性;⑥改善平衡协调性;⑦促进感觉恢复;⑧提高ADL能力。

2. **心理方面治疗作用** 可以调节情绪,消除抑郁,陶冶情操,振奋精神,包括:①增强独立感,建立信心;②调节精神和转移注意力;③调节情绪,促进心理平衡;④改善认知、知觉功能。

3. **职业方面治疗作用** 包括:①提高劳动技能;②提高职业适应能力;③增强服务对象再就业的信心。

4. **社会方面治疗作用** 包括:①可以改善社会交往和人际关系;②促进重返社会;③增强社会对伤残人士的了解和理解。

（三）分类

作业活动有多种分类方法,因此治疗性作业活动也有多个类别,这里仅介绍按作业功能分类的方法,作业活动分为日常生活活动、生产性作业活动、娱乐休闲性活动三大类,但各类中又会有重复。如有些娱乐休闲性活动也可以生产出产品,故又可称为生产性作业活动。因此,在进行具体活动介绍时并没有划定严格界线,仅从易于理解和掌握的角度分别介绍。

（四）应用原则

治疗性作业活动具有良好的治疗作用,但应注意这些活动一定是经过精心选择的,具有明确的目的性和针对性,如选择或应用不当,则会起不到治疗作用,甚至造成相反的结果,尤其是趣味性活动更应进行严格的分析和合理应用。因此,治疗性作业活动的选择和训练应遵循以下原则。

1. 在全面评定的基础上,有目的地进行选择。

2. 对活动进行分析,选择具有针对性而安全可行的活动。

3. 对活动进行必要的修改和调整,适合服务对象的需要。

4. 尽量以集体活动的方式进行活动,提高服务对象治疗的积极性和治疗效果。集体训练的优点有:①有利于提高治疗的趣味性;②有利于培养合作和竞争意识;③有利于塑造良好行为,提高社交能力;④有利于服务对象间的交流,增进友谊。

二、生产性活动

生产性活动包括木工作业、金工作业、制陶作业、缝纫作业、船运作业、建筑作业、机械装配作业、纺织作业等多种,目前国外已少用生产性活动进行训练,至少不以生产产品或职业训练为主要目的。本节仅对作业治疗常用的具有代表性的木工作业、金工作业、制陶作业进行介绍。

（一）木工作业

木工作业是指利用木工工具对木材进行锯、刨、打磨、加工、组装,制作成各种用具或作品的一系列作业活动。木工作业是我国现代作业治疗中应用最为广泛、时间最长久的作业活动之一。通过木工作业可制作各种家扎、玩具、艺术品、乐器,甚至是康复治疗器材。

（二）金工作业

金工(metal working,metal technology)是指用金属材料制作物品的过程或工艺,据《中华人民共和国职业分类大典》职业目录的有关内容,金工包括车工、铣工、磨工、镗工、组合机床操作工、铸造工、锻造工、焊工、金属热处理工、冷作钣金工、钳工等多个工种。与木工作业一样,金工作业为我国早期作业治疗常用方法。但因需要专业工具和专门培训,加之安全方面的考虑,近年来大多数工艺已不在作业治疗应用。唯独拧螺丝、金属工艺品制作等,因工具简单、做工精细、安全性好而继续应用于作业治疗。

（三）制陶作业

制陶作业也称陶瓷制作、陶艺,近年来,随着陶吧的出现,制陶被越来越多的人所了解,因其趣味性及操作性均较强,对场地及材料要求不高,可用替代材料(如橡皮泥),所以易于在作业治疗中开展。

三、手工艺活动

我国的民间手工艺制作种类相当丰富,常用的有编织、织染、刺绣、剪纸、折纸、布艺、粘贴画、插花、雕刻等。

四、艺术类活动

直到 20 世纪 80 年代,艺术治疗才在健康服务领域被认可。艺术活动的内容包括音乐、绘画、舞蹈、戏剧、书法、诗歌等,本节仅对音乐、绘画、书法等作业治疗常用活动进行介绍。

五、治疗性游戏

治疗性游戏是作业治疗最常用的活动之一,因极具趣味性而深受服务对象的欢迎。治疗性游戏种类繁多,包括棋类游戏、牌类游戏、拼图、迷宫、套圈、计算机游戏及大型互动游戏等。

六、园艺活动

园艺活动包括种植花草、栽培盆景、园艺设计、游园活动等。利用园艺活动进行训练以达到愉悦心情、促使身心健康为目的的训练方法称为园艺疗法。人们利用植物栽培与园艺操作活动,从社会、教育、心理以及身体诸多方面对他们进行调节。

七、体育活动

体育活动主要包括健身类体育、娱乐类体育和竞技类体育。用体育活动进行治疗的方法称为体育运动疗法,又称适应性体育或康复体育。常用于康复训练的体育活动有打篮球、踢足球、打排球、打乒乓球、打台球、射击、飞镖、游泳、体育舞蹈、太极拳、八段锦、五禽戏等。

第二节
团体治疗

一、概述

(一)团体与团体治疗

团体是通过合作来实现共同目标的人的集体。团体由相互关联的、互动的、相互依存的个体组成。作业治疗对不同机构的团体实施干预,例如学校、医院、专业护理机构、精神卫生服务、托儿所、独立生活中心、社区社会服务机构等。这些团体中的成员年龄跨度很大,包括儿童和老年人。作业治疗中的团体治疗为培养任务技能和人际交往能力提供了机会。通过团体成员之间的交流和反馈,团体整体和个体都会发生改变。

(二)团体治疗的意义

虽然团体工作可能非常具有挑战性,但在制订和实施团体治疗计划中可以获益颇丰。基于多年的研究,Yalom 于 1995 年提出了治疗因素的分类,这使得团体治疗特别有效(表 12-1)。治疗因素见于团体治疗中,有助于改善服务对象的状况,并且是作业治疗师、服务对象或其他团体成员发挥作用的因素。

在作业治疗干预中,通常根据团体的目的或目标来确定团体和团体治疗计划,包括能源保护团体、心理教育团体、社交技能团体、日常生活活动团体、休闲团体和感觉运动团体等。团体治疗有成本效益,可以是多用途的,包括建立社会关系、提供社会支持,并且可以设计用于同时实现多个目标。

表 12-1　Yalom 的团体治疗因素

• 无私:与他人分享,与他人接触,奉献自己去帮助他人 • 宣泄:分享感受和经历,表达和释放情感 • 团结:归属感,在信任、支持、照顾的基础上发展关系 • 模仿行为:观察其他人的行为,在自己的生活中尝试和应用由团体领导和其他成员提供的积极行为 • 传递信息:通过与团体中其他成员的谈话了解一个人的健康、疾病或残疾状况	• 注入希望:获得保证,在观察到其他人进步的基础上产生乐观和期待 • 人际关系学习:向团体中的其他人学习,重新认识其他人,纠正过去对其他人的误解 • 自我理解:发现并接受之前对自己不了解的方面,发展洞察力 • 社交技巧:学习、练习和提升社交技巧 • 普遍性:识别共同感受,认识到自己一个人不是孤独的,其他人也有相似的问题和经历

引自 Yalom,1995

二、作业治疗中的治疗团体

2008 年 Schwartzberg 指出,将团体治疗纳入作业治疗实践中是基于以下原因:①团体提供一种以作业为基础、以现实为导向的体验,这种体验有助于促进适应;②团体是一个自然的环境,可以为个人和社会需求提供反馈和支持;③通过参与促进成长和改变的团体活动,成员可以通过学习和实践,获得和掌握日常生活活动的能力;④团体为处理现实生活中的问题提供机会,人们通过保持、改善或加强其作业性质以满足社会需求。

作业治疗中的治疗团体可采取多种形式,例如以服务对象为中心型团体、发展型团体、任务导向型团体和功能型团体。很多情况下,这些形式的团体治疗并不是单独应用,而是混合在一起应用的。

1. 以服务对象为中心型团体　以服务对象为中心的方法已成为作业治疗实践的主要基础,适用于计划和实施团体治疗以及个体干预。以服务对象为中心的实践是基于人道主义的心理健康教育。以服务对象为中心的团体治疗基于以下原则。

(1)服务对象知道他们想从作业治疗中获得什么和他们的需要,从而达到最佳作业表现水平。

(2)作业治疗唯一的相关参照或优势是服务对象。

(3)作业治疗师事实上不能改变,只能创造一个促进改变的环境。

（4）尊重服务对象及其家属以及他们的选择是作业治疗师与服务对象互动的核心。

（5）由服务对象及其家属最终决定日常作业和作业治疗服务。

（6）促进服务对象参与作业治疗服务的各个方面。

（7）应提供灵活和个性化的作业治疗服务，以满足服务对象的需求。

（8）目标是使服务对象能够解决他们的作业表现问题。

（9）干预中重点关注人-环境-作业的关系。

以服务对象为中心型团体促进服务对象自我表现，评估优势和劣势，确定问题的优先顺序，确定目标，明确选择和决定，以及探索情境对作业表现和参与的影响。将以服务对象为中心的实践原则纳入团体治疗时采取多种形式，包括价值澄清工作、设定团体和个人目标及行动计划、查询信息和分享、角色扮演、作业调查。然而，以服务对象为中心的作业治疗主要是通过运用自我来发展与服务对象的治疗关系。

2. 发展型团体　Mosey（1970）是第一位描述发展型团体性质的作业治疗师。其假设团体互动技能是按照特定的顺序发展的，从平行团体参与、经项目团体、自我中心合作团体到合作团体，最后为成熟的团体参与。表明从领导依赖型渐进式转变为成员驱动型。成熟的、适应性的团体互动技能需要在各个团体中有效地发挥作用。有效的团体功能不仅能令自己和其他团体成员满意，并且能满足社会环境的需求。

发展型团体不是反映年龄，而是反映团体功能水平的变化。根据团体的经验和活动分级，以促进服务对象发展合适的团体互动技能。发展型团体代表在正常发展过程中通常遇到的团体激励，并在作业治疗中用作计划变更的形式。下列策略可用于促进团体互动技能的发展：①鼓励服务对象模仿作业治疗师或其他团体成员的行为；②鼓励服务对象在安全范围内体验各种行为反应；③鼓励参与创造性的团体互动并给予正反馈；④通过讨论和角色扮演分析不同社交情境下可能的行为选择。Dono-

hue 于 2010 年对 Mosey 提出的发展型团体进行了补充完善，描述了社会参与的 5 个层次，包括平行参与、联合参与、基础性合作参与、支持性合作参与和共同参与（表 12-2）。

表 12-2　Donohue 社会参与的 5 个层次

平行参与	支持性合作参与
• 支持其他人开展活动 • 并肩工作 • 显示出对其他成员的了解 • 成员之间用最少的语言或非语言行为交流	• 强调友谊，分享与任务有关的情感 • 团体内的成员是同一类人 • 致力于满足其他成员的需求并共同从活动中收获满意
联合参与	• 对于情感支持来说任务是第二位的
• 简短的语言或非语言行为交流，例如问候或简短的对话 • 一些开始合作和竞争的证据 • 专注于任务，任务之外有少量互动 • 执行任务时可给予或得到少量帮助	• 经常表达感情，成员个人洞察力和人际洞察力不断提高
	共同参与
基础性合作参与	• 基础性合作参与和支持性合作参与相结合
• 随着时间推移执行联合任务，重在完成计划 • 成员一起选择、实施、执行活动 • 开始表达想法并尝试满足其他成员的需求 • 对任务、活动和目标有同样的兴趣 • 尊重其他成员的权利并遵守团体规则	• 团体内的成员通常是同一类人 • 成员轮流担任各种互补角色——教育、学习、体验和指导 • 目标是在享受过程的同时和谐并且高效地完成活动 • 成员平衡完成任务与满足团体成员社交情感需求之间的关系

引自 Scaffa，2014

3. 任务导向型团体　任务导向型团体提供在自然情况下积极参与作业活动的机会。任务被定义为生产最终产品的过程或为整个团体或非团体内人员提供服务的任何活动。团体成员共同完成一项任务。以这种方式，任务类似于人们在社区生活中的需求。

任务导向型团体治疗促进适应性技能的发展，包括感觉统合技能、认知技能、双向交互技能、团体互动技能、自我认同技能和性别认同技能。任务导向型团体治疗通过共享工作体验，促进思想、感情和行为的一体化，提供互动结构，并提供解决问题和技能发展的机会。任务导向型团体要求在现实生活情境中合作、清晰沟通、互相依赖以及共同决策，从而加强学习，以便于在家庭、学校、工作和社区环境中运作。

为任务导向型团体选择合适的活动需要作业治疗师分析活动需求以及成功完成任务所需的技

能类型和水平。选择的任务应该为团体成员提供"合适的挑战"，太简单或太难的任务体验不利于技能的发展。

4. 功能型团体 功能型团体的目标是通过团体行动和参与作业来促进适应和健康。适应是指一个人适应他（她）的环境和生活环境的过程。4 种类型的行动是功能型团体的特征，包括：①有目的行动；②主动行动；③自发行动或此时此刻行动；④以团体为中心的行动。通过这 4 种类型行动的动态交互作用，团体逐渐成熟和成员功能能力得到发展。

功能型团体本质上是经验性的。旨在激励团体成员采取有意义的行动，以促进独立或相互依赖的功能。功能型团体以活动为基础，并根据治疗目的应用于各种环境。目标不是活动的产物，而是通过团体参与学习。

功能型团体选择的活动可以是学校、工作、娱乐、休闲或社会性质的。在选择用于治疗的活动时，建议考虑以下几个方面：①活动目标应该对服务对象有意义；②服务对象参与活动的选择；③活动的要求应与服务对象的参与能力相一致；④服务对象应能与环境进行互动；⑤应选择与服务对象的年龄、技能和作用表现水平相适应的活动。

三、在作业治疗中实施团体治疗

无论该团体是以服务对象为中心型团体、发展型团体、任务导向型团体还是功能型团体，作业治疗中治疗团体的形式与其他心理健康专业人员进行的言语心理治疗团体明显不同。Cole 于 2012 年提出了作业治疗中实施团体治疗的步骤，具体如下。

1. 介绍 无论哪一种类型的团体，都包括介绍这一环节，包括自我介绍、准备活动、沟通期望、解释宗旨、介绍团体结构等。

2. 活动 团体领导者对领导团体做好充分准备，理解治疗目标，并了解团体成员的身心能力是至关重要的。活动指导可以采用口头、书面或示范的形式，及时获得团体成员的反馈以确保他们理解了活动指导。

3. 分享 这一环节旨在促进人际交流，在此环节团体成员与团体分享他们的工作或体验。最好是采用自愿的方式，不要强迫。通过树立榜样来

表达希望团体成员分享他们的活动体验有助于促进相互学习。确保每个团体成员都有机会分享，并感谢每个成员对团体的贡献。

4. 过程 这一环节通过团体成员与团体内其他人或领导者分享他们的感受和体验，旨在促进情绪学习。在这一环节，与分享阶段一样，最好是自愿的原则；模拟适当的反应；为所有愿意分享的成员提供机会，并感谢每个成员的贡献。

5. 归纳 这一环节旨在促进认知学习。当团体领导者用几个一般原则来总结团体经验时，就促进了认知学习。这些原则直接来源于团体成员的生活体验，而不是预先计划好的。这些原则应尽可能地与团体目标相关。

6. 应用 这一环节旨在促进团体将上述原则应用到日常生活中。表现在当团体领导者和团体成员用语言表达经验对他们的问题和个人生活的意义时，这可能是团体解决问题的方式。

7. 总结 这一环节旨在加强团体的人际关系、情感和认知学习。团体领导者强调团体最重要的方面；回顾团体的目标、内容和过程，并感谢团体成员的参与。准时结束团体治疗表明尊重团体成员的时间和其他职责。

作业治疗中的团体治疗涉及观察、评估、计划、分析、反馈和记录等过程。团体报告是协调这一过程的一种方法。评估服务对象需求是开展团体治疗的第一步。确定服务对象的特定作业关注点和优先事项可以指导团体目标、活动、组织结构和过程的选择。实施团体治疗时，保密性问题备受关注，因为参加团体治疗者不仅向作业治疗师透露个人信息，而且还向整个团体透露个人信息。团体领导者有义务向团体成员强调保密的重要性。

第三节

治疗关系

一、概述

（一）作业治疗中的治疗关系

许多治疗师进入作业治疗领域，因为他们预期

在技术上具有挑战性,并且在情感上满足于对患有各种疾病和功能障碍个体的服务。

在康复过程中,服务对象面临着疲劳、痛苦、经济损失和对未来的不确定。这些经历会导致迷失、困惑、无助、孤立、遗弃感、耻辱感、绝望感和焦虑感,即使是在具有较高功能的个体中也是如此。

当问题出现时,部分作业治疗师往往把注意力集中在功能障碍和环境障碍上,而不考虑内部心理和人际关系方面。许多治疗师倾向于将在治疗关系中出现的更高层次的复杂性视为作业治疗师之外的角色、专业知识和实践范围。意向性关系模式(intentional relationship model,IRM)试图通过提供具体的技能和人际推理方法来解决所有这些挑战,这些方法可以指导这一未被充分研究但重要的实践领域。

(二)治疗关系的背景和循证基础

作业治疗历来强调作业治疗师与服务对象互动的价值和重要性。治疗关系(therapeutic relationship)作为一个最常见的术语,用来指治疗师和服务对象之间的互动。治疗关系是一个反映融洽关系的建立、沟通、解决冲突、情感分享、协作,以及作业治疗师和服务对象之间的伙伴关系等话题的常用术语之一。治疗性的自我使用(therapeutic use of self)是作业治疗中常用的一个术语,指作业治疗师有意加强与服务对象的互动。

合作是以服务对象为中心的康复的关键要素。合作是指服务对象和作业治疗师共同参与的过程。它还包括提供选择、让服务对象参与决策、鼓励服务对象积极贡献,并为治疗设定自己的目标。理论上,所有这些都应该发生在平等关系的背景下。合作的主要方法之一是向服务对象教授治疗过程的各个方面,并向他们提供相关治疗方法的目的和程序。在每个环节提供一个合理的理由以便增加服务对象参与治疗的可能性。

目前有关作业治疗的治疗关系、合作或治疗性的自我使用的应用研究较少。一项研究考察了作业治疗师用来回应服务对象的人际需求和特征的人际策略,发现作业治疗师们更愿意通过发掘优点、提供正面的强化以及灌输希望和信心来鼓励服务对象。第2种最常采用的方法是与服务对象合作,鼓励他们在治疗过程中做出更多的决定,支持他们的观点,在选择或推荐一项活动之前收集服务对象的反馈,并要求服务对象对治疗目标提出建议。其他如解决问题、移情和指导服务对象等方法则很少被使用。要维持有效的治疗关系,广泛的人际关系技巧是必要的。在治疗关系中明显需要增加自我意识、认同感和权力分享。此外,良好的自信、自我意识和对服务对象个人需求的定位可能会促进更好的治疗效果。

(三)治疗关系中的人际关系特征

正确认识和应对服务对象内和服务对象之间的心理异质性对于成功的治疗效果至关重要。恐惧、焦虑、悲伤、绝望、生气和愤怒是任何患有慢性疾病的服务对象在他(她)体验中不可避免的情绪。然而,这些情绪如果持续存在,就会变得根深蒂固并影响整体的心理、人际关系、作业和健康相关的行为和功能,这在个体内和个体间有很大的差异。

每个作业治疗师都需要了解服务对象的人际关系特征。这通常是通过在脑海中(或是书写,如果是第一次)列出代表服务对象的优点和缺点的特征来实现的。从客观的角度来理解服务对象的人际关系中更有挑战性的方面,将会帮助作业治疗师以一种有意义的方式来进行并促进作业参与。以下方面需要作业治疗师加以关注:①沟通方式;②信任能力;③对控制的需求;④坦言需要的能力;⑤对变化和挑战的反应;⑥情绪反应;⑦给予反馈的倾向和接受反馈的能力;⑧对人的多样性的反应;⑨关系定位;⑩接触倾向和互惠能力。

了解服务对象的人际关系特征是规划如何在治疗性互动中做出反应的基础。当服务对象表现出更困难或更具挑战性的人际关系特征时,或当治疗师感到服务对象具有消极或忧虑的性格时,这一点就变得尤为重要。

二、治疗关系的建立与应用

(一)作业治疗中不可避免的人际关系事件

与服务对象的特征相似,在作业治疗过程中出现不舒服或情绪紧张的情况对有经验的治疗师来说是日常实践的普通部分。然而,知道如何以一种深思熟虑的治疗方式来预测和应对它们并不是一种普遍的技能。根据 IRM,人际关系事件是一种自然发生的沟通、反应、过程、任务或在治疗过程中发生的一般情况,并有可能加强或削弱治疗关系,关键取决于如何处理。

当人际关系事件发生时,往往解释为是服务对象独特的人际关系特征和情绪的产物。有时事件可能对服务对象产生重大影响。而另一些时候,服务对象将不受影响或受到的影响很小。当此类事件发生时,重要的是作业治疗师要意识到事件已经发生,应负责评估服务对象的反应并做出适当的反应。人际关系事件是治疗过程中不断地互相让步的一部分。如果这些事件不被注意,被故意忽略或被无意回应,这些事件可以威胁到治疗关系和服务对象的作业参与。当反应适当时,这些事件可以为服务对象正向的学习或改变提供机会,并巩固治疗关系。因为它们在任何治疗互动中都是不可避免的,作业治疗师的首要任务之一就是对这些不可避免的事件做出反应,从而修复和加强治疗关系。

(二)治疗模式及参考框架的应用

治疗模式和参考框架的应用是在治疗过程中与服务对象相关的一种特殊方式。作业治疗师在使用与服务对象相关的模式及参考框架的范围和灵活性方面差别很大。治疗师一般使用与他们的基本人格特征相一致的治疗模式。必须注意的是应根据服务对象的需要,灵活地应用治疗模式和参考框架中的一种。当与服务对象互动时,一种治疗模式可以反映作业治疗师的一般人际关系风格。作业治疗师应能灵活地选择治疗模式和参考框架,并将这些模式及参考框架与服务对象和情境相匹配。

作业治疗师对治疗模式的选择和应用在很大程度上取决于服务对象的人际关系特征以及他(她)对任何可能发生的人际事件的反应。尽管服务对象可能更倾向于作业治疗师使用 1～2 种模式,但在治疗中某些人际关系事件可能需要模式转换。模式转换是有意识地改变与服务对象相关的治疗模式。如果服务对象认为作业治疗师解决问题的尝试是不恰当的,那么治疗师应该明智地切换模式,这样他(她)就能更好地理解服务对象的反应以及困境的根源。由于作业治疗实践中的人际关系复杂,需要作业治疗师具有高度适应性的治疗人格。作业治疗师根据每个服务对象的不同人际关系需求和每个情境的独特需求,灵活地利用治疗关系。

(张培珍)

参考文献

[1] BOYT SCHELL B A, GILLEN G, SCAFFA M E. Willard & Spackman's Occupational Therapy. 12th Ed. Lippincott Williams & Wilkins, 2014.

[2] YALOM I D. The theory and practice of group psychotherapy. 4th ED. New York, 1995.

[3] 蔡宇,朱朋飞,周华军,等. 职业技能训练在肢体残障职工中的运用效果研究. 中国康复医学杂志, 2017, 05: 567-569.

[4] 窦祖林. 作业治疗学. 北京:人民卫生出版社, 2008.

[5] 窦祖林. 作业治疗学. 2版. 北京:人民卫生出版社, 2013.

[6] 梁国辉. 工伤病人之生活重整. 2008 国际作业治疗研讨会会议程序及论文摘要汇编. 香港职业治疗学院,中国康复医学会:, 2008: 4.

[7] 闵水平. 作业治疗技术. 北京:人民卫生出版社, 2010.

[8] 区伟纶. 肢体残疾人士职业技能训练服务. 2008 国际作业治疗研讨会会议程序及论文摘要汇编. 香港职业治疗学院,中国康复医学会, 2008: 2.

第十三章

作业治疗服务管理

作业治疗过程,是保证作业治疗专业化的规范化流程,是作业治疗管理服务对象的专业行动指南,是作业治疗师的专业表达过程,是遵循医学循证的作业治疗专业的科学过程。

作业治疗过程可分为三大框架,7 个组成部分。三大框架包括评定、治疗与再评估,7 个组成部分包含首次评定、详细评定、治疗计划、治疗实施、治疗小结、末期总结、再次评估。入院后即可进行评定部分,如首次评定、详细评定;其后进行治疗部分,包含治疗计划、治疗实施、治疗小结;随后进行评估,包含末期总结、出院或再次评估。

在作业治疗科学过程中,最先有一个转介的过程,这个过程在欧美作为作业治疗师合法工作程序的一个部分,服务对象经过临床医师的转介直接接洽到作业治疗师,这样支持作业治疗师工作的合法性,在国内目前还是使用传统的方式,这有待于继续发展和革新,让作业治疗师更好地发挥专业技能和展示专业才能。

第一节

评定

作业治疗中的评定,是指在获取服务对象作业能力信息后,发现存在的问题并确定治疗目标从而制订治疗计划的过程,同时通过评定来发现服务对象的优点和挖掘服务对象的能力,这是作业治疗不同于其他医学专业的很重要的一点。评定的方法需要借助回顾病例、正规评定量表以及一些专项检查,也需要与服务对象接触,通过交谈、观察获取评定信息。随着作业治疗的发展和提高,作业治疗师对作业治疗中服务对象作业能力、有目的的活动、作业角色、作业动作的分析和评定逐渐加以重视,形成相对独立的作业治疗评定体系。它与临床评定、物理治疗等其他评定紧密相关,是康复评定中非常重要的组成部分之一。

一、评定的意义

(一)反映机体的综合功能和作业能力

机体功能的组合以作业的形式体现在日常活动、工作、娱乐和社会交往中。作业能力可以通过日常活动能力评定、就业能力评定、环境评定反映出来。日常活动可以最基本地、全面地、具体地反映上面提到的各种功能,通过观察其每天基本生活活动完成的情况,客观地评价个体的精细、协调、控制、平衡能力和认知功能。

(二)了解功能障得的严重程度对作业能力的影响

对服务对象在作业治疗前进行作业评定,可以了解其在哪些方面作业能力存在缺陷,以及功能障碍严重程度对作业能力的影响,获取服务对象在进行作业活动时,身心各方面受影响程度的指征。通过评定,分析残疾产生的原因、过程、结果及对服务对象带来的影响;熟悉各种评定方法的使用范围是否与服务对象残疾状态相适应。

(三)发现服务对象的优势

作业治疗的评定不仅仅是寻找服务对象的问题所在,更要发现服务对象的优势和长处,这是作业治疗不同于其他康复专业很重要的地方。作业治疗评估对于服务对象优势和长处的发现,从生活的角度来说甚至比发现问题和原因更为重要。

（四）为制订治疗计划提供客观依据

从医师和治疗师角度,对服务对象的评定、作业活动的分析、作业环境的评定所获取的信息和资料,是选择和制定合理而有效的治疗目标和治疗方法的基础,促使评定者制定出更为全面（综合）的治疗计划;发现服务对象哪些方面需要帮助,又有谁能提供帮助,可以早期发现问题。系统和全面的评定,有利于康复治疗团队内的相互交流,也为其他治疗计划的制订提供依据。

（五）动态观察功能障碍的发展变化和预后

通过动态作业评定,可以观察服务对象功能障碍的发展变化。及时发现作业治疗中存在的问题,帮助治疗师客观、全面地了解服务对象的功能状态,预测服务对象功能恢复的预后。

（六）解决服务对象的特殊需求,及时观察治疗效果和调整治疗方案

针对服务对象评定结果,解决服务对象的功能需求,采取不同的康复治疗方法。要求服务对象参与某些治疗性活动,并确保该活动带来的成功经验适时反馈给服务对象,使其对自身行动的效果有理性及感性的认知。通过这种活动循环,服务对象的个别或所有 3 个层次系统均有改善,达到治疗效果。一种治疗因子对服务对象功能障碍的改善是否有效,可以通过评定反映出来。阶段性作业评定有利于改善和调整治疗方案。

（七）增加服务对象对自身状况的了解和认识

从服务对象的角度考虑,定期的作业评定,可以及时把服务对象作业能力的改善反馈给服务对象,提高服务对象对自身能力状态的认识,增进对自身参与作业活动能力的了解。

（八）通过环境评定,了解服务对象的作业潜能,为治疗师提供帮助服务对象适应、改造环境及简化活动的依据

在进行作业评定时,必须考虑环境因素对服务对象作业能力的影响,它可能会成为服务对象今后作业能力提高的重要因素之一。

（九）促进学科发展和社会对功能障碍者的重视

从学科发展角度考虑,通过系统作业评定,可以获得大量信息与资料,帮助医务人员进行综合分析和研究。比较各种治疗的效果,摸索新的评定和治疗手段,寻找疾病和功能障碍发生、发展、控制的规律,从而推动康复医学的发展,完善作业评定与治疗体系。

二、评定的内容

作业评定包括治疗前评定、治疗期间定期复查和治疗后评定。作业评定是建立在临床和运动功能评定的基础上,与物理治疗中的评定相比,作业评定内容与物理治疗中的评定有所不同。一个完整的作业评定应包括作业技能的评定和作业能力的评定。

（一）作业技能评定

1. 感觉 包括温觉、痛觉、触觉、本体感觉、前庭感觉、视觉、听觉、嗅觉、触觉、感知觉(物体识别觉、图形符号识别等)。

2. 运动 运动能力是作业能力的基础,主要包括关节活动范围(关节主动活动和被动活动度数)、肌力(徒手肌力评定和等速肌力评定)、耐力(心电运动试验)、肌张力(Ashworth 评定)、协调控制能力(指鼻试验等)、神经反射(对称/非对称性紧张性颈反射、阳性支撑反射、联合反应等)、平衡(坐、站 3 级平衡)的评定。综合运动功能评定有Fugl-Meyer 评定、Brunstrom 功能分级、步行能力评定、手-指协调的 9 孔板试验等。

3. 高级脑功能评定 主要包括认知功能中的醒觉水平、定向力、集中注意力及注意广度、记忆力、识别能力、关联与归类、抽象思维、排列顺序、学习能力(泛化、整合、综合)、解决问题能力、时间安排的评定,知觉功能评定。

4. 心理社会活动技能评定 评定影响服务对象 ADL 和其他日常活动的心理因素。心理活动技能包括服务对象的情绪、情感、个性、价值观、人生观、自我观念、信仰及信念、追求、兴趣和爱好、自我控制和把握力、心理承受力、自我表现力等。社会活动技能包括交际和活动能力、为人处世、社会品行仪表和行为社会交往能力、相互协作能力、人际关系等。

（二）作业能力评定

包括日常生活活动（activities of daily living，ADL）能力评定、娱乐和兴趣性作业能力评定、生存质量评定、职业能力评定、就业前能力评定、环境评定。

第二节
作业治疗计划

作业治疗过程即为一个服务提供过程，同时也是基于逻辑顺序和临床推理进行的基本过程。常需要具备问题解决能力、理论基础、数据和结果导向、循证依据、动态评估及治疗和协作过程。治疗计划过程主要包括确定问题、制订治疗计划、实施计划、对所采用的计划效果进行评定、通过评定结果重新调整治疗计划。其中作业治疗计划的制订是作业治疗实施的核心部分。治疗计划是根据对每个服务对象的动作缺陷和特定情况进行评估后制订的。这对治疗师来讲有难度，但也是挑战。一个有效的治疗计划取决于治疗师是否认真地进行评定和病史采集，并仔细地分析和总结评估资料。治疗师、服务对象及有关人员应制订一个明确的、贯穿始终的治疗计划，确定合适的治疗目标。

治疗师在详细的评估后，可确定出大体上能达到的目标。根据残疾评估实验亦可预测出可能出现的继发性畸形及挛缩等，在此基础上制定一个包括预防对策在内的、为达到目标的治疗程序。这就是治疗计划的制订，其主要包括以下步骤：确定问题和治疗计划，选择治疗方法，实施治疗计划，再评定及启动治疗计划，修改治疗计划，出院计划等方面。

作业治疗师应作为顾问来管理治疗计划。要清晰地表达预期的进步、治疗的建议、治疗的监督、团队的意见和及时的医患反馈。治疗过程中，要和服务对象及其家属一起来确定问题，形成假设，做出治疗干预决定，有时还会加入更多的人和物参与讨论。

在治疗计划制订过程中，可以考察治疗师的能力和专业水平。计划本身有助于研究资料的获取，有利于证实作业治疗服务的目的和效果，使作业治疗体系不断发展和完善。除此之外，在治疗计划的实施过程中，为了更好地了解服务对象的进展情况，作业治疗师会在此期间做好治疗记录，通常采用治疗记录 soap 格式。

第三节
治疗记录

作业治疗记录也称作业治疗文书，是作业治疗师对服务对象作业治疗的发生、发展、转归，并进行评估、计划、治疗等作业治疗过程的记录，也是对采集到的资料加以归纳、整理、综合分析，是按规定的格式和要求书写的服务对象作业治疗档案，既是作业治疗临床实践工作的总结，又是探索作业治疗规律及处理医疗纠纷的法律依据，对于作业治疗的临床医疗、预防、教学、科研、管理等都有重要的作用。作业治疗记录一般有记录和报告两种，记录包括统计学记录和服务对象的记录，报告包括来自不同组员的关于服务对象的状况的、不同治疗信息的表达，还有已做的评估和治疗的结果。

一、主观资料

在治疗期间，作业治疗师应注意聆听任何和治疗效果、完成目标及治疗结果相关的信息，同时也应将所听到的任何不在医疗记录中但有可能和治疗效果及提高作业治疗质量有关的信息记录在进展记录主观资料中。记录的内容包括：①医疗史；②环境；③情绪或态度；④目标或功能性结果；⑤不寻常的情况或主诉；⑥对治疗的反应；⑦功能等级等。

二、客观资料

在此进展记录的信息是由再测量、测验及观察得到的必须以功能性动作或活动的术语来描述。内容包括：①评测及测验的结果；②服务对象功能的描述；③描述所提供的干预；④作业治疗师对服务对象的客观观察；⑤所提供治疗次数的记录。

客观资料的撰写应遵循以下具体原则：①重复在初始检查时所做的测验及评测，记录服务对象对治疗计划的反应；②记录结果使读者能很容易地和初始检查之前的检查报告或记录中的结果相比较；③描述服务对象功能表现的文字应通俗易懂，使读者能清楚知道其功能状况；④在描述所提供的干预时，要有足够详细的说明，使其他的治疗师可以重复相同的干预；⑤包含每个干预的目的及服务对象的反应，此信息将对找出最有效治疗步骤的研究有所帮助；⑥包括任何提供给服务对象的书面材料的复印件，曾提及的、提供给服务对象的任何器具。

三、分析的记录

评估是进展记录中最重要的一部分。大部分读者会先看到这部分的信息，因为这些信息可以让读者知道作业治疗是否对服务对象有帮助。这部分是作业治疗师在进展记录中的总结，并且评价相关资料及这些资料所代表的意义。进展分析记录主要记录服务对象对每个干预的反应。

四、进展计划

当服务对象的功能状态改变且达到目标时，只有作业治疗师可以修改或改变干预计划。在进展记录中，需包含以下项目的简短叙述：①为了使服务对象更接近治疗目标，以后的治疗会做什么；②下次的治疗何时开始；③在下次治疗前需预定或准备好哪些设备；④在整个治疗结束前还需要多少次治疗。

对于作业治疗师，需要遵循 OP、PEO、MOHO 等专业模式的原则进行作业治疗。

作业治疗过程是需要作业治疗思维策略，比如，在收集信息时需要发散性思考，更大范围地收集信息，认真仔细地解释评估结果，再选择相关的信息；在确定问题时需要集中思考，集中思考与作业活动和生活中的角色功能有关的作业治疗问题；在确认积极的方面又需要发散思考，思考服务对象的长处和有利的环境因素，需要最大范围的、最大程度的发散思考。在选择优先问题时需要集中思考，集中思考服务对象最大的困难是什么，最大优势是什么，服务对象急需解决的问题是什么，服务对象最关心什么，最容易实现的是什么等。

作业治疗服务的全部过程都必须以服务对象为中心，都应取得服务对象对评定、治疗的同意，需要获得收集信息的同意，并需要为服务对象提供信息的选择机会。整个过程需要准备好所有需要的设施、材料和环境。作业治疗师不是治愈的恢复专家，而是作为一种连结，帮助服务对象找回自己的能力，是帮助服务对象努力独立生活的推动者。无论服务对象生病后的能力有多微小，作业治疗师都应尽最大努力去推动服务对象的独立。

（刘沙鑫）

参考文献

[1] AOTA. Occupational therapy practice framework：domain & process, The America Journal of Occupational Therapy, 2014，68：S19, S21.

[2] BREEN-FRANKLIN A. The OTA'S Guide to Documentation：Writing SOAP Notes（4th Edition）. Occupational therapy in health care, 2018：321.

[3] FEHRENBACH MARGARET J. What are SOAP notes?. Journal（Indiana Dental Association），2005：841.

[4] LEMAY E. Book Review：Documentation manual for occupational therapy：Writing SOAP notes Gateley Crystal A. Canadian journal of occupational therapy. Revue canadienne d'ergotherapie, 2018.

[5] PEARCE P F, FERGUSON L A, GEORGE G S, et al. The essential SOAP note in an EHR age. Nurse Pract, 2016，41(2)：29-36.

[6] PODDER V, LEW V, GHASSEMZADEH S. SOAP Notes. In：StatPearls. Treasure Island（FL）：StatPearls Publishing, 2020.

[7] RADOMSKI M V, TROMBLY LATHAM C A. Occupational Therapy for Physical Dysfunction. 7th ed. Baltimore：Lippincott Williams & Wilkins, 2014.

[8] SLESZYNSKI S L, GLONEK T, KUCHERA W

A. Standardized medical record：a new outpatient osteopathic SOAP note form：validation of a standardized office form against physician's progress notes. The Journal of the American Osteopathic Association，1999：9910.

［9］王雪强，王茹，陈佩杰. SOAP 评估记录法在康复治疗教学中的应用. 中国组织工程研究，2015，05：805-809.

第十四章

公共健康促进

第一节
健康促进理论的历史起源及发展

一、健康促进理论的起源

健康促进概念在作业治疗学上的应用与作业治疗学在社区范畴实践的历史分不开。美国作业治疗师协会（AOTA）7 名创始人中的 George Edward Barton 和 Eleanor Clarke Slagle 便在 20 世纪早期发展社区为本的作业治疗实践项目，可见作业治疗学扎根于社区实践中。其最初工作的场景便是在家庭环境及公共社会环境下为精神障碍服务对象提供作业活动，以使健康得到好转。

随着科技的发展和社会环境的蜕变，第二次世界大战后，大量的生物医学范畴下的医疗相关服务不断增加，使得绝大多数的作业治疗师投身于医疗为本（medical driven）及机构为本（institution driven）的服务。在康复医学蓬勃发展的体系下，作业治疗师开始使用生物力学和神经发育学的方法，在机械论观念（mechanistic paradigm）的指导下，针对疾病及伤残后的服务对象进行功能提升性的治疗活动干预。然而，这偏离了作业治疗学专业最初的以活动为核心治疗媒介的价值观，作业治疗学者将这一段历史定义为作业治疗学上的第 2 次危机。20 世纪 70 年代，不断有作业治疗实践者及学者重新定义作业治疗学，也将治疗理念带领回到社区服务范畴。1972 年，美国作业治疗师协会特别小组（AOTA Task Force）正式定义作业治疗师的专业角色。其中之一就是定性为为健康促进及疾病预防的专业人士。

二、健康促进理论的发展

医疗系统标准化进程的推进带来了院内医疗费用的增加，进而增加了政府在医院医疗卫生方面的财政开支。健康相关机构和专业人士将兴趣和研究重心放在疾病预防中，以间接减少在医疗卫生系统中的开支。健康的范畴也在全球范围内扩大。1986 年，首届全球健康促进会议举行，并颁布渥太华健康促进宪章（Ottawa Charter for Health Promotion），将健康促进的概念放在所有医疗相关人士的面前，提出重新定位健康及相关服务，以预防疾病和促进健康。时至今日，健康促进被认为是作业治疗学下一个百年的实践中重要的转变观念（paradigm shift），成为实践者和学者热议的话题，也将成为国内作业治疗学发展的新领域。

第二节
健康促进理论的内涵及框架

一、健康行为

在作业治疗理论以外，其他专业领域关于干预行为，促进行为改变的理论也常被作业治疗师所使用，结合个人、社群及机构等不同的工作层面。健康行为理论大体可分为两个方面：行为解释理论（explanatory）及行为改变理论（change）。行为解释理论又称问题的理论，是揭示发现为什么健康问题存在，以确定改变的因素（比如，疾病的了解程度，对健康的态度、健康知识，以及保持健康的自我效能）；行为改变理论又称行动的理论，是实际指导治疗介入课程的策略。

二、公共卫生

公共卫生是社会共同努力使得个体得到健康的公共服务体系。与临床医学体系不同,公共卫生体系致力于通过评估检测健康问题,给予公众及专业人士健康相关的信息、发展及执行健康保护性法律及规范、实施评估基于人口的健康策略以促进健康、预防疾病,确保提供基本健康服务。公共卫生专业的发展源自18世纪对于感染性疾病的预防、隔离及治疗。19世纪初,公共卫生的重点转变为对于感染性疾病及精神障碍疾病的关注。而在20世纪,被定义为新公共卫生(new public health)则开始增加在健康教育、妇女与儿童健康及潜在的可被治疗而未被认识的损伤。

在国外,作业治疗师进入社区范畴工作已具有一定的规模,虽然以个体为本的治疗仍占绝大多数,社群为本的治疗亦开始发展。从公共卫生体系的视角考虑作业治疗实践在社区服务的作用,可以从健康状态(wellness)与健康促进项目之间的关系中窥得一二。

保持对政府报告及倡议的关注度有利于作业治疗师发现工作的平台及资源发展自身的服务模式,也有助于作业治疗师摆脱对局限于残障及病损的关注,转变思维成为多学科合作、社区健康教育、研究及预防项目中的一份子。虽然目前国内的作业治疗发展还有不足,然而作业治疗学整体观、以人为本的理念决定了或许在不远的未来,作业治疗师也许可以在多个层面的机构及组织中工作,为健康促进服务提供自身专业的支持。

三、生活质量

生活质量(quality of life)最早源于亚里士多德,他认为幸福是心灵的良性活动。WHO对生活质量的定义是:个体在他们生活的文化和价值体系以及他们的目标、期望、标准和关切的背景下对其他在生活中的地位的看法。它是一个广泛的概念,受个人身体健康、心理状态、个人信仰、社会关系及其与环境显著特征的关系的复杂影响。

与健康相关的生活质量(health-related quality of life)的概念支持作业治疗师和作业治疗助理用于确定人们在其生活环境中的健康和作业表现的评估和干预措施。参与有意义的作业活动与良好的生活质量有关。这一发现并不令人意外,因为作业活动参与可以加强甚至改变一个人的身份和赋能感。此外,这种有限的作业活动参与可能会限制个人参与其作业活动的潜力。当一个人遭受长期无法控制的障碍或被阻止选择及参与那些必要的提供生活中个体意义的作业活动,他(她)可能会遭受作业活动剥夺(occupational deprivation)。作业活动剥夺的影响包括孤独感,与自己和他人之间的情感距离,感知缺乏控制力和挫折感,这会明显降低生活质量。

第三节
健康促进的文化及社会因素

人类行为反映了文化、社会经济、生物和环境情况的复杂相互作用。在很多情况下,这种互动很难解开。然而,这些因素的影响对作业活动参与和作业活动治疗干预有重大影响。

一、从服务对象出发所做的考虑

随着时代的发展,作业活动治疗的服务对象越来越多的是社区,而不仅仅是个体或团体。作业治疗师可以协助改善社区的环境特征或提供以社区为重点的教育干预措施,以提高作业活动表现。在这些情况下,了解社区的文化和社会经济特征对制定干预措施和确保成功的结果很重要。

在检查其服务对象的生活和作业活动模式时,作业治疗师必须意识到生物、人格、文化和社会经济地位的相互作用。这种复杂的互动意味着仅仅学习有关文化的"事实"并不足以带来满足文化需求的服务。作业治疗师必须认识到文化和社会经济地位影响生活和行为的方式,以及个体特征和经历与文化相互作用的方式,以支持令人满意的作业活动成果。

二、从自身出发所做的考虑

作业治疗学是一门有自己独立价值观、理论体系和实践的学科。在传统西方作业治疗师的专业培养中，以英语作为专业术语及思维的基础。因此，作业治疗师通常需要脑海中进行语言及思维的转换，才能保持与所在国家及地区服务对象口语及文化认识上的一致。Creek 认为作业治疗师使用本地区的语言及方言其本身是重要的，因为语言不仅代表治疗师如何感受服务对象的人生历程、情绪及思维状态，也代表两者之间自然的关系。这样的关系是平等且可持续性的。相同的语言平台可以让双方互相明白，也让服务对象意识到治疗师是如何认识作业治疗的，从而逐渐构架出对作业治疗学及作业治疗师的印象。这是一切治疗性服务的开端及过程。因此，作业治疗师需更为敏感地感受到自身语言及在不同文化和社会经济背景下思维表达的效果：哪些专业词汇及思维在所处文化及社会经济背景下的表述时需加以适当的转换，哪些时刻需要增加新的词汇及解释进入专业思维帮助服务对象理解，哪些时刻需要简化专业词汇及思维以促进沟通的效率提升。这些对语言及文化的敏感性在社区服务的范畴显得尤为重要。

与医疗系统内提供作业治疗服务不同，社区服务并没有特定的场所及模式，意味着没有特定的框架约束，有不同的机会和空间去创造不同的健康促进项目，也意味着没有特定的行政机构组织资源，没有稳定的合作伙伴共同参与去完成一些恒定的目标。在不同的情境下，作业治疗师经常需要利用自身的能力，从文化和社会经济因素中找到可以与社区内的大多数人达到共鸣的相处之道，才能逐步建立合作伙伴关系，发现提供服务的切入点，找到支持资金及资源，筹备、计划和实施健康促进项目。作业治疗师需要更有效的治疗性的自我使用（therapeutic use of self），使得健康服务达到成效。

第四节
作业治疗视角下的健康促进

健康促进的过程与参与日常作业活动有着千丝万缕的联系。作业治疗学的重点在于能够使服务对象最大限度地参与对他（她）重要和有意义的生活活动，以促进整体健康和保持良好状态。作业治疗实践者可以帮助服务对象适应和组织他们日常作业活动，将自我照顾、家庭管理、社区参与、教育、工作和（或）休闲有关的活动，并将其纳入日常生活流程中，以预防和减少功能障碍，促进和发展健康生活方式，并促进适应和受伤、疾病或发展发育层面恢复的挑战。

慢性疾病，如癌症、糖尿病、肥胖症和关节炎最常见，是治疗费用高且可预防的健康问题。作业治疗服务可以特别有效地帮助个人更有效地管理慢性病，从而提高他们的生活质量和从事有意义的作业活动的能力，同时减少常规治疗干预的频率。随着医疗改革的实施以及支付和传递系统的调整，政府将重点放在以人为本的健康服务上，作业治疗可以在许多人群的健康促进中发挥关键作用。

作业治疗师需要了解服务对象个体的环境以及日常生活中需要完成的活动之间复杂而动态的相互作用，以及这些相互作用如何影响健康。例如，作业治疗师可以为儿童创造促进健康的游戏活动，以提高身体健康和社交技能；为工作人士制订预防职业伤害的预防计划；教育长者如何在家中独立生活、改良活动方式及管理药物，以防止跌倒；帮助服务对象认识到习惯和日常生活流程的重要性，以及如何促进并保持健康行为。这使得作业治疗师能够通过将个体的技能与活动需求相匹配，利用环境支持和最大限度减少障碍，为改变健康状况、习惯和日常生活流程等相关挑战提供解决方案，从而取得成功。通常，作业治疗在健康促进方面的服务人群可以有残疾人、照顾者、家庭、无家可归者、社区长者、临终者。根据不同社情及国情，作业治疗师提供的健康促进服务的方式和类型截然不同。

一、作业治疗参与健康促进的方式

作业治疗参与健康促进的方式可以包括如下几点。①日常生活：与癌症生存者一起，促进从癌症治疗中恢复，减轻药物不良反应对日常生活各功能的影响；②健康风险评估：如跌倒的可能性、低视力和（或）认知问题对日常工作安全的影响，以及家庭适应当前和潜在残疾的程度；③专项评估：评估儿童的粗大运动和精细运动，感官处理或适应性行为缺陷及发育迟缓等;④教育:教育所有年龄段和有能力的服务对象使用策略,将健康习惯纳入日常活动中;⑤确定限制服务对象参与健康活动的个人和环境障碍(例如心理健康问题、缺乏社区流动性),提出解决方案;⑥培训:在社交、看护、育儿、时间管理、药物管理、压力管理等领域提供技能培训。

二、作业治疗参与健康促进的类型

作业治疗参与健康促进的类型可以包括:①针对老年人的基于社区的摔倒预防计划;②工作场所的伤害预防和保健计划;③对使用计算机的工作场所进行符合人体工程学的评估,以减少重复性运动和肌肉骨骼疾病;④针对拘留及犯罪青少年的压力和愤怒管理计划;⑤为青少年、无家可归者或从药物依赖中康复的人举办培训班;⑥背包安全,防止重物受伤;⑦自我管理计划,使患有糖尿病、类风湿关节炎和心脏疾病等慢性疾病者能够通过适当的日常生活流程,促进健康并参与有意义的作业活动;⑧汽车改良计划,通过对汽车进行调整来满足驾驶者的需求(例如,颈部活动能力有限);⑨照顾者的教育,以防止照顾过程中产生损伤及精神倦怠等。

(施晓畅)

参考文献

[1] AOTA. Report of the Task Force on Societal Issues [J. A. Johnson, Chairman]. American Journal of Occupational Therapy, 1972, 26(7): 332-359.

[2] AOTA. Occupational Therapy in the Promotion of Health and the Prevention of Disease and Disability. American Journal of Occupational Therapy, 2001, 55: 656-660.

[3] AOTA. Occupational therapy practice framework: Domain and processes. American Journal of Occupational Therapy, 2002, 56: 609-39.

[4] AOTA. Fact sheet: The Role of Occupational Therapy With Health Promotion. Retrieved from: www. aota. org/.../Facts/FactSheet _ HealthPromotion. pdf

[5] BAUM C M, LAW M. Occupational therapy practice: Focusing on occupational performance. American Journal of Occupational Therapy, 1997, 51: 277-287.

[6] CREEK J. The language of professional reasoning. In CREEK J, MARILYN B C. Global Perspectives in Professional Reasoning. NJ: SLACK Incorporated, 2016: 7-23.

[7] DICLEMENTE C C, PROCHASKA, J O, FAIRHURST S K, et al. The process of smoking cessation: An analysis of precontemplation, contemplation, and preparation stages of change. Journal of Consulting and Clinical Psychology, 1991, 59: 295-304.

[8] FINN G L. The occupational therapist in prevention programs. American Journal of Occupational Therapy, 1972, 26: 59-66.

[9] FU H, YE X B. CHEN P. 现代公共卫生的内涵及应对突发事件的策略. 中国卫生资源, 2003, 6(5): 196-198.

[10] GREEN L W, KREUTER M W. Health promotion planning: An educational and environmental approach (2d ed.). Mountainview, CA: Mayfield, 1991.

[11] GREEN L W, KREUTER M W, DEEDS S G, et al. Health education planning: A diagnostic approach. Palo Alto, CA: Mayfield, 1980.

[12] GRIFFIN-BLAKE C S, DEJOY D M. Evaluation of social-cognitive versus stage-matched, self-help physical activity interventions at the workplace. American Journal of Health Promotion, 2006, 20(3): 200-209.

[13] KIELHOFNER G. A model of human occupation: Theory and application (3rd ed.). Baltimore: Lippincott Williams & Wilkins, 2002.

[14] KLEINMAN A M, EISENBERG L, GOOD B. Culture, illness, and care. Annals of Internal Medicine, 1978, 88: 251-258.

[15] LASKER R D, the Committee on Medicine and Public Health. Medicine & public health: The power of collaboration. New York: The New York Academy of Medicine, 1997.

［16］LEMORIE L, PAUL S. Professional Expertise of Community-Based Occupational Therapists. Occupational Therapy in Health Care, 2001, 13(3/4): 33-50.

［17］LEMYRE L, ORPANA H. Integrating population health into social ecology. Canadian Family Physician, 2002: 1349-1351.

［18］National Cancer Institute. Theory at a glance（2d ed.）. Bethesda, MD: National Institutes of Health. Retrieved March 30, 2018, from https://cancercontrol. cancer. gov/brp/research/theories_project/theory. pdf.

［19］PIZZI M A, RICHARDS L G. Guest Editorial—Promoting health, well-being, and quality of life in occupational therapy: A commitment to a paradigm shift for the next 100 years. American Journal of Occupational Therapy, 2017.

［20］PROCHASKA J O, DICLEMENTE C C. Transtheoretical therapy: Toward a more integrative model of change. Psychotherapy: Theory, Research and Practice, 1982, 19(3): 276-288.

［21］PROCHASKA J O, DICLEMENTE C C. Stages and processes of self-change of smoking: Toward an integrative model of change. Journal of Counseling and Clinical Psychology, 1983, 51(3): 390-395.

［22］PROCHASKA J O, DICLEMENTE C C. Stages of change in the modification of behavior problems. Progress in behavior modification. Sycamore, IL: Sycamore Press, 1992: 184-214.

［23］PROCHASKA J O, NORCROSS J C, DICLEMENTE C C. Changing for good: A revolutionary six-stage program for overcoming bad habits and moving your life positively forward. New York: HarperCollins, 1994.

［24］REILLY M. Occupational therapy can be one of the great ideas of 20th century medicine. American Journal of Occupational Therapy, 1962, 16: 1-9.

［25］REITZ S M. A historical review of occupational therapy's role in preventive health and wellness. American Journal of Occupational Therapy, 1992, 46: 50-55.

［26］ROGERS E M. Diffusion of innovations（5th ed.）. New York: Free Press, 2003.

［27］SALLIS J F, OWEN N. Ecological models of health behavior. Health behavior and health education: Theory, research and practice. San Francisco: Jossey-Bass, 2002.

［28］SCAFFA M E. Community-based practice: occupation in context. Occupational therapy in community-based practice settings. Philadelphia, PA: F. A. Davis Co. , 2001: 3-18.

［29］SCAFFA M E. Occupational Therapy in the Promotion of Health and Wellness. F. A. Davis Company, 2009.

［30］SOUTHAM M. Psychosocial aspects of chronic pain. Psychosocial occupational therapy. Clifton Park, NY: Thomson, 2005: 423-445.

［31］STOKOLS D. Establishing and maintaining health environments: Toward a social ecology of health promotion. American Psychologist, 1992, 47(1): 6-22.

［32］WILCOCK A A. Occupational therapy practice: Section Ⅱ Population interventions focused on health for all. Willard & Spackman's occupational therapy (10th ed). Philadelphia: Lippincott, Williams & Wilkins, 2003: 30-45.

［33］WHO. The Ottawa charter for health promotion. Health Promotion, 1986, 1: iii-v.

第十五章

重建生活为本的作业治疗理念

第一节
发展背景

一、"重建生活为本"理念的起源

中国康复医学发展早期,作业治疗被定位为一种疗法,与其他医疗及康复疗法配合,主要利用简单的作业活动来促进服务对象的功能恢复。近年来,随着国内康复医学的迅猛发展,作业治疗专业也有了长足的进步。如今,全国各地略有规模的医院康复科都有提供作业治疗服务,无论在治疗师人数、专业普及程度,还是服务质量上都比 20 世纪末的情况大有改观。

纵使如此,作业治疗服务仍存在服务范围比较狭窄、只侧重上肢功能训练、治疗方式比较单调、整体疗效不太显著的情况。作业治疗效果仍有待改善,服务的理念和内涵还有待拓展和提升。

2015 年,香港职业治疗学院梁国辉教授提出"重建生活为本作业治疗模式",总结了可在内地成功实践的康复及作业治疗理念及运作模式。自此,"重建生活为本作业治疗"理念的命名正式诞生。

二、"重建生活为本"理念的特点

"重建生活为本作业治疗"是一套作业治疗理念,也是一种指向重建服务对象生活能力为目标的运作模式,是一种处于高层次的、方向性的整体康复理念。该理念含多维内容,是在促进身体基本功能、认知及言语功能的基础上,增加更贴近生活的训练方法,把基本功能转化成生活能力,以建立能维持身心健康的生活方式。

该理念是基于"生物-心理-社会"现代医学模式的原始精神,与作业治疗基础理论中的"人-环境-作业模型"(person-environment-occupation model,PEO)完全一致,亦与人类作业模型(model of human occupation,MOHO)的系统构成部分吻合,是一套符合内地本土化的作业治疗普适性理论。

重建生活为本作业治疗运作模式及内涵可以在服务使命方面总结为:"引导服务对象发掘自身长线、隐性、真实的需求;按照科学的预定路径;利用生活化的训练活动及场景;提升生活能力及生活意志;调节人际及生活环境;重建成功、幸福、愉快及有意义的生活方式,以维持身体及精神健康。"

使命中的六句话,概括了重建生活为本作业治疗模式的步骤、内涵及理论基础,也概括了服务的短期、中期、长期服务目标。彰显以行动为出发点,以达到重建成功、幸福、愉快及有意义的生活方式,以维持身体健康及精神健康的最终目标。

第二节
主要理论

一、三元合一重建生活理论

三元合一重建生活理论是重建生活为本作业治疗理念中最重要内容之一。理论是基于 Gary Kielhofner 人类作业模型(MOHO)(具体内容请参阅第十章第二节)中的意志系统、习惯系统及表现系统并加以修正、扩展及应用,特别是细化了 3 个系统的重建步骤,提供重建路线图。该理论指出在重建生活过程中,重建生活能力、重建生活意志及重建生活方式同样重要,是相辅相成的,要同步进行。

重建生活能力、重建生活意志及重建生活方式都有一定的次序,形成清晰的路线图,图15-1总结了重建的路线图,是要评估好服务对象所处的重建阶段,配以合适的治疗与训练。

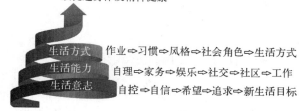

图 15-1　三元合一生活重建生活路线图

三元合一理念也可应用于治疗活动的设计,治疗师应选择接近服务对象发病前的习惯活动或病愈后要参与的活动做为治疗活动。亦要再加入训练能力及意志的元素,同时促进生活能力及生活意志的重建。

二、重建生活能力

作业治疗以服务对象的作业表现为主要关注,以作业能力为治疗目标。"能力"一词有广泛的含义,这词时常会跟其他词汇如功能、表现、技能、技巧交叉应用,引起混淆。因此,作业治疗师要对人的能力概念有深入和科学的了解。

(一)能力阶梯理论

重建生活为本作业治疗理念提出能力阶梯理论(图15-2),把各层次能力由最基础的器官结构排列到最高的生活方式。两者中间由下而上包含:生理功能、器官功能、动作技能、作业技能、生活能力及生活角色。上层功能需要下层功能的支持但不受其限制。下面几层功能生物性较强,中间几层较受个体因素影响,上面几层较受社会因素影响。

由图15-2可以看出,下层功能支撑上层技能,上层能力要综合应用下层技能,加上学习特定方法,在特定场所应用,以满足生活、环境及社会要

求。作业治疗师可应用不同的作业治疗手段,针对每一能力层次进行训练及促进。

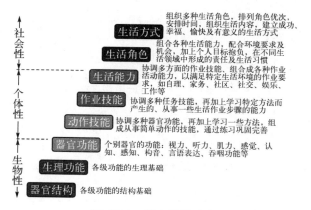

图 15-2　能力阶梯理论

(二)重建生活六部曲

重建健康愉快的生活是一个过程,是涉及身体、情绪、思想、行为及环境因素互动的过程。对因病引起长期症状或长期功能障碍者来说,这可以是一个漫长的过程,甚至是永远都达不到目标的过程。有些人意志力及抗逆能力较强,可以靠自身力量适应症状及功能障碍,但大部分服务对象需要专业的协助,功能障碍越严重对专业协助的需求就越大,才能更快、更顺利地重建生活。

重建生活为本理念用"重建健康幸福生活六部曲"来描述重建生活的6个阶段(图15-3):①服务对象首先要配合康复人员的指导,积极参与各种促进基本身体功能恢复的治疗活动;②尽量利用受限的功能,最大程度独立自理及完成力所能及的生活作业;③在生活不同领域中学习适应性或代偿性生活技巧;④在不能完全恢复的情况下,调节个人生活目标及别人对自己的期望,建立新的社会角色;⑤根据个人喜好及客观条件,编排活动优次,形成新的生活方式;⑥最终逐渐安排、充足、合适的生活内容,重建成功、愉快、幸福及有意义的生活方式,以维持身体及心理健康。

能力阶梯及六部曲为治疗师及服务对象提供了一个比较清晰的"重建生活路线图"及一个笼统的"重建生活时间表"。治疗师根据服务对象的进展及环境情况,协助服务对象按部就班,逐渐重建新的愉快生活方式。

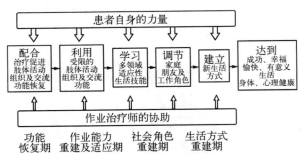

图 15-3　重建生活六部曲

三、重建生活意志

意志是一种心理状况。在重建生活为本理念中，意志是三元合一理念的一部分，被理解为一种心理动力。生活意志是生活能力及生活方式重建的动力，为重建过程提供能量。意志的应用有两个层面，一是作业层面，即推动参与作业活动的意志力；二是生活方式层面，指推动追求安排美好生活的意志力。在重建服务对象生活能力的同时，要同步重建服务对象的意志，以产生行动及训练的动力。

重建生活意志有可依的顺序，先是重建自我掌控感，继而是自信心、希望、追求，以至建立新的生活目标。每个阶段都会产生不同的动力，以推动作业行为及重建生活。

在重建生活为本作业治疗理念中，作业治疗师可用 2 种方式促进意志的建立及强化：第一，是利用重建生活为本访谈；第二，是利用个人或小组作业活动。如图 15-4 所示为人生意义、意志与作业循环的关系。

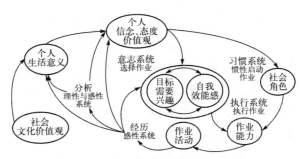

图 15-4　人生意义、意志与作业循环的关系

四、重建生活方式

在重建生活为本作业治疗理念中，重建生活方

式也有一定的顺序。个人要把重新掌握的作业活动重复练习，形成习惯。可按个人性格爱好建立作业风格，再根据能力、环境要求及机会，重新担当原来的或建立新的社会角色，继而组织多种生活角色、排列角色优次、安排时间、组织生活内容，建立新的生活方式。

第三节
临床应用和实践

一、作业治疗训练形式与手段

作业治疗之所以是一个独立的专业，是因为它有一套独特的关注范围、独特的服务目标及独特的治疗手段。作业治疗以服务对象的作业表现为主要关注，以作业能力为主要治疗目标，以及以作业活动为主要治疗手段。

在康复早期，作业治疗师利用作业活动促进服务对象的功能恢复及独立自理。在服务对象重建生活的中期和后期，为康复团队提供更贴近服务对象生活的观点与角度，制定长期目标，在医院、小区及服务对象家居提供康复团队其他成员不能提供的生活化训练手段，形成作业治疗师在康复团队中独特的角色与贡献。

作业治疗文献用不同方式陈述作业治疗的介入手段。在重建生活为本作业治疗理念中，作业治疗的手段可分为三大核心种类（图 15-5），包括作业活动、重建生活为本访谈及环境调适，而作业活动更是核心中的核心。3 类治疗可单独考虑与提供，亦可协调互动，产生更大的疗效。

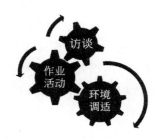

图 15-5　作业治疗三大核心种类

重建生活为本康复强调在患者康复不同阶段，

采用不同的训练形式及方法,促进服务对象能力的恢复及重建。

(一)作业活动

作业活动指日常生活的活动,例如自理、做饭、照顾家人起居饮食、安排家庭旅行、上街购物、上班工作、参加朋友聚会等。这些活动须在某特定环境、应用由系列作业技能组成的生活能力而完成。

在重建生活为本作业理念中,促进生活意志是治疗师首要的任务。作业活动形式训练可产生强烈提升意志的效果。生活意志主要是透过成功的经历培养出来,当成功学会掌握比较重要的日常作业活动时,人所产生的信心、意志及成功感会特别强烈。培养生活意志也是要跟着重建生活意志路线图,先促进服务对象对自己生活的掌控感,继而培养信心、希望,再推动追求更美好的生活,最终制定新的生活目标。这些重建步骤都是要透过作业活动而完成的。

活动前访谈对保障活动疗效极为重要,治疗师通过访谈让服务对象明白训练目标,选择训练活动,调动动机,加强服务对象参与训练的积极性。

(二)重建生活为本访谈

访谈(interview)是一种有目的性的谈话方式,由一人主问以收集特定的资料,另一人主答以提供问题相关的数据。广泛不同的专业都视访谈为重要专业手段,如医疗、新闻、娱乐、法律、保安等都利用访谈以达专业的目标。不同专业的访谈着重收集不同内容,以满足该专业的需要,当中会运用很多共通的访谈技巧,也有专业特定的理念与手法。

(三)环境调适

在所有主要作业治疗理论中,包括 PEO、MO-HO、河川理论等,"环境"都在作业治疗的关注范围内,是作业治疗的目标,亦是作业治疗的手段。在重建生活为本作业治疗理念中,环境调适更是作业治疗的三大核心手段之一。与作业活动及访谈相辅相成,促进疗效。治疗师亦会设计合适的治疗环境,充分利用各种环境因素,加强疗效,达到治疗目的。另一方面通过调适服务对象在医院及回家后的生活环境,以促进安全、成功、有效的生活。

(四)核心治疗手段互动关系

上文描述了作业治疗的介入手段:作业活动、重建生活为本访谈及环境调适。在应用时,三类手段可单独考虑及提供,亦可协调互动,产生更大的疗效。但无论如何作业活动是核心中的核心,是产生强大疗效的主要因素。

下面尝试以中国古代的"君、臣、佐、使"理念,解释一下各种作业治疗手段之间的关系(图 15-6)。

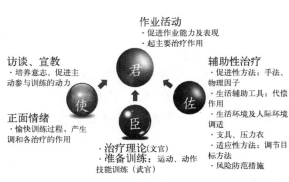

图 15-6　作业治疗的"君、臣、佐、使"关系

在重建生活能力及重建生活意志过程中,针对某个训练目标,治疗师利用多种训练手段,协助服务对象提升能力与意志,以达到训练目标。作业治疗也可借用"君、臣、佐、使"的理念理解各种治疗手段的作用。

1. **君**　代表作业活动,在作业治疗计划中起主要训练(疗效)作用,用来促进作业能力、表现及意志。

2. **臣**　有文官及武官两种。文官代表治疗相关的理论,武官代表辅助性训练,包括动作技能训练和运动形式训练。目的是促进基本功能的恢复及为学习作业技能及生活能力做准备。

3. **佐**　代表一系列的辅助性手段、方法及措施,包括:促进性方法(如手法、物理因子治疗),起代偿作用的生活辅助工具,生活环境及人际环境调适,支具、压力衣,适应性方法,各种风险防范措施等。

4. **使**　代表促进其他作业治疗手段的方法,起穿针引线、融会贯通的作用,包括:起促进作用的访谈与宣教,以及产生正面情绪的愉快训练过程。

在一个治疗计划中,最主要针对训练目标的手段是作业活动,是治疗计划中"君"的部分,是重中之重,必须要有的。"臣"当中的文官,即治疗相关理论,包括普适性的作业治疗理论及疾病相关的治疗理论也是必不可少的;"臣"当中武官,即动作技能及运动方式训练,要视治疗阶段决定是否需要这些训练,一般在康复早期、中期可以加入这些训练,但在康复中期、后期就无须考虑。"佐"部分也可按需要考虑。而"使"的部分是治疗计划中必需的内容。

二、作业治疗训练计划

(一)治疗特色

重建生活为本作业治疗计划的特色是要体现重建生活为本康复信念、愿景、使命、核心价值及宣言,融会贯通及应用重建生活为本康复五大主要理论及策略:①按能力阶梯理论适时采用从下而上及从上至下的治疗策略;②按重建生活六部曲理论设计时间化治疗计划;③按三元合一生活重建理论设计科学化、个性化三元并重治疗计划;④能融合、协调及应用重建生活为本访谈、作业活动及环境调适;⑤把疗效各要素融入组织、策划、执行各个作业治疗项目。

此外,要顾及服务对象整体的身心需要,关注服务对象多领域的作业表现:家庭、娱乐、社交与工作,考虑服务对象的特定生活及人际环境,采纳人与环境系统互动方式,平衡短期、中期、长期;以及家庭、娱乐、社交与工作,角色需要,设计时间性、个人化治疗/训练目标,按照神经发育及重建生活路线图等预定路径,利用多元化治疗及训练方法,恰当施用作业活动、访谈及环境调适等训练项目,以达到重建成功、幸福、愉快及有意义生活方式的治疗目的。

(二)生活化训练目标

作业治疗之所以是一个独立的专业,是因为有独特的关注范围、服务目标及治疗手段。作业治疗是以(服务用户的)作业表现为主要关注,以作业能力为治疗目标,以作业活动为治疗手段。这就是作业治疗的本位。

要体现作业治疗的本位,治疗师制定服务目标时必须把目标定位于人的作业能力,即生活能力,也可理解为人在不同生活领域中相应健康状况、个人期望及环境条件,扮演各种生活角色的能力。因此,作业治疗师在与服务对象讨论治疗的长远目标时,要协助服务对象明白接受预后的功能情况,根据服务对象的期望及条件,描绘最佳可能的生活方式,以此作为康复的长期目标。有了长期目标,再制定短期及中期目标,逐步达到最佳长期目标。

重建生活为本作业治疗使命的第一条是"引导服务对象发掘自身长线、隐性、真实的需求"。服务对象即使是面对长期功能障碍,维持幸福、愉快生活的本能的欲望仍然存在,这些本能欲望可能因受到症状和病后失败的经历打击而受到压抑,但可通过引导及成功的经历重新点燃。作业治疗师可通过认真的访谈,协助服务对象重新追求幸福、愉快的生活,根据服务对象的期望及条件制定康复长期目标。

长期康复目标一般要比较乐观,但也要实际,是可经过服务对象家属及治疗师努力,有机会达到的。长期康复目标可产生能量,促进制定短期目标,选择训练活动,推动服务对象努力参与训练。

制定长期目标后,治疗师要与服务对象共同制定短期目标及选择训练活动。短期目标也须是生活化的,可针对作业技能,也可针对生活能力或意志。针对作业技能的目标比较简单,在康复早期可多制定几项,希望1~2周完成。短期目标也可针对生活能力,即完成一项完整作业的能力。这些目标不能太多,可兼顾数个领域,每个领域可定一两个目标,一般希望1~3周完成。针对个别目标,可选几项训练活动。有时,一项训练活动可满足多个治疗目标的要求。治疗师可灵活地选择训练活动,增加训练的效率。

(三)阶段性治疗计划

重建生活为本作业治疗强调为服务对象提供阶段性的治疗计划。可根据服务对象住院阶段,包括入院初期、住院中期、出院前准备期和出院后跟进期提供有不同侧重的治疗计划。住院初期及中期可多着重独立自理、功能恢复及作业技能。住院中、后期则着重各个生活领域生活能力及意志的重建。出院前准备期要为服务对象排除家中环境及人际障碍,促使服务对象能在家中利用好已经能够掌握的能力,安全独立地在家中及小区生活。出院后跟进期要确保服务对象利用好自己的能力,在家中尽可能独立生活,并要重建社会角色和愉快、有意义的生活方式。

当服务对象入院时已经接受过一段时间的康复训练,治疗师可考虑服务对象的复原阶段,设计时间性治疗计划。以脑卒中康复为例,复原阶段可分为:神经性恢复期,主要促进大脑功能自然恢复;功能性恢复期,着重主动锻炼,以重塑大脑功能;生活能力适应期,着重学习原来或新的生活方法,重建更复杂的大脑神经网络;家庭角色重建期,着重认定新的家庭角色,利用剩余能力尽量贡献家庭;社会角色重建期,着重重建工作及公民角色及相应能力。

如把阶段性治疗计划套入能力阶梯理论,在发病后住院的早期及中期,或神经性或功能性恢复期,采取的是由下而上的治疗策略。先横向地评估各个功能领域中有哪些功能受损,然后按治疗原理及恢复的顺序,逐一训练,务求最大限度地恢复所有基本功能,再向上把功能组成技能及生活能力。治疗计划普适性较强,相同阶段服务对象的训练大致相同。

但在康复的后期,功能恢复可能已经渐渐进入平台期或服务对象因种种原因要短期内出院,便要采取由上而下的训练策略。再次检视原来制订的长远计划,可通过访谈进行修订,使计划更为具体、更加实际。再考虑服务对象仍缺什么能力、环境有何障碍,然后做针对性的训练及干预。此时,应多考虑适应性的作业方法,学习使用辅助工具,甚至家居及人际环境调适。同时要特别留意服务对象回归家庭的信心和意志,然后做全面的出院前训练计划。从上而下策略只针对服务对象的出院生活目标,找出服务对象欠缺的能力并加以训练及补充,在每一重要生活领域,相对该领域的目标,做纵向评估及针对性的训练。不同服务对象所需的出院前准备差异较大,治疗计划相对比较个性化。

(四)多元化训练项目

重建生活为本作业治疗使命强调作业治疗的主要手段是"利用生活化的训练活动及场景,提升生活能力及生活意志,调节人际及生活环境"。要体现重建生活为本作业治疗服务,治疗师须有能力提供多元化、生活化及系统化的作业治疗训练项目。

作业治疗手段繁多,有主有次,各有特定作用。针对神经康复,总结了重建生活为本作业治疗9类共36项治疗及训练,包括访谈及宣教、体位及张力控制、自理训练、任务/游戏形式训练、情境仿真训练、作业活动训练、认知训练、小区生活技巧训练、离院前准备及家居安置。要开展重建生活为本作业治疗,要培训治疗师具体提供作业治疗36个项目的能力,安排相关场地及设备,为耗材预留经费,也要制定相关政策支持在院内、院外各种场景进行训练。

(五)结论

重建生活为本作业治疗理念及运作模式是按国际主流作业治疗理论、结合中国内地具体情况而发展出来的一套完整理念。理念强调作业治疗要回归专业的本位,以此作为内地作业治疗专业发展的蓝本。理念由信念、愿景、目标、使命、宣言及文化价值观组成;也发展了几个主要理论,包括能力阶梯、重建生活六步曲、三元合一路线图及作业意志机制。在运作方面重视以作业活动、重建生活为本访谈及环境调适作为主要服务手段。最终把理念、理论及手段结合为治疗计划:以能力阶梯理论指导制定生活化训练目标及疗效评估,以六步曲及三元合一生活重建路线图指导制订阶段化治疗计划,利用作业治疗君臣佐使理念指导治疗训练活动的选择与分配。最终目标是在最短时间内引导服务对象重建成功、幸福、愉快及有意义的生活方式。

(梁国辉)

参考文献

[1] DIENER E, SELIGMAN M E P. Beyond Money: Progress on an Economy of Well-Being. Perspect Psychol Sci, 2018, 13(2): 171-175.

[2] MAO Y, ROBERTS S, PAGLIARO S, et al. Optimal Experience and Optimal Identity: A Multinational Study of the Associations Between Flow and Social Identity. Front Psychol, 2016, 7: 67.

[3] PARK J, GROSS D P, RAYANI F, et al. Model

of Human Occupation as a framework for implementation of Motivational Interviewing in occupational rehabilitation. Work, 2019, 62（4）：629-641.

［4］RICE W R. Motivation：the most basic process in TQM/CQI. J Healthc Qual, 1993, 15(3)：38-42.

［5］SELIGMAN M E, PARKS A C, STEEN T. A balanced psychology and a full life. Philos Trans R Soc Lond B Biol Sci, 2004, 359（1449）：1379-1381.

［6］SUMROW A. Motivation：a new look at an age-old topic. Radiol Manage, 2003, 25(5)：44-47.

［7］李建军. 中国康复医学发展的回顾与展望. 中国康复理论与实践, 2011, 01：1-4.

［8］李建军. 中国康复医学发展的现状与战略. 中国康复研究中心. 第三届中日康复医学学术研讨会暨中国康复专业人才培养项目成果报告会论文集. 中国康复研究中心, 2006：5.

［9］励建安. 中国康复医学发展的机遇与挑战. 实用医院临床杂志, 2010, 01：1-3.

［10］梁国辉, 戴玲. 作业治疗对生活质量的影响. 中国康复医学杂志, 1999, 14(5)：230-231.

［11］梁国辉. 职业康复与生活重整. 中国康复医学会运动疗法专业委员会. 中国康复医学会全国运动疗法学术会议暨心脑血管病康复研讨班论文汇编, 2000.

［12］梁国辉. 生活重整治疗小组（下篇）. 中华OT电子季刊, 2013, 6：2-10.

［13］梁国辉. 生活重整治疗小组（上篇）. 中华OT电子季刊, 2013, 2：2-30.

［14］吴毅, 岳寿伟, 窦豆. 中国康复医学科学研究的发展历程. 中国康复医学杂志, 2019, 09：1009-1013.

［15］燕铁斌, 敖丽娟. 中国康复医学教育体系的构建与发展历程. 中国康复医学杂志, 2019, 08：881-884.

［16］赵利, 刘凤斌, 梁国辉, 等. 中华生存质量量表的理论结构模型研制探讨. 中国临床康复, 2004, 16：3132-3134.

［17］卓大宏. 康复医学发展的中国梦. 中国康复研究中心. 第八届北京国际康复论坛论文集（上册）. 中国康复研究中心, 2013：4.

第十六章

作业科学的发展

第一节

作业科学的起源及发展

作业科学的历史并不是很长,最早可以追溯到20世纪,那时健康行业的从业者们受当时实用主义者、精神卫生领域及社会活动的影响而得出一个观点,他们认识到每日的活动对于个体的健康和幸福都是至关重要的,其中有两位先驱提供了一些意义深远的观点。Harold Bell Wright 在 1915 年提出:有作业的生活才是真正的生活;Dunton 在 1919年提出的观点认为,作业在生活中就像食物和水一样重要,每一个个体都应拥有生理和心理的作业活动,病态的思想、病态的身体、病态的灵魂都可以通过有意义的活动,也就是作业来达到治愈的目的。

在 20 世纪早期,那些发现作业治疗专业性的专家们认为:作业是治疗性实践活动的核心,学习研究作业这一现象的本质对于此专业的推进具有非常大的必要性。国际作业治疗各组织设定的社团目标就是将作业提升为一种治疗的措施,研究作业治疗在人体的疗效,传播此学科的科学知识。于是在 20 世纪末,作业治疗专业建立了,同时它的理论知识在实践中被再次验证证实。在实践过程中,从业人员及专家学者们也认识到来自实践的知识或经验信息会面临过度机械和简化的问题。

1967 年,Elizabeth Yerxa 博士倡议需要将作业治疗的知识理论做一个更加深入的批判性分析,于是这些实践知识就得到进一步的研究发展,然而得出的理论知识和之前那些先驱们提出的作业的核心概念,既有非常大的联系,但又不尽相同。于是 Yerxa 博士 1989 年在南加州大学的作业治疗学系内设立世界上第一个和作业科学相关的部门及学科项目,旨在可以在其专业的科学性及研究性方面为作业治疗提供可靠的理论依据及临床实践参考信息。

随后,学者和教授们、社会服务领域的咨询和执行者们及作业治疗师们希望能进一步建立作业科学的模式项目,于是在 1998 年 Yerxa 博士在南加州大学的系里正式设立关于研究作业科学的科学博士项目。此学科的设立正式标志了作业科学学科的建立。自此以后,关于作业科学的研究在全球范围内开展起来,每个国家都有其特定的作业科学产生的历史进程。全世界各地的专家学者们集大成之力,大量关于作业科学的研究项目为此学科的繁荣发展奠定了坚实的基础。

21 世纪初,作业科学杂志(*Journal of Occupational Science*)正式创刊出版,它是由南澳大学、南加州大学及奥克兰理工学院联合出版的,编辑委员会的成员都是由享誉国际的人类学家、时间管理学家、作业治疗师及社区健康专家组成。这份国际杂志的创刊是为刊登正在崛起的作业科学的相关研究成果而设立的,它为那些在作业科学领域有独特经历、关注内涵及将人类看作是一个有作业意义的个体的研究观点及研究成果发声。杂志中涉及的内容包含全世界范围内与作业科学相关的 20 个学术项目。

作业科学目前已经发展为与人类学、社会学、心理学、神经科学、生理学、预防医学、生物工程、康复科学、老年医学及公共医学建立多学科动态联系的学科。这其中的每一个学科都为我们提供了一个独特的视角来研究理解那些潜在的、特殊的能够塑造人类作业的力量,这些研究最终可以影响人类的整体健康及幸福生活。

作业科学的定义特征及方法学

作业科学是将人类作为一个有作业意义的个体进行研究的学科。研究的内容包括探索作业与人体发育学的关系，以及在整个生命体系的不同人生阶段中作业影响人类的方式。它关注人们是怎样组织日常作业，以及这些作业在个人、社会文化方面赋予的意义；这些具有个人及社会功能意义的作业与人所处场景的关系；人们如何体验、经历他们所做的事并从中获得乐趣。

作业治疗学的主要目的是通过运用功能化的活动来达到健康促进与幸福生活的目的。而作业科学研究的是这些活动的本质、功能及意义。作业科学是一个独立的学科。研究人类作业的意义，目的是理解作业及个人、社区及国家的健康的相互影响。

鉴于作业的多维度本质，多元定量分析-因果建模分析的方法会是一个适用于作业科学中的大量研究议题的研究方法。同时，由于作业科学必须关注特定的场景（如社会环境、文化环境及时间环境）中存在影响选择和制定作业活动的符号及抽象系统等，那些能够发现动机、主动倾向及选择缘由的实验方法会特别的实用。作业治疗师可以针对活动的执行者（即服务对象），参与作业活动的相关现象学的经验同样可以加以描述分析。这些方法在目前作业科学领域都是比较盛行的。

作业科学与其他学科的关系

作业科学是否已能构成一个独立的学科是需要确定的问题。事实上，作业科学本身是带有跨学科性质的，也可以说它是一门交叉学科。因为当个体参与有意义的作业活动时，涉及身体、心理、社会等多方面的参与，来自其他学科比如生物学、人体

发育学、社会心理学、人类学等的学科都可以参与到关于作业的研究、理解中，如果要获得对作业完整的理解，可能需要具备上述学科知识的基础。但是，目前学者们更倾向于认为，作业科学已构成属于自己领域的明确理论体系，有独特的学科及研究侧重点。

虽然作业科学这一门学科有着学术边界或学术领域不明确的问题，但是几乎所有正在发展的社会科学都会面临这个问题，不仅是作业科学这一门学科。作业治疗学的内容及意义是基于作业治疗的实践，它关注通过作业参与得以调整躯体障碍人士的功能表现；作业科学也因其所特殊关注的内容及重要意义而具有特殊性，它意图用理论解释所有围绕着人类发生的所有作业的现象。为达成这一目标，需要将生理学、生物学、心理学、社会文化、象征性思维等概念整合。所以，就需要有意识地通过系统性的方法运用找到一种新颖的、复合的关于作业的理论新体系。还需要将人类功能学及行为学的相关知识与作业相联系，然后作业的概念就会由这些理论和研究整合扩大后，获得与其他传统学科知识范畴以外的知识信息。正是这些知识的更新及扩大为作业科学的成长提供了正当性。用以上多维度的方法，再结合一种认为"人类能主动地组合运用他们的作业使之成为克服生命中的困难"的观点，以此将作业科学作为一个独特的、重要的学科。简单来说，作业科学就是将个体决定每天做什么以及如何去做的关键决定因素（如价值取向、观点、想象、反射、情感等）以理论的方式呈现出来。它将人类看作是一个有意识的、主动的与特定的社会文化和历史环境互动的作用者。

由此可见，作业科学这一学科并不完全处于其他任何学科的学术范畴之内，因为来自其他学术领域的学者们无法彻底将作业科学的学术内涵理解透彻。虽然作业科学的学术范畴轮廓可以由来自其他学科的知识加以描绘，但是当面临研究项目时，却不能用和其中某一学科一样的方法去研究，因为作业科学这一门学科是跨学科知识的整合，如果仅仅只是参考其中之一的方法，就无法完全顾及所有作业研究的相关论点。目前来看，一个完善的有关作业科学的知识库尚未出现，这就需要研究者

们能继续对作业的研究进行下去,直到有一天可以明确它的学术内涵。

作业科学与作业治疗学的关系

一、作业科学与作业治疗学的区别

作业科学是将人类看作是一个有作业意义的个体,研究整个生命过程中人类关于作业的需求,以及参与和安排日常作业的能力的学科。之所以这一领域被称为作业科学而不是作业治疗学,是因为它传播的是关于作业的基础、形式、功能、场景和意义等概念。虽然来自于作业科学的知识可以应用于作业治疗学实践领域,但其他的科学同样也可以应用来自于作业科学的知识。作业科学的基础知识不能被直接应用于治疗计划中,但关于作业的基本理论和概念却可以转化,用于指导实践。

作业治疗学发展至今,在对如何为服务对象提供帮助并让其实现生活独立及自我照顾上拥有了丰富的经验及技术专长。作业治疗学的专业建立于经验主义之上而并非科学,所以作业科学的目标之一也是将多学科的知识内容组织并转化后用于支持作业治疗学的实践。

二、作业科学对作业治疗学的重要性

作业科学的学科发展可以形成一定范围公认的学术信息,可以为作业治疗学专业提供许多重要的益处。从目前的专业发展来看,作业科学的出现可以为作业治疗学提供的优势可以总结为以下3点。

1. 为教育团队提供拥有博士学位的学者 在20世纪90年代的美国,当时作业治疗学专业的教学团队非常缺少博士学位的专家教授,根据当时的数据调查,包括作业治疗学学士学位授课点,约70%的全职教师是硕士学位,博士学位的全职教师只占教师队伍的17%。这就导致学科的科研产能并不是很强。

未来随着作业在基础科学领域的持续发展,可以衍生并建立更多的相关博士学位,这样培养出的学者既可以投身教育相关专业又可以投身科学研究,通过这样的方式也为作业治疗学的专业发展做出进一步的贡献。

2. 满足科学基础研究的需求 作业治疗学的实践领域非常广泛,包括不同年龄、不同群体、不同障碍,影响了不同的功能,所以作业治疗师需要面对并治疗的问题极其复杂,然而此专业的知识如果缺少基础研究,就无法充分地整合及组织。作业治疗师对作业内容意义的认识缺失会导致其提供治疗服务的能力不足,以及治疗效果不佳。

建立有关作业的科学性研究的需求在于,可以将作业治疗的过程建立为一个具有一定的理论基础与方法学构成的学术活动,而不是简单地挑选一些活动堆砌组成一个治疗项目。只有解释好了一些基础性的问题后,才可以在教育领域及学术领域继续有关作业治疗学的发展与研究。作业科学就可以作为一个理论的源泉来解释作业治疗学的一些问题,可以作为其学科发展的基石。

3. 实践的正当性及潜在作用 作业科学的内涵与作业治疗学的核心价值是密不可分的,就像作业治疗学一样,它们都将人看作是一个主动地塑造他们生活的个体,关注生活的实践方面,强调个体的未知性,关注服务对象的能动性。有了这些概念之后都可以在作业科学和作业治疗学两者中产生共鸣。

随着作业科学的研究和学术的发展,作业治疗师们基于这些理论基础可以改变、指导并重新塑造传统的治疗方式,在不同的场景中更好地理解作业对于人类存在的价值的重要性及意义。作业科学可以促进对作业复杂性的理解,如我们日常生活中参与常规活动路线时的行为和表现塑造了我们的身份和生活。借助作业科学的发展,作为治疗师可以让他们对当前社会面临的重要的社会及健康问题时提出自己的建议,并指导新的实践领域。因为作业科学研究的是作业,这些知识都可以作为作业治疗学实践中扎实、丰富的理论基础。作业科学的发展现在受到大众的重视,作业治疗学将以一个学科专业的形象更好地被大众所认识、理解,同时它的专业属性也会更加的强化。

第四节
作业科学对社会的潜在贡献

作业科学除了可以促进基础知识领域的提升，同样也有潜力在社会应用领域造福民众。首先，在科学领域关于作业这一概念的持续发展会为作业科学的研究提供扎实的理论基础，对后续作业治疗学专业的提升及提供临床实践指导尤为有意义。其次，公众在作业科学学科理论上的发现、普及和提升，也可以更好地指导他们的生活，使其生活得更有活力、更有意义、更健康，对生活质量更加满意。

参与作业活动可以为大众带来许多的好处，如健康、独立、自我能效、自尊、社交能力、快乐及对生活质量的满意度。作业科学拥有广域多维度的信息基础，通过改变环境、调整作业执行的方式从而影响人的作业活动。与其他不关注作业的人相比，通过作业活动，人们可以在日常生活中更好地平衡工作、休息和娱乐之间的关系。人们通过作业的影响作用以一种更加积极、良好的方式促进无数人的生活。

作为一门对社会有意义的学科，作业学科的研究不能仅局限于日常生活的常识，必须具有深度和意义，所以作业科学必须克服所有常识上的限制，并提供有关于人类作业的更为批判性的、详细的、系统的知识。作业科学基于其系统性的研究方法，可以研究解决那些不确定的问题。通过学习关于日常常识中的现象以及创造新的、实用的、理论知识，可以提升对生活知识的理解。

（周欢霞）

参考文献

[1] CLARK F A, PARHAM D, CARLSON M E, et al. Occupational science: academic innovation in the service of occupational therapy's future. Am J Occup Ther, 1991, 45(4): 300-310.

[2] MOLKE D K, LALIBERTE-RUDMAN D, POLATAJKO H J. The promise of occupational science: a developmental assessment of an emerging academic discipline. Can J Occup Ther, 2004, 71(5): 269-281.

[3] MORRISON R, GÓMEZ S, HENNY E, et al. Principal Approaches to Understanding Occupation and Occupational Science Found in the Chilean Journal of Occupational Therapy (2001-2012). Occup Ther Int, 2017, 2017: 5413628.

[4] RADOMSKI M V, TROMBLY LATHAM C A. Occupational Therapy for Physical Dysfunction. 7th ed. Baltimore: Lippincott Williams & Wilkins, 2014.

[5] SHAW L, RUDMAN D L. Using occupational science to study occupational transitions in the realm of work: from micro to macro levels. Work, 2009, 32(4): 361-364.

[6] WILCOCK A A. Occupational science: bridging occupation and health. Can J Occup Ther, 2005, 72(1): 5-12.